LA NUEVA CIENCIA DE LA ATENCIÓN

AMISHI P. JHA

LA NUEVA CIENCIA DE LA ATENCIÓN

Cómo lograr una mente en plena forma
con doce minutos al día

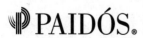

Obra editada en colaboración con Editorial Planeta - España

Título original: *Peak Mind, de Dra. Amishi Jhaco*

© 2021, PhD Amishi P. Jha

© 2023, Traductor: Montserrat Asensio Fernández
© 2023, de todas las ediciones en castellano

© 2023, Editorial Planeta, S. A., - Barcelona, España

Derechos reservados

© 2023, Ediciones Culturales Paidós, S.A. de C.V.
Bajo el sello editorial PAIDÓS M.R.
Avenida Presidente Masarik núm. 111,
Piso 2, Polanco V Sección, Miguel Hidalgo
C.P. 11560, Ciudad de México
www.planetadelibros.com.mx
www.paidos.com.mx

Primera edición impresa en España: febrero de 2023
ISBN: 978-84-493-4044-4

Primera edición impresa en México: julio de 2023
ISBN: 978-607-569-513-6

Impreso en los talleres de Litográfica Ingramex, S.A. de C.V.
Centeno núm. 162-1, colonia Granjas Esmeralda, Ciudad de México
Impreso en México − *Printed in Mexico*

A Michael, Leo y Sophie

SUMARIO

Introducción
«¿ME PUEDES PRESTAR ATENCIÓN, POR FAVOR?»

Te estás perdiendo el cincuenta por ciento de tu vida.[1] Y no eres el único. Nos pasa a todos.

Piensa en ello un minuto, en tu vida, quiero decir. Repasa los sucesos, interacciones y ejemplos individuales que se han ido sumando a lo largo de los días, las semanas, los meses, los años... de tu vida. Piensa en ello como si se tratara de una colcha hecha de retales, en la que cada cuadrado representa un pequeño bloque temporal; fíjate, en ese momento, te estás tomando una taza de café. Y, en ese otro, le estás leyendo un libro a tu hijo. En otros, celebras un logro profesional, paseas por el barrio, escalas una montaña, nadas entre tiburones... Lo mundano y lo extraordinario se entretejen y cosen la historia de tu vida.

Ahora, descose la mitad de los cuadrados de retales y deséchalos. La colcha irregular que queda, una manta fría que deja pasar la corriente por sus múltiples agujeros, es la parte de tu vida en la que has estado presente mentalmente. El resto ha desaparecido. En realidad, no lo experimentaste. Y lo más probable es que no lo recuerdes.

¿Por qué? Porque no le prestaste atención.

¿Me estás prestando atención ahora? Espero que sí, porque la idea de que nos perdemos una gran parte de nuestras vidas es verdaderamente alarmante. Sin embargo, ahora que tengo tu atención, tampoco creas que la podré mantener durante demasiado tiempo. De hecho, lo más probable es que, a medida que leas este capítulo, no integres ni la mitad de lo que te diga. Por si eso fuera poco, cuando leas la última página, estarás convencido de que no te has perdido ni un solo detalle.

Te lo digo plenamente convencida, a pesar de que no te conozco ni sé en qué se diferencia tu cerebro del último que estudiamos en mi laboratorio en la Universidad de Miami, donde investigo la ciencia de la atención e imparto clases de neurociencia cognitiva. Mi convencimiento se basa en que, a lo largo de mi carrera como neurocientífica, he identificado pautas universales en el funcionamiento del cerebro de todas las personas y he constatado tanto su potentísima capacidad atencional como su extraordinaria vulnerabilidad ante la distracción. He tenido la oportunidad de escudriñar el cerebro humano con las tecnologías de diagnóstico por imagen más avanzadas que existen en la actualidad y sé que lo más probable es que, si eligiera un momento al azar para mirar dentro del tuyo, descubriría que tu mente no está «aquí». Seguramente estarías pensando en tu lista de tareas pendientes o rumiando acerca de algo que te ha molestado, que te preocupa o que lamentas. O quizá estarías pensando en algo que podría pasar mañana, pasado mañana o nunca. En cualquier caso, no estarías aquí, experimentando tu vida. Estarías en otro sitio.

¿Acaso forma esto parte de estar vivo? ¿Se trata de un efecto secundario de la condición humana, de algo con lo que tenemos que aprender a vivir? Por otro lado, ¿es realmente tan grave?

Después de veinticinco años estudiando la ciencia de la atención, estoy en disposición de responder a estas preguntas. Sí, forma parte de estar vivo. La atención va y viene[2] y tendemos a distraernos, en gran parte por las presiones de supervivencia concretas que mediaron la evolución del cerebro. La tendencia a la distracción nos venía muy bien cuando había depredadores acechando detrás de todos los matorrales. Sin embargo, en el mundo actual, acelerado, en cambio continuo y tecnológicamente saturado, estamos más distraídos que nunca al tiempo que nos enfrentamos a depredadores nuevos que dependen de que nos distraigamos y que explotan nuestra tendencia a hacerlo. Pero no, no es algo con lo que tengamos que aprender a convivir. Podemos entrenar al cerebro para que preste atención de otra manera. Y, por último, sí, realmente es tan grave.

EL EXTRAORDINARIO IMPACTO DE LA ATENCIÓN

Dime si en alguna ocasión te ha ocurrido algo parecido a esto: hay veces en que te cuesta mucho concentrarte y en que la mente está en un continuo vaivén entre el aburrimiento y el agobio. Estás disperso y no hay manera de centrarte en algo, por mucho que lo necesites. Pierdes los estribos con facilidad. Estás irritable. Estresado. Te das cuenta de que has cometido errores: erratas, palabras que te has saltado o que has repetido

(¿lo has visto?). Las fechas límite se ciernen sobre ti, pero te cuesta despegarte de las noticias y de las actualizaciones de las redes sociales. Navegas por el teléfono, pasando de una aplicación a otra y, cuando, pasado cierto tiempo, levantas la mirada, te preguntas qué diantres estabas buscando. Pasas mucho tiempo en el interior de tu cabeza, desconectado de lo que sucede a tu alrededor. Te descubres dándole vueltas a conversaciones pasadas: a lo que te habría gustado decir, a lo que no tendrías que haber dicho, a lo que podrías haber hecho mejor...

Quizá te sorprenda saber que todo esto tiene que ver con una sola cosa: tu atención.

- Si sientes que estás envuelto en una neblina cognitiva: *atención disminuida.*
- Si estás ansioso o preocupado o tus emociones te abruman: *atención secuestrada.*
- Si te parece imposible centrarte y pasar a la acción o ponerte a trabajar en algo urgente: *atención fragmentada.*
- Si te sientes desconectado de los demás: *atención desconectada.*

En mi laboratorio de investigación en la Universidad de Miami, mi equipo y yo estudiamos y formamos a personas que desempeñan algunas de las profesiones más extremas, estresantes y exigentes que hay. Entre otros, estudiamos a profesionales de la medicina y de los negocios, a bomberos, a militares y a atletas de élite. Todos ellos necesitan prestar máxima atención (y hacerlo bien) en situaciones de una importancia extraordinaria y en las que sus decisiones pueden afectar a mucha gente. Situaciones como intervenciones quirúrgicas importantes, incendios forestales letales, operaciones de rescate o en territorios en guerra. En estas situaciones, el desempeño en un solo instante puede catapultar o hundir una carrera profesional, salvar una vida o ponerle fin. Para algunas de estas personas, prestar atención es una cuestión de vida o muerte. Literalmente. Y, para todos, es una fuerza muy potente que modela nuestra vida mucho más allá de lo que pensamos.

La atención determina:

- Qué percibimos, aprendemos y recordamos.
- Cuán estables o reactivos nos sentimos.

- Qué decisiones tomamos y qué acciones emprendemos.
- Cómo interactuamos con los demás.
- Y, en última instancia, lo satisfechos y realizados que nos sentimos.

A cierto nivel, ya lo sabemos. Fíjate en el lenguaje que usamos cuando hablamos de la atención. «Presta atención», decimos. «Os pido un momento de atención, por favor», rogamos. Vemos y oímos información que «llama la atención». Estas frases tan habituales subrayan algo que ya sabemos instintivamente: la atención es como una moneda que se puede prestar, regalar o robar. Es extraordinariamente valiosa y también es finita.

Últimamente, el valor comercial de la atención adquiere cada vez más protagonismo.[3] Tal y como se dice de algunas aplicaciones de las redes sociales, «Si no pagas por el producto, es porque el producto eres tú». Para ser más precisos, el producto es tu atención, un bien que se puede vender al mejor postor. Ahora tenemos mercaderes de la atención y mercados atencionales. Todo esto augura una nueva distopía en la que se comerciará en «futuros de atención» humana junto al ganado, el aceite y la plata. Sin embargo, la atención no es algo que podamos ahorrar ni pedir prestado. No es algo que podamos acumular para usarlo más adelante. Solo podemos usar la atención aquí y ahora. En este momento.

¿QUÉ ES LA ATENCIÓN, EXACTAMENTE?

El sistema atencional existe para resolver uno de los mayores problemas a los que se enfrenta el cerebro: el entorno ofrece tal cantidad de información que le resulta imposible procesar toda. Para evitar sobrecargarse, el cerebro usa la atención como filtro para descartar el ruido y el parloteo innecesario, además de los pensamientos y distracciones de fondo que surgen de forma continua en la mente.

El sistema atencional funciona las veinticuatro horas del día, los siete días de la semana. En una cafetería llena de gente, nos centramos en la pantalla del ordenador y trabajamos a pesar de la conversación que mantienen en la mesa contigua y del siseo de la cafetera, que apenas percibimos. En el parque, observamos a todos los niños vestidos con ropas de colores, pero identificamos rápidamente al nuestro. Durante una conversación con una compañera de trabajo, mantenemos en mente algo que queremos decir al tiempo que escuchamos y asimilamos lo que nos está contando. Cuando cruzamos una calle con mucho tráfico, nos damos cuenta de que un coche avanza hacia nosotros a demasiada velocidad, a pesar de que suceden cientos de cosas más al mismo tiempo: gente caminando por las aceras, el semáforo que empieza a parpadear, el sonido de los cláxones...

Sin la atención, estaríamos completamente perdidos: nos quedaríamos en blanco y no seríamos conscientes ni responderíamos a los estímulos de nuestro entorno o nos quedaríamos abrumados y paralizados por la avalancha de información incoherente que se nos vendría encima. Si a todo eso le añadimos el incesante flujo de pensamientos que la mente genera, sería completamente incapacitante.

Mi equipo estudia cómo presta atención el cerebro humano y, para ello, usamos varias técnicas, como, por ejemplo, resonancias magnéticas funcionales (RMf), registros electrofisiológicos o tareas conductuales. Algunas veces desde el laboratorio, otras también en el mundo real, donde hacemos seguimiento a los sujetos en lo que denominamos «trabajo de campo». Hemos llevado a cabo docenas de estudios a gran escala y hemos publicado múltiples artículos revisados por colegas en publicaciones profesionales para difundir nuestras conclusiones. De todo ello, hemos aprendido tres cosas fundamentales.

En primer lugar, la **atención es potente**. La llamo la «jefa del cerebro», porque la atención determina cómo este procesa la información. Aquello a lo que prestamos atención se amplifica.[4] Parece más vívido, es más llamativo y está más definido que todo lo demás. Aquello a lo que prestamos atención destaca más en la realidad del momento presente: sentimos las emociones correspondientes y vemos el mundo a través de ese prisma.

En segundo lugar, la **atención es frágil**. Puede disminuir rápidamente en circunstancias concretas y que, por desgracia, son las que ahora imperan en nuestra vida. Cuando estamos estresados, percibimos una amenaza o nuestro estado de ánimo no está en su mejor momento (son los tres factores principales a los que califico de «kriptonita» para la atención), este valioso recurso se reduce rápidamente.[5]

En tercer y último lugar, la **atención se puede entrenar**. Podemos cambiar la manera en que opera nuestro sistema atencional. Es un descubrimiento reciente e importantísimo, no solo porque nos estamos perdiendo la mitad de nuestra vida, sino porque la mitad en la que sí estamos presentes puede representar una lucha constante. Sin embargo, si entrenamos la atención, podemos reforzar la capacidad de experimentar y de disfrutar plenamente del momento en el que estamos, embarcarnos en aventuras nuevas y gestionar de un modo más eficaz los retos que nos plantee la vida.

ESTAMOS EN PLENA CRISIS ATENCIONAL, PERO... NO ES LO QUE CREES

Estamos en plena crisis atencional. Estamos agotados y exhaustos, nos invade la neblina mental, somos menos eficaces y nos sentimos menos realizados en nuestras vidas. En parte, se trata de una crisis sistémica impulsada por la economía de la atención, en la que vehículos de transmisión de información tan adictivos como atractivos y que adoptan la forma de noticias, de ocio y de redes sociales nos conminan a pasar el día delante de las pantallas. Nuestra atención es atraída y capturada, víctima de estas prácticas depredadoras y de la falta de regulación. Y luego, como sucede con las hipotecas y con otros productos financieros, agrupan nuestra atención con la de otros, le cambian el envoltorio y la venden para obtener un gran beneficio.

Si la atención evolucionó porque había demasiada información para que la pudiéramos procesar, lo cierto es que ahora hay muchísima más información. El torrente de contenidos es demasiado llamativo, demasiado rápido, demasiado intenso, demasiado interesante, demasiado incesante. Además, no es solo que seamos los receptores de esta explosión informativa, sino que participamos en ella de buena gana. Vamos a todo gas para seguir el ritmo y no perdernos nada, porque es lo que esperamos (o lo que esperan otros) de nosotros mismos.

No es agradable. Entonces, ¿por qué es tan difícil solucionarlo? Nos dicen que «desconectemos», que «rompamos» con los móviles. Que trabajemos durante periodos más breves pero durante los que estemos más concentrados. Sin embargo, el cerebro tiene las de perder. No podemos superar a los algoritmos diseñados por un ejército de ingenieros de programación y de psicólogos. El poder de esta inteligencia artificial reside en su capacidad de adaptación: aprende constantemente cuál es la mejor manera de captar nuestra atención y de mantenernos atrapados. Usa el mismo tipo de refuerzo que mantiene a la gente sentada durante horas frente a las máquinas tragaperras en casinos envueltos en humo, con la mirada perdida y un cubo lleno de monedas en el regazo. Sin embargo, lo que tenemos delante no es una máquina tragaperras, sino una aplicación. Y no la alimentamos con monedas, sino con nuestra atención.

Quiero dejar algo muy claro: a tu atención no le pasa nada malo. De hecho, funciona tan bien y siguiendo tan bien sus parámetros que los programas de ordenador pueden predecir cómo responderá. Estamos en plena crisis atencional porque la atención hace lo que se supone que debe hacer demasiado bien: responde con intensidad ante ciertos estímulos. No podemos derrotar a los algoritmos de las redes sociales, obviar el atractivo pavloviano de los sonidos de las notificaciones, los correos electrónicos nuevos o el deseo de terminar una prueba más para pasar de nivel. Pero, por otro lado, tampoco estamos indefensos. Podemos resolver esta crisis de atención.

En *El arte de la guerra*, escrito en el siglo v a.C., Sun Tzu nos aconseja qué hacer cuando nos enfrentamos a una guerra en inferioridad de condiciones y cuando el enemigo nos supera claramente en fuerza y en estrategia.

> Ganar cien victorias en cien batallas no es el supremo arte de la guerra. El supremo arte de la guerra es someter al enemigo **sin luchar**.[6]

En otras palabras, no pierdas tiempo y energía intentando aprender a resistir las distracciones. No puedes ganar esa lucha. Lo que sí puedes hacer es cultivar la capacidad y la habilidad de colocar tu mente de tal modo que no tengas que luchar.

Este es precisamente el problema de las soluciones que se nos han ofrecido hasta ahora. Nos dicen que tenemos que luchar contra las fuerzas que quieren captar nuestra atención. Al igual que un nadador experto reconoce la fuerza de la corriente del mar y es capaz de evitarla, tenemos que aprender a reconocer las señales.

PRESTA ATENCIÓN A LA ATENCIÓN

Piensa en las cosas que te hacen saber al instante que tu atención se ha ido de paseo. Quizá llegas al final de una página y te das cuenta de que no te has quedado ni con una palabra de lo que has leído: la señal es el gesto físico de pasar la página (o de pantalla). Estás inmerso en tus pensamientos cuando, de repente, oyes tu nombre y un irritado «¿Hola? ¿Me estás escuchando o no?» y te das cuenta de que hace ya un buen rato que has desconectado de la conversación: la voz de tu interlocutor es la señal que te hace volver. Bloqueas ciertos sitios web o limitas tu acceso con una aplicación que lleva la cuenta del tiempo de conexión y te anuncia «¡Se acabó el tiempo!». Esa notificación es la señal. Sin embargo, para cuando esas señales externas te hacen volver una y otra vez a lo largo del día, ya has pasado demasiado tiempo en un estado cerebral que ha reducido y degradado tu atención y que te ha dejado con menos recursos cognitivos y con una capacidad cada vez menor de tomar conciencia de cuándo desconectas.

Lo entendemos como un problema exclusivamente contemporáneo, como una crisis derivada de nuestra era de alta tecnología. Sí, es cierto que vivimos en una época donde nuestra atención es víctima de un asalto sin precedentes. Sin embargo, no necesitamos estímulos externos para tener una crisis de atención. Los seres humanos se enfrentan a este reto desde el principio. Tenemos registros de monjes medievales que, ya en el año 420, se lamentaban de su incapacidad para mantener el pensamiento en Dios, como se suponía que debían hacer.[7] Se quejaban de que pensaban constantemente en la comida o en el sexo. Se sentían abrumados por la información y les frustraba que, en cuanto se sentaban a leer algo, sus mentes inquietas querían leer otra cosa. «¿Por qué no se podían centrar? ¿Por qué no les obedecía su mente?» Cortaban todos los vínculos familiares y renunciaban a todas sus posesiones porque pensaban que, si tenían menos cosas materiales en las que pensar, se distraerían menos. ¿Les funcionó? No.

Más de mil años después, en 1890, el psicólogo y filósofo William James manifestó las mismas dificultades y la persistente falta de solución:

La facultad de recuperar voluntariamente una atención dispersa, una y otra vez, es la raíz del buen juicio, de la personalidad y de la voluntad. Nadie es [dueño de sí mismo] si carece de ella. Una educación que mejorara esta facultad sería la educación por excelencia. Pero definirla es más fácil que dar indicaciones prácticas sobre cómo ponerla en práctica.[8]

No conseguiríamos nada aunque tuviéramos una varita con la que hacer desaparecer como por arte de magia toda la tecnología, los portátiles encendidos y los móviles que suenan hasta altas horas de la noche. Por naturaleza, la mente busca constantemente información con la que conectar,[9] tanto si se trata del móvil que llevamos en el bolsillo como del torrente de pensamientos que bulle en nuestro interior. No es necesario estar sumergido en el océano digital en el que vivimos en la actualidad para sentir que nuestra atención está inquieta y agotada y para sufrir por ello. Si echamos la mirada mil años atrás, vemos que el ser humano ya se enfrentaba entonces a las mismas dificultades.

El problema no es el móvil, ni una bandeja de entrada cada vez más llena, ni que estemos rodeados permanentemente de información y de noticias que nos llaman la atención. Y tampoco es el equipo de ingenieros de programación que desarrollan maneras cada vez más sofisticadas de atrapar nuestra atención con ese dispositivo que vibra y suena y al que vivimos pegados día y noche. El problema es que, con frecuencia, no somos conscientes de lo que sucede en el interior de nuestra mente. Carecemos de señales internas que nos indiquen dónde está nuestra atención en cada momento. Y para eso sí que hay una solución: prestar atención a la atención.

NO PUEDES DECIDIR HACERLO Y PUNTO, EL CEREBRO NO FUNCIONA ASÍ

Si participaras en uno de nuestros estudios de investigación en el laboratorio, te pondríamos un sombrerito raro parecido a un gorro de natación elástico, ajustado y cubierto de electrodos diseñados para recoger la actividad eléctrica del cerebro. Cuando una cantidad suficiente de neuronas se activaran al mismo tiempo en respuesta a lo que te estuviéramos mostrando en el monitor de un ordenador, los electrodos detectarían diminutas subidas de voltaje, que se transmitirían a un amplificador y se enviarían a otro ordenador, que las registraría y las procesaría. Durante todo este proceso, los miembros del equipo de investigación permaneceríamos sentados, observando una pantalla cubierta de garabatos que nos mostraría en directo, milisegundo a milisegundo, qué sucede en el interior de tu cráneo. Al mismo tiempo, te administraríamos diferentes test en el ordenador, para evaluar tu conducta asociada a la atención.

En todos estos estudios, buscamos circunstancias en las que los participantes pudieran prestar atención sin distraerse. Y esta es la conclusión a la que llegamos: no hay ninguna. En todos nuestros experimentos, cada vez más acotados, no hubo ni una sola circunstancia en la que los participantes mantuvieran la atención durante el cien por cien del tiempo. Y un cuerpo de investigación cada vez mayor corrobora que esto no es exclusivo de los participantes en nuestras investigaciones. Estudios de todo el mundo muestran el mismo patrón. Los participantes en los estudios no pudieron prestar atención de forma continuada a pesar de que esa era la instrucción que se les daba.[10] No pudieron hacerlo cuando tenían mucho que ganar o que perder o cuando estaban muy motivados para conseguirlo. ¡No pudieron hacerlo ni cuando se les pagó para ello!

Detengámonos un momento y hagamos una prueba. En la primera frase del libro te he dicho que era probable que te perdieras hasta un cincuenta por ciento de lo que te iba a decir. Es posible que te lo hayas tomado como un desafío y que hayas decidido prestar más atención de la habitual. ¿Cómo te ha ido? Repasa estos últimos minutos e intenta hacer un inventario mental de todas las otras cosas sobre las que has pensado (o que has hecho, a pesar de haber tenido que interrumpir la lectura para ello) desde que has empezado a leer. Te sugiero que lo apuntes, para que veas cuántas tareas, pensamientos y listas intentan gestionar simultáneamente tu mente hiperactiva. ¿Has dejado de leer en algún momento para enviar mensajes de texto o correos electrónicos? ¿La atención se ha desviado hacia preocupaciones relacionadas con fechas límite inminentes, con tus padres o tus hijos, hacia planes con amigos o hacia tu situación económica? ¿Has acariciado al perro o te has acordado de que tenías que sacarlo a pasear, darle de comer o bañarlo? ¿Has interrumpido la lectura por completo para comprobar cuántas noticias nuevas han aparecido en tu muro?

Todos lo hacemos. Es imposible decidir atender «mejor». Por mucho que te explique cómo funciona la atención o por qué funciona como funciona y por muy motivado que estés, no podrás cambiar significativamente cómo presta atención tu cerebro solo a base de fuerza de voluntad. Da igual que seas la persona más disciplinada sobre la faz de la Tierra. No funcionará. Lo que debemos hacer es enseñar al cerebro a funcionar de otra manera. Y la buena noticia es que, por fin, hemos averiguado cómo hacerlo.

LA NUEVA CIENCIA DE LA ATENCIÓN

Hace mucho tiempo que científicos, académicos y filósofos intentan dar respuesta a algunas preguntas básicas: ¿qué es la atención?, ¿cómo funciona?, ¿por qué funciona así? Al principio de mi carrera, dediqué mucho tiempo a intentar responder a esas preguntas, aunque sabía que tenía que dar un paso más y formular otra pregunta: ¿cómo podemos hacer que funcione mejor?

Empecé a buscar maneras de reforzar la atención. Probamos todo tipo de técnicas de laboratorio, desde aplicaciones para ejercitar el cerebro hasta música para mejorar el estado de ánimo e incluso alta tecnología como cascos de luces y sonidos. Sin embargo, nada funcionaba de manera consistente. Para empeorar aún más las cosas, detectamos un patrón perturbador en personas sometidas a demandas muy elevadas en el mundo real: soldados, bomberos y otros profesionales que operan en situaciones de emergencia muy graves. Las personas que se dedican a estas profesiones acostumbran a someterse a periodos de entrenamiento muy intensos para prepararse para lo que han de hacer: los soldados pasan meses realizando un entrenamiento intensivo antes de que los destinen a zonas de combate; los bomberos se someten a un entrenamiento muy riguroso antes de enfrentarse a situaciones impredecibles y en las que su vida corre peligro. Piensa en alguien que se está preparando para algo importante: un estudiante para los exámenes; un abogado para un juicio; un futbolista que entrena dos veces al día en pretemporada. Descubrimos que la capacidad atencional de estas personas descendía durante el periodo de preparación. De hecho, caía en picado. Y eso sucedía justo antes de que tuvieran que saltar a la palestra y rendir al máximo nivel.

Y estas personas no son únicas. Los periodos prolongados de estrés o de demandas constantes agotan y reducen nuestros recursos justo cuando más los necesitamos. Sin embargo, antes de diseñar una solución, teníamos que identificar exactamente qué estaba interfiriendo con su atención.

¿Y sabes cuál es uno de los principales problemas? Que la mente viaja en el tiempo.

Lo hacemos sin parar. Sin la menor dificultad. Y, cuando estamos estresados, lo hacemos aún más. Cuando estamos estresados, la mente viaja al pasado a lomos de un recuerdo y, entonces, quedamos atrapados en un bucle de rumiación. O, quizá, una preocupación nos propulsa hacia el futuro y nos lleva a idear escenarios catastróficos y las infinitas maneras en que nuestro mundo se podría derrumbar. El denominador común es que los periodos de estrés secuestran la atención y la alejan del momento presente.

Así es como la atención plena, o *mindfulness*, entró por primera vez en mi laboratorio como posible «herramienta de entrenamiento cerebral». Quería saber si entrenar a los participantes en ejercicios de *mindfulness* los ayudaría a ser más eficaces en situaciones de mucha presión. Nuestra definición básica de *mindfulness* era la siguiente: **prestar atención a la experiencia del momento presente sin elaboración conceptual ni reactividad emocional**. Me pregunté si entrenar a los participantes para que mantuvieran la atención en el aquí y el ahora, sin dejarse llevar por la historia y sin reaccionar, podría funcionar como una especie de «armadura mental». ¿Podría proteger su atención y reforzarla para cuando más la necesitaran?

Trabajamos con formadores expertos en *mindfulness* y con eruditos budistas para que nos ayudaran a identificar los ejercicios básicos de entrenamiento mental que han perdurado a lo largo de los siglos. Presentamos los ejercicios a cientos de participantes y exploramos sus efectos en el laboratorio, en el aula y en los campos deportivos y de batalla. Este trabajo nos permitió llegar a descubrimientos emocionantes y a lo largo del libro compartiré contigo algunos de los estudios e historias. Sin embargo, de momento, saltaré directamente al final, a la pregunta del trillón de dólares: ¿funcionó?, ¿puede el entrenamiento en *mindfulness* proteger y reforzar la atención?

La respuesta es un sí rotundo. De hecho, la formación en *mindfulness* fue la única herramienta de entrenamiento mental que consiguió reforzar la atención en todos nuestros estudios.

Nuestra crisis de atención no es un problema moderno, sino fundamentalmente antiguo. Y parece que una solución antigua (con algunas actualizaciones muy modernas) es la prometedora manera basada en la ciencia de salir de este entuerto.

CIENCIA MODERNA, SOLUCIONES ANTIGUAS

En tanto que investigadora, mi misión ha sido añadir el prisma de la neurociencia a la práctica milenaria de meditar con *mindfulness* para explorar si podemos entrenar al cerebro y cómo hacerlo. La investigación desveló pruebas nuevas de que, con entrenamiento, la atención plena puede cambiar el funcionamiento por defecto del cerebro, de modo que la atención, ese recurso tan valioso, quede protegida y esté disponible incluso en situaciones muy estresantes o exigentes.

Vivimos en una época caracterizada por el cambio y por la incertidumbre. Muchos de nosotros experimentamos una atmósfera de estrés y de amenaza que activa constantemente la tendencia de la mente a viajar a realidades alternativas. Cuanto mayores sean el estrés y la incertidumbre a los que nos enfrentamos, más viajará la mente a un destino mental distópico o deseado. Intentamos resolver la incertidumbre. Planeamos mentalmente sucesos imposibles de planear. Ideamos situaciones que nunca se harán realidad.

A veces, viajamos mentalmente para alejarnos de un momento presente duro. Algunos militares me dicen: «No quiero estar en esta situación. ¿Por qué tengo que permanecer en el presente?». Todos queremos escapar en algún momento. Sin embargo, tal y como veremos en los capítulos que siguen, la evitación y otras estrategias de afrontamiento mental, como el pensamiento positivo y la supresión («¡Piensa en otra cosa!»), no solo no nos ayudan en situaciones estresantes, sino que las empeoran aún más.[11]

Nos perdemos lo que sucede aquí y ahora, frente a nosotros. Y no es solo que queramos experimentar los momentos de nuestras vidas, sino que tenemos que poder recabar información del momento presente y observar o asimilar lo que sucede aquí y ahora si queremos estar capacitados para gestionar el futuro real que se abrirá ante nosotros, para afrontar las dificultades a medida que surjan y para estar plenamente presentes cuando más importa.

UN EJERCICIO MENTAL QUE FUNCIONA

Al principio del capítulo, te he advertido de que tu mente divagaría, que no podrías mantener una atención constante durante todo el tiempo y que te perderías la mitad de lo que te dijera. Admito que, en parte, era un reto para desafiarte a que lo intentaras. Sin embargo, no ha sido un reto demasiado justo. Imagina que, en lugar de eso, te hubiera pedido, sin previo aviso y sin preparación alguna, que levantaras la pelota más pesada que fueras capaz y que la sostuvieras durante todo el tiempo de lectura. Por supuesto, la única manera en que hubieras podido hacerlo durante un periodo de tiempo prolongado sería que te hubieras entrenado antes y hubieses practicado sostener el peso durante periodos de tiempo cada vez más largos.

Tendemos a aceptar que tenemos que hacer ejercicio físico si queremos mejorar nuestra forma física. Sin embargo, por algún motivo, no pensamos de la misma manera cuando se trata de la salud psicológica o de la capacidad cognitiva. ¡Pues deberíamos hacerlo! De la misma manera que algunos tipos concretos de entrenamiento físico pueden reforzar ciertos grupos musculares, este tipo de entrenamiento mental puede reforzar la atención... siempre y cuando se practique, claro. El teniente general Walter (Walt) Piatt, una de las personas que conocerás en estas páginas y que ha transformado su vida y su estilo de liderazgo con la práctica de *mindfulness*, identificó inmediatamente el paralelismo entre el entrenamiento físico y el entrenamiento mental cuando empecé a trabajar con sus soldados. «El entrenamiento en *mindfulness* puso a mis soldados a hacer flexiones mentales», afirmó.

Me gustaría poder decirte cómo recuperar las riendas de tu atención y que pudieras hacerlo ya mismo. Ojalá te bastara con leer esta introducción. Sin embargo, tal y como hemos visto, no basta con el conocimiento. No basta con querer que las cosas sean distintas. No basta con intentarlo. Te tienes que entrenar de una manera concreta. Nuestra historia evolutiva ha programado la mente para que funcione por defecto de una manera específica. No podemos cambiarla sin más. Tenemos que entrenar al cerebro para que abandone unas tendencias por defecto concretas que ya no nos son útiles. Podemos entrenar la atención para que sea más efectiva cuando más la necesitamos.

Y ahora llegan las buenas noticias que quizá estabas esperando: lo puedes conseguir entrenando solo doce minutos al día.

La ciencia específica acerca de cuánto tiempo hay que practicar y del tipo concreto de ejercicios de *mindfulness* que hay que hacer evoluciona rápidamente.[12] Sin embargo, en este momento, tanto nuestra investigación como la manera en que entendemos cómo entrenar al cerebro indican que practicar *mindfulness* con regularidad y durante doce minutos al día protege del deterioro atencional asociado al estrés y al agobio.[13] Si puedes entrenar durante más tiempo, fantástico. Cuanto más entrenes, más beneficios obtendrás.

Este libro ahonda en el sistema atencional del cerebro: cómo funciona, por qué es fundamental en todo lo que hacemos, cómo y por qué se agota y cuáles son las consecuencias de ese agotamiento. Luego, tal y como haría un entrenador personal, te enseñaré ejercicios específicos que seleccionan, entrenan y optimizan las redes neuronales del sistema atencional. Cuando llegues al final, entenderás las vulnerabilidades de la atención y cómo superarlas entrenando el cerebro. Empezaremos con una «flexión» e iremos aumentando hasta llegar al programa de ejercicios entero.

El entrenamiento en *mindfulness* es una forma de entrenamiento cerebral. Se trata de una práctica mental antigua que ha superado la prueba del tiempo y que dista mucho de ser un ejercicio abstracto o exclusivamente filosófico. Es una batalla para recuperar los recursos que necesitas para vivir tu vida.

PUEDES EMPEZAR AHORA MISMO: YA TIENES TODO LO QUE NECESITAS

Cuando comencé esta investigación, me centré en encontrar a personas con una vida profesional muy exigente que las sometiera a mucha presión temporal y a entornos muy estresantes. Uno de los grupos con los que nos asociamos fue el de soldados en servicio activo destinados a zonas de guerra. Durante el combate activo, experimentaban circunstancias volátiles, inciertas, complejas y ambiguas (VICA, para abreviar). Esto nos ayudó a poner a prueba el entrenamiento en *mindfulness*, porque queríamos saber si los ayudaría en las situaciones más difíciles posibles. Y los ayudó. Sin embargo, cuando comencé este trabajó en 2007, no podía anticipar que unos doce años después, el mundo entero se habría convertido en un laboratorio VICA.

Vivimos en un periodo de alta demanda que puede ser intenso, impredecible e incluso aterrador. Sin embargo, tenemos que superarlo. Ahora, parece que el futuro nos depara lo siguiente: más densidad de información, más interconexión y más dependencia tecnológica, y es posible que se vuelva aún más divisorio y desconcertante a medida que nos vayamos enfrentando a los retos que nos plantee el siglo XXI. Si eso es lo que nos espera, nos tenemos que entrenar como si nos fuera la vida en ello. Y es que nos va la vida en ello. El objetivo es más que sobrevivir, es prosperar. Tenemos que seguir dirigiéndonos hacia lo que queremos hacer; hacia quién queremos ser y hacia cómo queremos liderar a otros y a nosotros mismos frente al estrés inevitable de la vida en tiempos de incertidumbre.

Se habla mucho de la fortaleza emocional, o resiliencia. En este libro, aprenderás acerca de lo que yo llamo «pre-siliencia». La resiliencia es la capacidad de recuperarse de la adversidad. Sin embargo, de lo que aquí se trata es de entrenar la mente de tal modo que podamos conservar nuestras capacidades durante la adversidad. Esto significa que necesitamos algo que podamos empezar a hacer ya mismo. Y eso es lo que tenemos en la punta de los dedos con el entrenamiento en *mindfulness*. No necesitas material especial. Solo necesitas la mente, el cuerpo y la respiración. Puedes comenzar en este mismo instante.

Con el entrenamiento en *mindfulness*, aprendemos a proteger y a reforzar nuestro recurso más valioso: la atención. Te puedes entrenar para prestar atención a tu atención, para saber en cada momento qué hace tu mente y determinar si te ayuda o no y qué hacer en caso de que te esté poniendo la zancadilla. A medida que entrenes, reforzarás la capacidad no solo de experimentar más plenamente la alegría y el gozo, sino también la de abordar los momentos complicados con habilidad e incluso tranquilidad. Si te enfrentas a la marea, te puede arrastrar mar adentro. Sin embargo, si sabes cómo navegar esas aguas, podrás usar incluso esa corriente tan potente de un modo efectivo, de modo que te lleve a donde quieres ir.

Capítulo 1
LA ATENCIÓN ES UN SUPERPODER

Abrí la puerta del cuarto de baño de golpe.

«¡No me siento los dientes!», dije, con un atisbo de pánico en la voz. Mi marido levantó la mirada, sobresaltado. Estaba sentado en la cama, tecleando un trabajo en el portátil.

«¿Cómo?», preguntó.

«¡Que no me siento los dientes!»

Era una sensación muy extraña, como la que produce la anestesia con novocaína. Me costaba hablar y temblaba un poco. ¿Cómo iba a comer? ¿Cómo iba a dar clase? Se suponía que a finales de semana iba a pronunciar una conferencia importante sobre mi última investigación. ¿Qué iba a hacer? ¿Salir al escenario frente a cientos de personas y balbucear como si me acabaran de poner un empaste?

Michael me pidió que me sentara e intentó hablar conmigo de lo que pasaba. Sugirió que, quizá, necesitaba descansar más y que, si lo hacía, el problema desaparecería por sí solo. ¿Había masticado con demasiada fuerza al comer? ¿Me encontraba mal?

Me tomó la mano y la sostuvo entre las suyas. «¿Qué te pasa?», me preguntó con dulzura.

¿Qué me pasaba? Bueno, pues muchas cosas. Leo, nuestro hijo, estaba a punto de cumplir tres años. Y, como les sucede a tantas mujeres, los primeros años de integrar la maternidad en una vida ya de por sí ajetreada habían sido..., bueno, digamos que complicados. Había terminado mi investigación posdoctoral en la Universidad de Duke y había obtenido mi primer puesto como profesora en la Universidad de Pensilvania. Nos habíamos mudado a West Philly y habíamos comprado una casa de cien años de antigüedad que Michael había empezado a rehabilitar inmediatamente. Ahora, como profesora asociada, tenía mi propio laboratorio y había emprendido el camino hacia la titularidad, un proceso arduo durante el que tienes que demostrar continuamente tu valía y defender tu trabajo. Estaba inmersa en el trabajo constante y absorbente de dirigir el laboratorio: solicitar becas, llevar a cabo los estudios de investigación, dar clases, tutorizar a alumnos, publicar... Y Michael, que trabajaba a jornada completa como programador informático, había comenzado un exigente programa de posgrado en informática en la Universidad de Pensilvania. Al mismo tiempo, yo sentía que tenía que poder con todo. Sí, nuestras vidas eran muy exigentes, pero hacíamos todo lo que hacíamos porque queríamos hacerlo.

Fui al dentista y me dijo que seguramente apretaba la mandíbula con mucha fuerza mientras dormía.

«Lo más probable es que sea estrés. Tómese una copa de vino antes de acostarse para relajarse un poco.»

Una noche, al acostar a Leo, le empecé a leer su libro preferido, *Un pez, dos peces, pez rojo, pez azul*. Una sección breve de este clásico del doctor Seuss hablaba de «camellones». Los camellones estaban por aquí, los camellones se iban para allá, los camellones esto, los camellones lo otro... A medio libro, mi hijo puso la manita sobre la página para que no pasara a la siguiente y me preguntó: «¿Qué son los camellones?».

Abrí la boca para responder y me detuve. No tenía ni la menor idea de lo que era un camellón. Estaba a medio libro, un libro que, además, había leído en voz alta al menos cien veces y ahora no era capaz de responder ni la pregunta más sencilla al respecto. Tal y como hacían mis alumnos de grado cuando les preguntaba algo por sorpresa, hice lo que pude para salir del aprieto centrándome en la página que tenía frente a mí. ¿Qué diantres era un camellón? Era un bicho marrón, peludo y con una especie de joroba. ¿Sería una especie de cobaya gigantesca? Fuera lo que fuese, se me había pasado por completo, incluso con mi pequeño sentado en mi regazo, girando las páginas y pronunciando las palabras.

«Oh, no», pensé. «¿Qué más me estaré perdiendo? ¿Me estoy perdiendo toda mi vida?»

Y si las cosas ya eran así ahora que mi hijo no tenía ni tres años, cuando aún estaba a salvo y era pequeño y las dificultades de crianza también eran relativamente pequeñas (hacer que durmiera la siesta o que se comiera la verdura, ayudarlo a encontrar su juguete preferido...), ¿qué pasaría cuando las cosas se pusieran difíciles de verdad en el futuro? ¿Podría estar ahí para él?

Era irónico. Llevaba años dedicada al estudio del sistema atencional humano. Y, ahora, dirigía un laboratorio centrado en el estudio de la atención en una universidad excelente. Nuestra misión era investigar cómo funcionaba la atención, qué la empeoraba y qué la mejoraba. Cuando el equipo de comunicación de la universidad recibía una solicitud para entrevistar a un experto en la ciencia de la atención, me llamaban a mí. Y, sin embargo, ahora carecía de una respuesta obvia. Estaba distraída y era incapaz de centrar mi propia atención. Nada de lo que había aprendido en mi vida profesional me era útil en la situación en que me encontraba. Estaba acostumbrada a «estudiar» para conseguir el éxito, a leer todo lo que caía en mis manos en busca de una respuesta y a diseñar estudios de investigación que desvelaran datos científicos. Esa estrategia me había ayudado a llegar lejos en la vida, en la educación y en mi trabajo, pero ahora no me servía de nada.

Por primera vez, no podía recurrir a la lógica para resolver un problema. No había análisis ni razonamiento con el que dejar de sentirme desconectada de mi propia vida, por mucho que me esforzara. Pensé en qué podía hacer para que las cosas me resultaran más fáciles. Reflexioné acerca de mi carrera profesional y en la emoción de estar en la primera línea de la neurociencia, de colaborar con colegas inteligentes, de usar herramientas de neurociencia de última generación y de guiar a la siguiente generación de mentes científicas en sus viajes. Reflexioné acerca de mi familia, del amor gigantesco que supone ser madre y de criar a mi hijo con un marido al que adoraba. Cuando revisé mi vida, que en tantos aspectos era exactamente lo que siempre había querido, me sentí inquieta en lugar de feliz, justo como cuando le había leído el cuento a mi hijo. No me podía librar de un pensamiento inquietante: «Tampoco estoy presente en esta historia».

Estaba perpetuamente ocupada con un diálogo interior incesante y que me hablaba a todo volumen acerca de todo lo que tendría que haber hecho de otra manera, del último experimento que hubiéramos llevado a cabo en el laboratorio, de la última clase que había impartido o del siguiente trabajo que quería emprender, de algo relacionado con la crianza de mi hijo o de algo sobre la reforma de la casa. Era una tormenta perfecta de agobio total. Sin embargo, esa era la vida que quería. Ninguna de esas exigencias tan reales iba a desaparecer como por arte de magia en el futuro próximo. Y tampoco quería que lo hicieran. En ese momento, me di cuenta de algo: si no quería cambiar mi vida, tendría que cambiar mi cerebro.

¿PUEDE CAMBIAR EL CEREBRO?

Nací en la ciudad de Ahmedabad, que está en el estado de Guyarat, en la frontera occidental de India, y que es célebre porque alberga el áshram de Mahatma Gandhi, cuyo legado es muy importante allí. Sin embargo, mis padres se mudaron a Estados Unidos cuando yo aún era un bebé para que mi padre pudiera terminar su grado en ingeniería. Vivíamos en los suburbios de Chicago, donde las cuadrículas que trazaban las rectas y ordenadas calles de la ciudad terminaban en ondulantes callejones sin salida. En muchos aspectos, mi hermana y yo fuimos como cualquier otra niña estadounidense en la década de 1980: escuchábamos a Wham! y a Depeche Mode y hacíamos lo posible para parecernos a los personajes de la película *Todo en un día*. Sin embargo, en casa, vivíamos en una isla rodeada por el océano que era Estados Unidos. Nuestros padres habían traído consigo la cultura y las tradiciones indias de la década de 1970 y, cuando estábamos en casa, ese era el mundo en el que vivíamos. Salir por la puerta para ir a clase cada mañana era como cruzar un portal a otro mundo cuyos ritmos y normas eran muy distintos a los que seguíamos entre las cuatro paredes de casa.

En tanto que niñas indias, hijas de inmigrantes trabajadores y con formación universitaria, mi hermana y yo sabíamos que, para nuestros padres, solo había tres salidas profesionales aceptables: medicina, ingeniería o contabilidad. Por supuesto, se trataba de un estereotipo tan restrictivo que casi resultaba cómico, pero, al mismo tiempo, sabíamos que sus expectativas de que buscáramos y consiguiéramos el éxito profesional eran muy reales. Me pareció que medicina era la profesión más emocionante, así que, ya de adolescente, anuncié mi intención de estudiar esa carrera. Primer paso: hacer un voluntariado en un hospital.

El primer día como voluntaria descubrí que de ninguna manera podría ser médica. Me sentía incómoda y la idea de estar rodeada de enfermedad y de muerte me resultaba muy perturbadora. A diferencia de mis amigas, que sentían que ese entorno les proporcionaba un propósito, yo tuve que aceptar que eso no era para mí: las malas noticias y la incertidumbre, las largas esperas, las luces fluorescentes y los pasillos institucionales... Sin embargo, como me había comprometido, a pesar de que detesté todos y cada uno de los turnos que me correspondieron, cumplí con las horas de voluntariado... hasta que me enviaron a la unidad de lesiones cerebrales.

Allí, mi tarea consistía en sacar a la calle a pacientes que se estaban recuperando de traumas craneoencefálicos, para que respiraran aire fresco. Uno de los celadores los sentaba en una silla de ruedas (la mayoría de ellos tenían alguna parálisis) y yo los empujaba por los largos pasillos sin ventanas, entre el olor a lejía y a comida de cafetería de hospital, hasta que cruzábamos las puertas dobles que llevaban al exterior. Llegué a conocer especialmente bien a uno de los pacientes. Se llamaba Gordon y había sufrido un accidente de moto. Primero pensé que era cuadripléjico, porque parecía estar paralizado del cuello para abajo, pero a medida que pasó el tiempo, fue recuperando la función de los brazos. Al principio, yo tenía que empujar la silla cuando salíamos a la calle. Luego, poco a poco, empezó a poder mover la mano lo justo para presionar una pequeña palanca en el reposabrazos de una silla de ruedas eléctrica, de modo que podía hacerla avanzar sin mi ayuda. Yo caminaba junto a él, por si necesitaba algo, pero cada vez lo hacía mejor. Gordon recibía sesiones de fisioterapia para acelerar la recuperación, pero me explicó algo más: por la noche, cuando estaba tendido en la cama en la oscuridad y mientras intentaba conciliar el sueño, imaginaba tan vívidamente como podía el movimiento de la mano presionando la palanca. Incluso horas después de la fisioterapia que recibía, aún dedicaba más tiempo a repetir el gesto mentalmente, para memorizar el movimiento muscular y repetírselo como la letra de una canción preferida que no quisiera olvidar nunca.

«¡Hago ejercicio con el cerebro!», exclamaba mientras avanzaba por la acera, con la mano presionando la palanca y volviendo a presionar, a presionar y a presionar a medida que avanzaba.

Y ese fue el momento. Ese fue el momento en el que pensé: «¡Guau! Está entrenando a su cerebro para que funcione de otra manera. ¡Se está cambiando el cerebro!».

Luego, cuando estaba inmersa en el grado de neurociencia, descubrí que los atletas profesionales usan esa misma táctica. Es una estrategia muy conocida de «ejercicio mental» en la psicología del deporte. Incluso cuando no entrenan físicamente, los atletas repiten mentalmente una y otra vez algún movimiento como una forma de entrenamiento. Los jugadores de golf hablan de visualizar su *swing*, mientras que los lanzadores de béisbol imaginan su lanzamiento, desde la primera contracción muscular hasta la última. Cuando Michael Phelps, la estrella de la natación, ganó una de sus medallas en los Juegos Olímpicos, describió que «vive las brazadas» en su cabeza todo el tiempo, incluso cuando no está en el agua. Y la investigación con imágenes cerebrales demuestra que estos entrenamientos mentales activan la corteza cerebral motora de la misma manera en que lo hace el movimiento físico real[1] y que ejercita y refuerza las vías neuronales que controlan el movimiento, de un modo muy parecido a como lo hace el ejercicio físico con los músculos.

Mi fascinación por el cerebro no hizo más que aumentar a partir de mi periodo como voluntaria en la unidad de lesiones neurológicas. Me asombraban su fragilidad, su capacidad de recuperación y su capacidad de cambio. Me preguntaba cómo funcionaba, cómo podía controlar tantas funciones y tan distintas y cómo se podía adaptar y cambiar con tanta rapidez. ¿Cómo conseguía ser ese mapa en evolución constante que se reescribía a sí mismo y que alteraba y actualizaba las carreteras y los límites? ¿Cómo modificaba todas esas cosas que al mismo tiempo parecían tan permanentes como si estuvieran grabadas en piedra?

Al final, mi empeño en responder a esas preguntas me llevó al sistema cerebral que ha sido la pasión y el foco de mi carrera: la atención.

SUPERPODER

El sistema atencional interviene en algunas de las funciones cerebrales más potentes. Reconfigura de maneras importantes el procesamiento que el cerebro hace de la información y nos ayuda a sobrevivir y a prosperar en un mundo cada vez más complicado, con una densidad de información cada vez mayor y que cambia rápidamente. Como si de una visión láser se tratara, la atención recorre un mar abarrotado de miles de personas, perfora la cacofonía de sonidos y de luces centelleantes y encuentra a nuestros amigos en sus butacas en un concierto. La atención nos permite ralentizar el tiempo: podemos hacer cualquier cosa, desde observar el lento descenso del sol sobre el horizonte hasta comprobar meticulosamente nuestro equipo antes de salir de escalada o repasar una lista de comprobación o las instrucciones para un trabajo complejo que estemos a punto de iniciar (como los equipos quirúrgicos antes de una intervención) y no perdernos ni un solo detalle. (Como dice el refrán: «Vísteme despacio, que tengo prisa».)

La atención nos permite viajar en el tiempo para repasar nuestros recuerdos felices y elegir uno en concreto para vivirlo y saborearlo de nuevo. Podemos usarla para escudriñar el futuro, como si fuéramos videntes, y planear, soñar e imaginar qué cosas emocionantes o divertidas nos sucederán. Por supuesto, no podemos usar la imaginación para mover montañas, volar o atravesar paredes, pero sí que nos transporta a realidades alternativas y emocionantes cuando miramos una película, leemos un libro o dejamos volar la imaginación. Si aún no te he convencido de que la atención es un superpoder, piensa en cómo sería la vida si la mente no pudiera hacer ninguna de esas cosas: superaburrida.

La atención destaca lo importante al tiempo que atenúa las distracciones para que podamos reflexionar, solucionar problemas, planificar, asignar prioridades e innovar. Es el portal al aprendizaje y a la asimilación de información nueva para que la podamos recordar y usar más adelante. Es un elemento clave en la regulación emocional, término con el que no me refiero a reprimir ni a negar. Me refiero a ser conscientes de las emociones y a generar respuestas proporcionadas a partir de nuestros sentimientos. Y la atención es el punto de entrada de otro sistema importante: la memoria de trabajo, un espacio de trabajo cognitivo dinámico que usamos para casi todo lo que hacemos. (En los capítulos que siguen ahondaremos en ello.) Sin embargo, es posible que el mayor de los superpoderes de la atención sea que entreteje los colores, sabores, texturas, ideas, recuerdos, emociones, decisiones y acciones que, momento a momento, crean el tejido de nuestras vidas.

Tu vida es aquello a lo que prestas atención.

Hay un estudio sobre la atención muy famoso en el que se muestra a los participantes un vídeo de dos equipos de baloncesto que entrenan cómo pasar e interceptar el balón.[2] Se dice a los participantes que su tarea consiste en contar los pases de pelota entre los jugadores que llevan la camiseta blanca. Hay dos balones en juego, uno para cada equipo, y los jugadores con la camiseta negra también se pasan la pelota entre ellos mientras se mueven por la pista, por detrás y por delante de otros jugadores. Seguir el movimiento de la pelota de los jugadores de blanco es difícil, pero se puede hacer si se presta atención de verdad. Al final del vídeo, el investigador pregunta al grupo: «¿Cuántos pases habéis contado?».

Todos los que responden «quince» han contado correctamente. Sin embargo, el investigador plantea luego otra pregunta.

«¿Habéis visto al gorila?»

La respuesta más habitual es el desconcierto absoluto. ¿Qué gorila?»

Cuando les vuelven a mostrar el vídeo, la respuesta es evidente: hacia la mitad de la grabación, una persona disfrazada de gorila entra en la pista, se detiene y saluda (o, en algunas variantes, incluso baila un poco; este estudio se ha replicado en múltiples ocasiones) antes de volver a salir de la pantalla. Y nadie lo ve. Si estás pensando que tú lo verías, porque es imposible que no vieras un gorila, te diré algo: se les mostró ese mismo vídeo a un grupo de astronautas de la NASA, que posiblemente sean de las personas más inteligentes y atentas del planeta. ¿Cuántos de ellos vieron el gorila? Ninguno.

Cuando los científicos hablan de este estudio, lo suelen presentar como un fallo atencional. Es un momento de «¡Te pillé!» al final de la actividad. Se te ha pasado algo que tendrías que haber visto. ¡Suspendido! Sin embargo, yo lo entiendo como un ejemplo de lo increíblemente potente que puede llegar a ser la atención. Demuestra que el sistema atencional puede ser extraordinariamente efectivo en su tarea de anular las distracciones. En este ejemplo, se te había dado una misión: contar los pases. Por tanto, te centraste en las camisetas blancas y fundiste a negro todo lo demás, el gorila incluido. La atención es tan efectiva a la hora de iluminar lo relevante y de bloquear lo irrelevante que hizo invisible a un gorila bailarín.

Sin embargo, lo que te voy a decir ahora es importante: tu sistema atencional hace esto constantemente: destaca unas cosas y bloquea otras. Esa es precisamente la capacidad del sistema atencional que interfirió en mi vida cotidiana durante esos abrumadores meses en que no me sentí los dientes. Había «seleccionado» cosas concretas en las que centrarme (preocupaciones acerca del trabajo, la casa, el futuro) y había atenuado el resto: mi marido, mi hijo, el resto de mi vida.

Todos deberíamos preguntarnos lo siguiente:

¿Qué está destacando mi atención en este momento?

¿Qué está bloqueando?

¿Cómo influye eso en mi experiencia vital?

EL CEREBRO Y LA ATENCIÓN

El cerebro está construido para el sesgo. Sé que puede sonar mal, porque nos remite inmediatamente a sesgos basados en la raza, el género, la orientación sexual, la edad o cualquier otra faceta de la identidad que acarree un trato injusto o un privilegio. Sin embargo, ahora no me refiero a sesgos de este tipo. Cuando digo que está construido para el sesgo, me refiero a que el cerebro no trata de la misma manera toda la información que le llega. De hecho, tú tampoco lo haces. Quizá te guste más el verde que el azul, el chocolate negro más que el chocolate con leche o el *deep house* y el *country* más que la música clásica. Es posible que se te ocurran todo tipo de explicaciones (tu pasado, tus relaciones, tus experiencias, etc.) para esas preferencias concretas, pero en lo que se refiere al funcionamiento del cerebro, el origen de muchos de sus sesgos está en las presiones evolutivas.

Un ejemplo. Los seres humanos tenemos mejor visión que olfato, mientras que los perros tienen mejor olfato que visión. ¿Por qué? Casi con toda certeza, nuestros antepasados hace miles de años dependieron de la vista mucho más que del olfato para sobrevivir y lo contrario les sucedió a nuestros amigos peludos. ¿Qué proporción del cerebro dirías que está dedicada a la visión?[3] Haz una estimación. Y recuerda que el cerebro desempeña muchas más funciones. ¿Cinco por ciento? ¿Diez por ciento? ¿Veinticinco por ciento?

No. La respuesta es un cincuenta por ciento.

La mitad de tu cerebro se dedica a un solo trabajo: la percepción visual. Por tanto, de primeras, el cerebro tiene un sesgo hacia las señales visuales por encima de cualquier otra modalidad sensorial. A partir de ahí, las cosas se vuelven aún más intensas.

Levanta la mirada de la página unos instantes y mantén la cabeza y los ojos mirando al frente. Acabas de experimentar tu «campo de visión», el rango de mundo observable que puedes ver a la vez en cualquier momento dado. Para las personas con dos ojos funcionales, ese campo de visión es de unos 200 grados. Por tanto, si dibujaras una circunferencia completa a tu alrededor (360 grados), podrías percibir poco más de la mitad de ese rango de visión. Y la zona en la que tienes más agudeza visual es justo en el centro de tu campo de visión. Esa pequeña región es la única en que tenemos visión 20/20. Y cuando digo «pequeña», quiero decir «pequeña» de verdad. Solo tienes una agudeza visual muy elevada en dos de los 200 grados que puedes percibir.

Prueba esto: extiende los brazos al frente. Ahora, levanta los pulgares de modo que se toquen de lado. El ancho de las dos uñas, la una junto a la otra, equivale aproximadamente a dos grados. Exacto. Esa minúscula franja de tu campo de visión es la única en la que gozas de gran agudeza visual. Si no me crees, separa los pulgares muy lentamente. No tardarás en darte cuenta de que se empiezan a desenfocar. Si quieres mantenerlos ambos perfectamente enfocados, tendrás que desplazar la mirada rápidamente del uno al otro, sin cesar, de modo que ambos estén brevemente en el centro otra vez.

Esos dos grados de gran agudeza visual que tienes dependen del cincuenta por ciento de las células de tu corteza visual. Si te explico todo esto es porque quiero ilustrar con precisión hasta qué punto está sesgado el cerebro en todo momento independientemente de lo que hagas: el cerebro está sesgado hacia la información visual. Y está aún más sesgado hacia esa diminuta porción de tu campo visual. Lo que sea que este encuentre en esos dos preciosos dos grados estará inmensamente hiperrepresentado en el cerebro.

La representación del cuerpo en el cerebro también está muy sesgada. No te sorprenderá en absoluto que te diga que hay muchas más neuronas dedicadas a la sensación táctil en la yema de los dedos que en el antebrazo. ¿Qué preferirías usar para acariciar la suave piel de un conejito, la yema de los dedos o el antebrazo? Estira la mano y toca algo con textura: una manta, el jersey que llevas puesto, cualquier cosa. Acarícialo con el dorso de la mano. Ahora, acarícialo con la yema de los dedos. ¿Notas la diferencia? Acabas de estar en contacto directo con uno de los «sesgos» de tu cerebro. Hay muchas más neuronas implicadas y activadas cuando tocas el jersey con la yema de los dedos que cuando lo haces con otras partes de la mano o del brazo.

Estos sesgos estructurales que tenemos integrados son fundamentales y se desarrollaron a partir de las presiones evolutivas que soportaron nuestros antepasados para aumentar sus probabilidades de supervivencia. Recurrimos a ellos continuamente: por ejemplo, la mirada se desvía hacia la puerta para ver quién ha entrado. La mirada y la atención están íntimamente unidas, como una pareja de bailarines perfectamente sincronizados. Con frecuencia, la dirección de la mirada indica la dirección

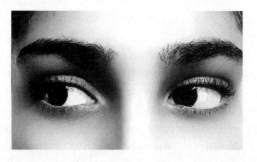

Lee el texto en la esquina inferior derecha del recuadro

Esta es la esquina inferior izquierda   **Ahora sí**

de la atención y es así como les mostramos a los demás (incluyendo a tu perro) dónde está nuestra atención. La mirada es una señal social increíblemente potente.

Sin embargo, tener la mirada en un sitio no garantiza que la atención también esté ahí o que el procesamiento de la información sea el adecuado. Piensa en la última vez que te desconectaste en plena conversación. En otras palabras, podrías estar acariciando a ese conejito sin percibir el pelaje o podrías estar mirando a tu hijo sin oír lo que dice. ¿Por qué? Porque en el interior del cerebro se libra una batalla continua para determinar qué información se procesa y qué información se elimina. Y la atención es la fuerza que inclina la balanza en una dirección o en otra.

EL CEREBRO ES UNA ZONA DE GUERRA Y LA ATENCIÓN DECIDE LA BATALLA

El cerebro es una zona de guerra en la que las neuronas, los nodos (grupos de neuronas) y las redes (nodos interconectados, como un mapa de metro con estaciones de enlace) compiten por la primera línea y luchan para suprimir la actividad de los demás. Unas veces forman alianzas y se destacan recíprocamente; otras, se enfrentan los unos a los otros. Los nodos ejercen más influencia que las neuronas por separado, sobre todo cuando se conectan en redes, como un partido político nacional que abriera sedes en todo el país y solidificara su influencia en un mensaje coherente y una acción colectiva potente. En cualquier momento dado, hay múltiples redes inmersas en una lucha para ocupar la primera posición en el cerebro.

Olvida el mito de que solo usamos el diez por ciento del cerebro. En este mismo instante, el cien por cien de tu cerebro está activo y sus 86.000 millones de neuronas (organizadas en nodos y redes) se coordinan, se realzan y se suprimen mutuamente. Cuando la actividad de una red sube, la de otra baja. En general, es muy positivo que sea así. Si la actividad de la red responsable de mover la mano hacia arriba no suprimiera la actividad de la red responsable del movimiento hacia abajo, no podríamos mover la mano. De hecho, esto es precisamente lo que sucede con algunas enfermedades neurodegenerativas que deterioran la cognición, el movimiento, la visión y mucho más. Las neuronas olvidan sus órdenes y dejan de coordinarse de la manera en que se supone que han de hacerlo.[4]

La dinámica de la función cerebral necesita que en todo momento haya vencedores y vencidos claros en estas guerras que se libran en el cerebro. Es lo que nos permite hacer cualquier cosa, desde mover el cuerpo hasta seguir unas líneas de pensamiento y no otras.

En el laboratorio, usamos objetos visuales complejos, como rostros y escenas, para explorar la percepción y la atención. Los rostros son especiales y tienen una firma cerebral única que podemos indexar poniendo electrodos sobre el cuero cabelludo. El equipo de grabación lo capta con fiabilidad 170 milisegundos después de que se haya mostrado la imagen de un rostro humano. La amplitud de la señal (en otras palabras, el voltaje que producen todas las neuronas que se activan juntas como respuesta al rostro) es elevada. Es una firma cerebral potente y fiable. La llamamos N170.

Si te mostrara la imagen de un rostro mientras registro la actividad eléctrica continuada de tu cerebro, obtendría una N170 potente de ti. Si te mostrara otro rostro medio segundo después, vería otra N170 potente. Sin embargo, si te mostrara dos rostros simultáneamente, la N170 se desplomaría y presentaría una amplitud inferior.[5] Se encogería y se debilitaría inmediatamente.

Parece muy raro. ¿Cómo es posible que más información visual produzca una respuesta cerebral menor? Respuesta: ¡por las guerras cerebrales! Los grupos de neuronas que procesan cada uno de los rostros se anulan mutuamente. Obtenemos una señal más débil porque los rostros simultáneos han dado lugar a una batalla por la actividad neuronal. Como resultado, ninguno de los dos rostros se procesa bien.

¿Y qué consecuencias tiene eso? Bueno, piensa en nuestra experiencia del mundo: la cantidad de actividad neuronal determina la riqueza de la experiencia perceptiva que tenemos. Nuestra capacidad para percibir detalles o para actuar sobre la base de lo que percibimos se asocia a la actividad de las neuronas perceptivas. Piensa en la última videoconferencia por Zoom a la que hayas asistido. Si fue una llamada con una sola persona, es probable que hicieras una lectura precisa de sus expresiones y de su aspecto. Sin embargo, si a la reunión asistieron quince personas, es posible que esa lectura te resultara borrosa y abrumadora al mismo tiempo. Con más personas, hubo aún más inhibición interfiriendo y reduciendo la riqueza de tu percepción. Y esto es así con todo, no solo con los rostros. Todo lo que nos rodea compite por la actividad cerebral en todo momento.

Y es ahí donde la atención se convierte en una superheroína.

Permíteme que vuelva a los dos rostros. Esta vez, te diré que prestes atención al rostro de la izquierda. No puedes desviar la mirada, tienes que mantenerla perfectamente quieta mientras centras la atención en el rostro de la izquierda. En el laboratorio, hemos visto que, a pesar de que la pantalla sigue mostrando dos rostros y nada ha cambiado, tu capacidad para percibir y transmitir información sobre el rostro de la izquierda mejorará significativamente. Prestar atención al rostro mejora la actividad de las neuronas correspondientes y más actividad significa una percepción más rica. ¡Ha ganado la guerra! Y nuestra atención ha decidido el ganador.

Resumen: la atención sesga la actividad cerebral y da una ventaja competitiva a la información que selecciona. Sea lo que sea a lo que prestes atención, tendrás más actividad neuronal asociada a ello. La atención altera literalmente el funcionamiento del cerebro a nivel celular. Es un superpoder, sin duda.

ATENCIÓN HAY MÁS QUE UNA

Hasta ahora he hablado de la atención como si fuera un solo sistema cerebral, un sistema que se puede dirigir a un punto concreto para mejorar selectivamente el procesamiento de la información. Sin embargo, esto es solo una forma de atención. En realidad, hay tres subsistemas que colaboran para permitirnos funcionar de un modo fluido y con éxito en nuestro mundo complejo.[6]

La linterna

La atención puede ser como una linterna. Allá donde apuntamos con ella, se ilumina, destaca, sobresale. ¿Qué sucede con lo que queda fuera del haz de luz? Esa información queda suprimida, atenuada, ahogada y bloqueada. Los investigadores de la atención lo llamamos *sistema de orientación* y es lo que usamos para seleccionar la información. Podemos dirigir la linterna hacia cualquier lugar: hacia afuera, hacia el entorno externo; o hacia dentro, a nuestros propios pensamientos, recuerdos, emociones, sensaciones corporales, etc. Tenemos esta capacidad fantástica de dirigir y seleccionar voluntariamente lo que queremos iluminar con la linterna. La podemos dirigir hacia la persona con la que estamos hablando, hacia el pasado o hacia el futuro. Podemos apuntar con ella hacia donde queramos.

El foco

En cierto sentido, esto es lo opuesto de la linterna. Si el haz de la linterna es estrecho y concentrado, el de este subsistema, al que los expertos llamamos *sistema de alerta*, es amplio y abierto. Tengo un foco enorme encima de la puerta del garaje. No siempre está encendido, pero cuando el detector de movimiento se activa, el foco se enciende. Entonces, si miro por la ventana, puedo ver qué pasa. ¿Hay un paquete? ¿Un gato? ¿Un visitante? Mi atención está preparada para lo que sea o para quien sea. Piensa en qué sucede cuando ves una sirena amarilla mientras conduces. Te pones «en alerta» y tu atención enciende el foco. Es difuso y está preparado, como cuando miro por la ventana de casa, y tiene una actitud abierta y receptiva. Ahora estás en un estado de vigilancia. No sabes muy bien qué buscas, pero sabes que buscas algo y estás preparado para desplegar rápidamente la atención en cualquier dirección a medida que respondes. Lo que ha activado la alerta puede ser algo en tu entorno o, quizá, un pensamiento o una emoción generada desde dentro.

El malabarista

Dirigir, supervisar y gestionar lo que hacemos en todo momento, además de garantizar que nuestras acciones sean congruentes con lo que queremos hacer. Ese es el trabajo del malabarista. Este es el sistema al que nos referimos cuando hablamos de «función ejecutiva» y su nombre formal es *ejecutivo central*. Es el supervisor que se asegura de que nos mantengamos en el buen camino. Quizá queramos conseguir objetivos a corto plazo, como terminar de leer este capítulo, escribir un correo electrónico o limpiar la cocina. O quizá se trate de grandes objetivos a largo plazo, como entrenarnos para un maratón, criar a hijos felices o lograr un ascenso. Por grande que sea el objetivo o por lejos que esté en el horizonte, siempre habrá retos por el camino, distracciones que superar y fuerzas opuestas con las que lidiar. Por tanto, tendremos que gestionar varias demandas a la vez.

El ejecutivo central funciona como un malabarista que mantiene todas las pelotas en el aire. Su cometido no consiste en hacer las cosas, sino en asegurarse de que la operación al completo siga adelante con fluidez. Consiste en emparejar objetivos y conductas para garantizar que los objetivos se cumplan. Por ejemplo: tienes el objetivo de terminar un proyecto a las 18.00 de hoy, que es la hora límite. Sin embargo, te quedas en un chat grupal hasta las 17.00, planeando un evento que ha de suceder dentro de seis meses. Se trata de un fallo del ejecutivo central: el malabarista ha perdido de vista tu objetivo actual. No ha conseguido anular el atractivo del móvil a medida que se sucedían constantemente las notificaciones. Al poco tiempo, la conducta deja de ser congruente con lo que quieres lograr. Ahora, multiplica esta situación por todas las cosas que necesitas conseguir en un día, una semana, un mes...

Otra cosa importante es que recurrimos al malabarista para anular tendencias automáticas (como coger el móvil cada vez que nos llega una notificación), además de para poner al día y revisar los objetivos a medida que recibimos información nueva. También actualiza el objetivo para recordarnos lo que queremos conseguir. Anular. Poner al día. Actualizar. Cada vez que hacemos una de estas cosas, activamos al ejecutivo central. Cuantas más tareas organices y gestiones, más dependerás de esta forma de atención. Habrá veces en que estarás haciendo malabares y otra persona te lanzará una bola más (tarea) y no te quedará otra opción que gestionarla. Quizá choque con otra bola y la saque fuera de órbita o quizá decidas ir aceptando bola tras bola, convencido de que puedes con todas. Y tal vez sea cierto, en función de la capacidad de tu malabarista para alinear tu conducta con tus objetivos.

Por efectiva que pueda ser tu atención cuando está en cualquiera de estas tres modalidades, por lo general no operará en más de una a la vez. Por ejemplo, no puede hacer de linterna y de foco simultáneamente. Piensa en algún momento en el que estuvieras muy concentrado en una actividad. Es posible que si alguien se acercó a ti y te habló, necesitaras un par de segundos solo para darte cuenta de que alguien te había dicho algo. Y no digamos ya para iniciar el proceso de descifrar lo que sea que te había dicho. (¿Cuántas veces has levantado la mirada de un libro, el móvil, la pantalla de un videojuego o del portátil y has dicho «¿Qué?»?) Es un funcionamiento de alta orientación y baja alerta: la linterna estaba tan centrada en su objetivo que todo lo demás (desde las imágenes y los sonidos del entorno hasta pensamientos aleatorios generados en tu mente) había quedado sumido en la oscuridad.

Ahora, imagina que vas de camino a casa y decides tomar un atajo por una calle oscura y desierta. Antes, ibas reflexionando acerca de lo que harás mañana, pero ahora abandonas esa actividad mental y te pones en alerta, dispuesto a detectar posibles amenazas. Es un funcionamiento de alta alerta y bajo funcionamiento ejecutivo. El foco se ha encendido y el malabarista solo tiene un trabajo: encargarse de tu seguridad.

Si estás «en alerta» por el motivo que sea (no tienes por qué «estar» amenazado, basta con que te «sientas» amenazado), no te podrás concentrar ni planear. Y, aunque lo pueda parecer, no es un fallo de atención. Así es precisamente como se supone que ha de trabajar la atención, para que podamos:

- Centrarnos cuando necesitamos centrarnos.
- Detectar lo que necesitemos detectar.
- Y planificar y gestionar la conducta cuando lo necesitemos.

Muchas veces, cuando le pedimos a alguien que «preste atención», lo que queremos en realidad es que «se centre». Sin embargo, la atención es mucho más que eso. La atención es una moneda, es un recurso multifunción. La necesitamos para casi todos los aspectos de nuestra vida y todas las formas que adopta (la linterna, el foco, el malabarista) son relevantes para todo lo que hacemos. Ya hemos hablado de cómo la atención nos permite percibir el entorno que nos rodea. Además de la percepción, las tres formas de atención operan en **tres tipos de dominios de procesamiento de la información**: cognitivo, social y emocional. Las tres sencillas tablas que siguen te permitirán hacerte una idea de cómo se usa la atención en cada uno de esos ámbitos. Abarcan todo el «procesamiento de la información» que harás a lo largo de un día y a lo largo de toda tu vida.

Cognitivo (pensamiento, planificación, toma de decisiones)

Linterna	Puedes seguir y mantener una línea de pensamiento.
Foco	Tienes conciencia situacional. Identificas pensamientos, conceptos y perspectivas relacionados con tu tarea.
Malabarista	Tienes un objetivo y lo tienes en mente, sabes qué has de hacer a continuación para conseguirlo. Anulas las distracciones y las conductas «en piloto automático» (como coger el móvil) que te podrían desviar.

Social (conexión, interacción)

Linterna	Puedes dirigir el haz de la linterna hacia otras personas, escuchar y conectar.
Foco	Eres consciente del tono de voz y del estado emocional del otro.
Malabarista	Puedes conversar con varias personas a la vez, seleccionar puntos de vista relevantes para tenerlos en mente y filtrarlos y evaluarlos cuando se expresan opiniones contradictorias.

Emocional (emociones, sentimientos)

Linterna	Puedes apuntar la linterna a tu propio estado emocional, primero para saber cuál es y luego para reconocer cuándo interfiere con tu capacidad para hacer otras cosas.
Foco	Tus reacciones emocionales te alertan de lo que sientes. Puedes ver si son «proporcionales» (adecuadas a la situación) o no.
Malabarista	Puedes corregir el rumbo emocional cuando es necesario.

Hay otro sistema cerebral clave que interviene en todos estos procesos y, aunque no forma parte del sistema atencional, son primos hermanos. Se trata de la memoria de trabajo. La memoria de trabajo es una especie de «espacio de trabajo» temporal en el cerebro en el que podemos manipular la información durante periodos de tiempo muy breves, que van desde unos segundos hasta un minuto como máximo.

La atención y la memoria de trabajo van de la mano:[7] siempre que prestamos atención de la manera que sea (con la linterna, con el foco o haciendo malabares), la información procesada se ha de almacenar en algún sitio durante el tiempo suficiente para trabajar con ella. La atención y la memoria de trabajo no solo forman el contenido actual de nuestra experiencia consciente, sino que también median nuestra capacidad para usar esa información a medida que maniobramos por la vida.[8]

¿DE VERDAD NECESITO UN «JEFE» MEJOR?

Hasta ahora, hemos dedicado bastante tiempo a hablar de lo potente que es la atención, por lo que quizá te preguntes: «Si la atención ya es un superpoder, ¿qué necesidad hay de mejorarla?».

La atención es muy potente. Y quiero que, cuando acabes el libro, entiendas y valores plenamente el poder innato de tu sistema atencional. Quiero que seas consciente de todo lo que la atención hace por ti y que quizá desconocías hasta ahora. Acostumbramos a dar por sentados los superpoderes de la atención, del mismo modo que damos por sentadas el resto de las cosas extraordinarias que el cuerpo y la mente hacen por nosotros constantemente. Es muy posible que no te pares a pensar en que tu corazón bombea más de siete mil quinientos litros de sangre día tras día,[9] pero lo hace. Funciona por ti sin parar, para que el oxígeno y los nutrientes lleguen hasta la última célula de tu cuerpo. Es muy posible que hasta ahora hayas infravalorado tu atención de un modo muy parecido. Con frecuencia, no somos conscientes de lo potentes que son la mente y el cuerpo hasta que algo va mal.

Y es ahí donde nos viene bien contar con un jefe mejor.

Aunque mi crisis atencional se anunció con un síntoma muy poco habitual (nunca había oído que alguien hubiera perdido la capacidad de sentirse los dientes), las crisis atencionales sí que son muy habituales. Si miras a tu alrededor, es posible que te dé la impresión de que todas las personas a las que conoces están en plena crisis atencional. Es posible que sientas que tu foco salta de una cosa a la siguiente, que estás disperso y que has perdido efectividad. Quizá te hayas dado cuenta de ello incluso mientras leías el libro y lo dejabas para mirar el móvil. Si la atención es tan potente, ¿por qué cuesta tanto controlarla?

Algunas de las mismas cosas que hacen que la atención sea tan potente (como la capacidad para restringir y limitar lo que percibimos, para viajar en el espacio y en el tiempo y para simular futuros imaginados y realidades alternativas) se pueden volver en nuestra contra. Y lo pueden hacer por varios motivos. Uno de ellos es la tendencia natural del cerebro humano, que ha evolucionado a lo largo de siglos y que puede llegar a ser muy frustrante, aunque está aquí por motivos muy válidos que tienen que ver con nuestra supervivencia. Otro motivo tiene que ver con el mundo en el que vivimos.

INTERRUPCIÓN DE LA ATENCIÓN

Imagina a nuestros antepasados, recolectando bayas o cazando. De repente, ven un rostro entre la espesura. ¿Será un depredador (¡corred!) o la próxima cena (¡a la carga!)? Necesitan tomar una decisión inmediatamente.

En el laboratorio, mostramos a los participantes en nuestros estudios la imagen de la página 46. Mientras observábamos la actividad eléctrica de su cerebro, les íbamos formulando preguntas acerca del espacio (¿Es interior o exterior? ¿Urbano o rural?) o acerca del rostro (¿Se trata de un hombre o de una mujer? ¿Está triste o está contenta?). Cuando las personas prestaron atención al rostro, la N170 fue mucho más potente que cuando les pedimos que prestaran atención al espacio. La atención mejoró la percepción del rostro. Esto ayudó a los participantes a alcanzar un buen desempeño en la tarea, de la misma manera que ayudó a nuestros antepasados a sobrevivir para comer otro día. Sin embargo, a veces, nuestros antepasados se convertían en la comida. ¿Por qué a veces nos falla la atención?

En una variante del mismo experimento, mostramos la misma imagen rostro/espacio. Sin embargo, de vez en cuando incluíamos fugazmente una imagen distinta en la pantalla: una imagen negativa, algo violento

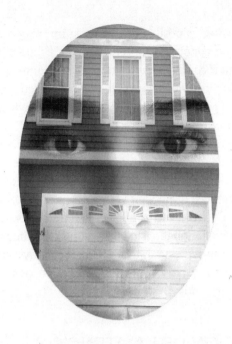

o perturbador.[10] Las sacábamos de los medios de comunicación y eran el tipo de imágenes que se pueden ver en las cadenas de noticias de veinticuatro horas, en Facebook o en cualquier método de visionado de catástrofes que prefieras. Aunque los participantes tenían la misma tarea de «prestar atención», su capacidad para distinguir entre lo relevante y lo irrelevante prácticamente se esfumó. La mera presentación de imágenes estresantes, como las que nos rodean permanentemente, bastó para reducir el poder de su atención.

Todos los superpoderes tienen su kriptonita, eso que hace que se esfumen casi al instante. Cuando la atención se derrumba, sus extraordinarias fortalezas se pueden volver en nuestra contra. La atención se transforma en un DeLorean defectuoso que salta por el tiempo sin intención ni control, rumiando sobre remordimientos o prediciendo catástrofes que quizá no sucedan nunca. Se centra en cosas que no son productivas. Y ocupa la memoria de trabajo con información irrelevante.

La atención es muy potente, pero no es invencible. Hay circunstancias concretas que son una kriptonita potentísima para la atención. Y, por desgracia, son las circunstancias en las que vivimos.

Capítulo 2
... PERO TIENE SU KRIPTONITA

Es 2007 y estamos en la costa del golfo de Florida. Jeff Davis, el entonces capitán de los marines estadounidenses y recién llegado de Iraq, va conduciendo sobre un largo puente. Las vistas son magníficas. El sol se refleja sobre el agua, el cielo está despejado y es de un color ideal, de ese azul que siempre parece imposible. Sin embargo, Davis no ve nada de eso. Su mente está ocupada con escenas de carreteras polvorientas y de campos de tierra: sombras oscuras que parecen moverse. Las hormonas de estrés inundan su cuerpo y siente la misma ansiedad que sentía cuando conducía por esos caminos. Su cuerpo está sobre el puente de Florida, pisa el acelerador cada vez más a fondo y su automóvil adquiere una velocidad cada vez más peligrosa. Sin embargo, su mente, su atención, está en la otra punta del mundo, en Iraq, y le es imposible hacerla volver. Lo único que quiere es girar ligeramente el volante y despeñarse por el puente. Ha de esforzarse al máximo para no hacerlo.

En este momento, el capitán Davis experimenta lo que se conoce como secuestro atencional. Aunque este ejemplo es, sin duda, más extremo y más significativo que el que experimentaríamos cualquiera de nosotros, el secuestro atencional es un fenómeno muy habitual. La atención, ese foco creado por la mente, es arrastrada constantemente de donde queremos que esté y acaba en un lugar completamente distinto, iluminando algo que nuestra mente, con toda su complejidad, ha decidido que es más «relevante» y «urgente», incluso si no hay nada más lejos de la verdad.

En el capítulo anterior, hemos dicho que la atención es un sistema muy potente que determina quién gana la guerra en el interior del cerebro. Bueno, pues has de saber que, en el exterior del cerebro, se libra otra batalla por tu atención.

TU ATENCIÓN ES UN PRODUCTO MUY DESEADO

En el laboratorio, la investigación sobre la atención es una operación muy controlada. Mantenemos el entorno en semipenumbra y especificamos la cantidad exacta de lúmenes de iluminación. Te sentamos a ti, nuestro participante, a exactamente 142 centímetros de la pantalla. Controlamos tus movimientos oculares para asegurarnos de que mantienes la vista al frente, como te hemos pedido. Y, lo más importante, nos aseguramos de que conocemos todos los parámetros que ponemos a prueba y te decimos exactamente a qué debes prestar atención; sí, es una situación muy artificial y muy poco natural. El mundo real es mucho más complejo, incierto y dinámico. Y es precisamente en el mundo real donde nuestra atención tiene importancia de verdad.

La atención sesga la actividad del cerebro desde el interior. Lo que sea que la atención destaque «se llevará el premio»: obtener más influencia sobre la actividad cerebral del momento. Fuera del cerebro, en el «mercado de la atención», el gran premio es el acceso a tu cartera. Y los mercaderes de la atención hacen todo lo que pueden para hacerse con él, con equipos de diseñadores y de programadores que entrenan a sus algoritmos para que capten tu atención y, por tanto, tu dinero. Y funciona.

Hace poco, tuve que comprar un juego de cazos con fondo magnético para la nueva encimera de inducción de la familia. Navegué por las páginas de resultados que obtuve después de *googlear* «cazos de inducción», miré un vídeo de un *blogger* de alimentación que me gusta y visité algunas páginas que me parecieron prometedoras, pero nada se ajustaba exactamente a lo que quería. Al día siguiente, cuando abrí Gmail, el *banner* publicitario decía «¡Saludos a los entusiastas del menaje de cocina!». Cuando entré en mis aplicaciones de redes sociales, había cazos por todas partes. Estoy segura de que no te viene de nuevas que los publicistas nos persigan así y que rastreen nuestra huella digital como sabuesos, para luego lanzarnos productos con la esperanza de que piquemos el anzuelo y cliquemos. Y cliqué. Cliqué en uno de los anuncios cuando reconocí el nombre de la marca; cliqué en otro que anunciaba con grandes letras rojas parpadeantes: «¡AMISHI! ¡TENEMOS UNA GANGA PARA TI! PERO DATE PRISA, ¡SOLO ESTARÁ AHÍ SIETE MINUTOS MÁS!».

Nuestra atención es objeto de una persecución constante. Los publicistas saben mejor que nadie lo preciosa que es y saben exactamente cómo capturar la tuya. La literatura neurocientífica apunta a tres factores principales que determinan cuándo desplegamos la atención:[1]

1. *Familiaridad.* La primera vez que cliqué fue porque había oído antes el nombre de la empresa. Mi atención se vio sesgada inmediata y potentemente por la historia previa. El nombre familiar destacó sobre todo lo demás y atrajo mi linterna como un imán.

2. *Saliencia.* La segunda vez que cliqué fue por la atracción que ejercieron las características físicas del anuncio. El color, el parpadeo, el tamaño de las letras..., todas esas características físicas del anuncio me gritaban «¡MÍRAME!». La saliencia (novedad, ruidos fuertes, luces brillantes, colores y movimiento) nos arrastra hacia el estímulo. No nos podemos resistir. La saliencia está hecha a medida para cada uno de nosotros. Ver mi nombre, «AMISHI», me atrapó. Y ese es precisamente el motivo por el que tantas aplicaciones nos piden que personalicemos nuestro perfil. La información relevante específicamente para nosotros nos atrapa. La atención se mueve con rapidez y con la precisión de un misil. Capturarla es muy fácil.

3. *Nuestro propio objetivo.* Por último, la atención puede estar «orientada al objetivo», sesgada por el objetivo que nosotros mismos hayamos elegido. El mío era encontrar cazos asequibles y de buena calidad, por lo que al final limité los términos de la búsqueda para que se me mostraran únicamente esas opciones. La atención funciona exactamente así cuando tenemos un objetivo en mente: restringe nuestra percepción en función de cuál sea dicho objetivo. Sin embargo, mi ejemplo de búsqueda de cazos también apunta a una debilidad: nuestros objetivos son los más vulnerables de todos los «arrastres atencionales». La familiaridad y la saliencia me arrastraron con muchísima facilidad.

Esto fue una batalla por mi sistema de orientación, por mi linterna, que se vio atraída como un imán por la familiaridad y, entonces, la saliencia dio el tirón definitivo. Al final, mi objetivo ganó la batalla, pero tardé mucho tiempo y me desvié varias veces antes de acabar con lo que quería y necesitaba. Por supuesto, esto no solo sucede cuando compramos cazos. Puede suceder con cualquier cosa que nos propongamos hacer. La atención es un superpoder, pero, con mucha frecuencia, no somos conscientes de dónde está ni de quién o qué la controla, por no hablar ya de cómo o cuándo se despliega. Por si todo eso fuera poco, pasamos gran parte de nuestras vidas (cuando navegamos no solo por internet, sino también por nuestras carreras profesionales, nuestras relaciones y los retos que la vida nos arroje) en condiciones que son verdadera kriptonita para nuestro superpoder atencional.

¿QUÉ ES LA «KRIPTONITA»?

Hay tres fuerzas principales que deterioran la atención: el estrés, el estado de ánimo bajo y la amenaza. No siempre se pueden separar, porque con mucha frecuencia funcionan al unísono y se unen en un ataque coordinado contra el sistema atencional. De todos modos, te hablaré de cada una de ellas por separado, para mostrarte cómo y por qué estas fuerzas pueden interferir catastróficamente en la atención.

Estrés

Esa sensación percibida de estar abrumados y a la que llamamos *estrés* alienta el viaje en el tiempo. Experimentamos un secuestro atencional drástico, como le sucedió al capitán Davis en el puente. La tendencia de la mente a dejarse llevar por la preocupación o por un recuerdo nos aleja del aquí y el ahora a medida que el estrés aumenta. Rumiamos acerca de algo que ocurrió en el pasado mucho después de que revivirlo pueda resultar útil o instructivo. O nos preocupamos por cosas que no solo no han sucedido aún, sino que quizá no sucedan nunca. Y esto solo consigue agravar y acelerar la cantidad de estrés a la que estamos sometidos. Cuando experimentamos demasiado estrés durante demasiado tiempo, quedamos atrapados en una espiral descendente de deterioro de la atención: cuanto peor es la atención, menos capacidad tenemos para controlarla; cuanta menos capacidad tenemos para controlarla, más se agrava el estrés.

Valorar cuánto estrés es «demasiado» puede ser algo muy individual y subjetivo. La idea del estrés como un problema no es algo que resuene inmediatamente en muchas de las personas con las que trabajo (y quizá sea cierto también para ti). Entienden el estrés como un motivador potente, como algo que las reta y que las inspira a superar obstáculos, a esforzarse, a buscar la excelencia. Lo entiendo. Mira la gráfica de la página 52,[2] que muestra la relación entre el estrés y el desempeño. Sugiere que, efectivamente, si el nivel de estrés es reducido (cuando no hay nada que nos motive; por ejemplo, cuando no tenemos ninguna fecha límite en el horizonte inmediato), el desempeño no es demasiado bueno. Por el contrario, a medida que el estrés aumenta, nos ponemos a la altura. Este tipo de estrés «bueno», al que llamamos eustrés, es un motor potente que alimenta el desempeño, que no hace más que mejorar hasta que llegamos al punto máximo del gráfico, donde alcanzamos el punto óptimo (al que llamo cariñosamente «punto dulce»), en el que el estrés es un motivador positivo, algo que nos impulsa y que nos centra.

Si nos pudiéramos quedar allí para siempre, sería perfecto. Sin embargo, la realidad es que, experimentado durante un periodo de tiempo lo suficientemente prolongado, incluso este nivel de estrés óptimo nos da un empujón que nos hace caer rodando por la larga pendiente descendente en la que el eustrés se transforma en distrés.

Incluso si el estrés comienza como un factor motivador o productivo, cuanto más tiempo pasemos en condiciones de alta exigencia, más nos afectará ese estrés continuado. Empezamos a ir más allá del punto de estrés óptimo y caemos por la otra pendiente de la curva. Perdemos rápidamente todos los beneficios que el estrés nos haya estado proporcionando hasta entonces y se convierte en una fuerza corrosiva que deteriora nuestra atención. La linterna de la atención queda atrapada en pensamientos cada vez más negativos. El sistema de alerta se hiperactiva y todo aquello con lo que nos encontramos nos parece una señal de alarma que nos atrapa en ese modo de hipervigilancia y nos impide centrarnos profundamente en nada. Y al ejecutivo central, al malabarista, se le empiezan a caer bolas, de modo que lo que hacemos ya no coincide con lo que queremos hacer en realidad. Las acciones y los objetivos dejan de estar alineados. Y, cuando esto sucede, solo puede pasar una cosa: el estado de ánimo se desploma.

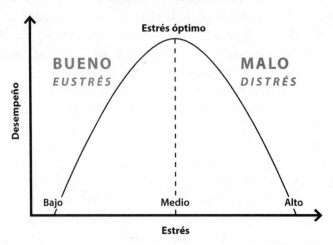

Ley de Yerkes-Dodson

Estado de ánimo negativo

Todo lo que hay entre la depresión crónica y cómo nos sentimos después de haber recibido una mala noticia se puede definir como estado de ánimo negativo. Sea cual sea la causa, la consecuencia puede ser que quedemos atrapados en bucles de pensamientos negativos repetitivos. En el laboratorio, el desempeño en las pruebas de atención empeora cuando inducimos un estado de ánimo negativo en los participantes.

¿Cómo inducimos un estado de ánimo negativo? Unas veces mostramos a los participantes imágenes perturbadoras, parecidas a las del estudio que he mencionado con anterioridad. En otras ocasiones, les pedimos que evoquen un recuerdo negativo. Entonces, les administramos tareas cognitivas que exigen atención y memoria de trabajo, como recordar unas cuantas letras o resolver mentalmente un problema de cálculo. El desempeño siempre empeora (precisión reducida y respuestas más lentas y más variables) tras la inducción del estado de ánimo negativo.[3]

Amenaza

Cuando algo nos amenaza (o al menos así lo sentimos), centrarnos en una tarea o perseguir cualquier plan u objetivo puede parecer imposible.

¿Recuerdas la linterna que te he descrito en el primer capítulo? ¿Tu enorme capacidad para dirigir tu atención a voluntad? Pues todo eso se esfuma. Imagina ese haz de luz brillante y estable ahora temblando, moviéndose al azar y esparciendo toda esa luz entre las sombras. ¿Qué queríamos hacer? Da igual, porque no va a suceder.

Cuando nos sentimos amenazados, la atención se reconfigura de dos maneras: (1) la vigilancia a las amenazas aumenta y (2) la atención pasa a estar orientada a los estímulos, por lo que todo lo que parezca tener relación con la amenaza captará nuestra atención. Evidentemente, esto sucede para garantizar nuestra supervivencia: en puntos cruciales de la evolución humana, la hipervigilancia fue un requisito crucial sin el cual no se sobrevivía ni se podían pasar los genes. Si estábamos tan absortos en una tarea que no nos dábamos cuenta de que nos acechaba un depredador, se acababa la película. La sensación de amenaza tenía que activar rápidamente un botón de «alerta máxima». Y, como seguro de vida adicional, la evolución reforzó la respuesta para que el estímulo amenazante captara y mantuviera la atención para garantizar que esta se mantuviera fijada en él sin flaquear y de forma compulsiva, lo que nos permitía estar alerta por si aparecía un depredador y, en caso de que así fuera, saber dónde estaba en todo momento. Es muy probable que esta respuesta les salvara la vida a nuestros antepasados en múltiples ocasiones. Sin embargo, tuvo otras consecuencias que explican por qué nunca escribieron libros brillantes ni diseñaron máquinas complejas. Si nos sentimos amenazados constantemente, no nos podremos concentrar de verdad en ninguna otra tarea ni experiencia.[4] Y da igual que la «amenaza» en cuestión sea literal o metafórica.

Cuando estudiamos la amenaza en el laboratorio, no ponemos a los participantes en situaciones en las que sientan que su integridad física corre peligro de verdad. No sería ético. Aun así, muchas de las personas con las que trabajo ven amenazada de verdad su integridad física: soldados que se desplazan a una zona de combate o a un ejercicio con fuego real, bomberos paracaidistas que se enfrentan a un incendio forestal intenso con vientos muy fuertes... Aunque la amenaza será menos literal para la mayoría de nosotros, eso no significa que el impacto sobre nuestra atención vaya a ser menor. Una reunión con un supervisor acerca de una evaluación de desempeño en el trabajo, una discusión con la compañía de seguros, testificar en una audiencia pública frente a funcionaros municipales acerca de una ordenanza nueva que afecta a nuestro barrio... Sí, podemos percibir como amenazantes todas estas circunstancias, a pesar de que ninguna de ellas suponga una amenaza para nuestro bienestar físico. Nuestra reputación, nuestra salud financiera o nuestro sentido de la justicia pueden estar en peligro.

Por elevado que sea tu cociente intelectual, hay una verdad incuestionable para todos los cerebros humanos: en cierto modo, no han cambiado en treinta y cinco mil años.[5] Si el cerebro cree que está en peligro, reconfigurará la atención en consecuencia, independientemente de que lo que tengamos frente a nosotros sea una amenaza o no.

LA KRIPTONITA ES SUBREPTICIA

Aunque nunca hayas pisado un laboratorio de neurociencia ni hayas visto las pruebas que aportan estudio tras estudio, probablemente te resulte lógico pensar que el estrés, el estado de ánimo negativo y la amenaza puedan ser escollos para la atención. «Vale, pues entonces reduciré mi nivel de estrés, estaré atento a mi estado de ánimo y me aseguraré de no sentirme amenazado por cosas que en realidad no son amenazas», pensamos.

Lo cierto es que se nos da muy pero que muy mal identificar las fuerzas que deterioran la atención incluso si estamos inmersos en ellas. Con mucha frecuencia, no las identificamos por lo que son. Y, lo que es más, si carecemos de un entrenamiento que nos permita ser más conscientes de nuestra propia mente, tampoco somos muy conscientes de sus efectos.

Te pondré un ejemplo: la amenaza del estereotipo. Sucede cuando los prejuicios sociales acerca de algún aspecto de nuestra identidad (con frecuencia relacionados con el género, la etnia o la edad) se convierten en un obstáculo para nuestro desempeño. Un estudio sobre estudiantes universitarias de origen asiático contrapuso dos estereotipos habituales:[6] uno, que las mujeres son inherentemente peores en matemáticas; el otro, que los asiáticos son más hábiles por naturaleza en cuestiones matemáticas. Se pidió a un grupo de alumnas que indicaran su género antes de hacer un examen de matemáticas: solo tenían que escribir «mujer». A las participantes del otro grupo solo se les pidió que indicaran su «origen étnico». El grupo al que se «preparó» para que centraran la atención en su origen étnico obtuvo mejores resultados en el examen, mientras que el grupo al que se orientó para que se identificara con su género obtuvo resultados peores.

Otra vuelta de tuerca: el desempeño no sufre solo cuando el estereotipo es «negativo». En un estudio relacionado, los investigadores insistieron en la expectativa de que las participantes obtendrían buenos resultados en el examen («a los asiáticos se os dan bien las matemáticas»), pero el desempeño empeoró de todas maneras. En este ejemplo, la expectativa elevada en función del estereotipo también funcionó como una amenaza. La «amenaza» era la posibilidad de no estar a la altura de la expectativa y de no confirmar el estereotipo positivo. La amenaza del estereotipo puede actuar de dos maneras: podemos promover el estereotipo de la mala opinión («a las mujeres se les dan mal las matemáticas») o promover (o no) la expectativa elevada («a los asiáticos se les dan muy bien las matemáticas»). En cualquier caso, tanto lo uno como lo otro supone una amenaza para un elemento nuclear de nuestra identidad, y esa amenaza interfiere en la atención. Para terminar, en todos los estudios, la pauta solo se observó en los participantes que conocían el estereotipo. Si sentimos que formamos parte de ese grupo, nos perjudicará.

¿Por qué es importante? Porque destaca por qué los estereotipos son una amenaza para nuestra atención: nos preocupan. Creer «Me estoy haciendo mayor, así que seré lento y se me olvidarán las cosas» o «Soy demasiado joven para que me respeten como líder» nos distrae, porque funciona como una amenaza en el sistema atencional del cerebro. Cuando nos preocupamos por confirmar la mala expectativa (o por no poder confirmar la buena expectativa) de otros, asumimos una carga cognitiva muy importante.

La amenaza del estereotipo desempeñó un papel crucial en mi vida también. Cuando estudiaba el grado de neurociencia, trabajé durante un tiempo en un laboratorio que se centraba en la teoría de la mente, que es la capacidad de atribuir estados mentales tanto a uno mismo como a los demás y de entender que los demás tienen percepciones distintas a las propias. Me pareció fascinante y valoré la posibilidad de seguir ahondando en el tema en mis estudios de posgrado. El director del laboratorio, un profesor con un cargo importante en el departamento, era muy respetado. Al final del penúltimo curso del grado, acudí a él para que me aconsejara acerca de los programas de posgrado en los que me podía matricular. Recuerdo la expresión de su rostro: primero fue de sorpresa y, luego, de incertidumbre.

«¿Harás estudios de posgrado? —me preguntó—. Las mujeres de tu cultura no acostumbráis a desarrollar vidas profesionales.»

Recuerdo lo duro que fue para mí ver que, al mirarme, aquel profesor veía mi género y una versión anticuada de mi cultura. No veía a una alumna joven con mucho potencial.

Terminé en su laboratorio ese semestre y no volví nunca más. Había otra asignatura fantástica que acababa de terminar, una de mis troncales preferidas. La impartía la doctora Patti Reuter-Lorenz, que me parecía elocuente, inteligente, clara, divertida y, para ser sincera, un fenómeno. Había dado clases durante el tercer trimestre de su embarazo. Era fuerte, estaba llena de energía y nada le afectaba. Al comienzo de mi último curso de grado, me puse en contacto con ella para preguntarle si tenía alguna plaza libre en su laboratorio, donde estudiaba... la atención.

Ese incidente determinó el curso de mi vida. Sentí el puñetazo de la amenaza del estereotipo en la boca del estómago y no estaba dispuesta a trabajar bajo ese tipo de condiciones negativas que sabía que no me ayudarían ni a aprender ni a tener éxito. Si ahora pudiera hablar con ese primer profesor, le daría las gracias por haberme permitido ver cómo era cuando aún tenía tiempo para cambiar de rumbo. Así pude encontrar este trabajo, que me ha cambiado la vida de muchísimas maneras.

Piensa en todas las categorías que te puedes aplicar: género, raza, identidad sexual, capacidad o discapacidad física, peso, aspecto, origen socioeconómico, nivel de educación formal, nacionalidad, religión, experiencia o inexperiencia profesional... Da igual cuáles sean las fuerzas históricas y prejuiciosas que motivan nuestra experiencia de la amenaza del estereotipo: cuando la sentimos, interfiere en nuestro desempeño, en nuestra capacidad para lograr objetivos e incluso en nuestro bienestar psicológico general. Es el caldo cultural en el que vivimos. Sería fantástico que pudiéramos colarlo y desecharlo, pero es imposible. La amenaza del estereotipo nos puede poner constantemente «en alerta» de maneras que mantienen a la atención dispersa, superficial e incapaz de centrarse.

El estrés también puede ser subrepticio.

CUANDO EL ESTRÉS NO PARECE ESTRÉS

Hace poco, hice una presentación de mi trabajo ante el doctor Julio Frenk, el rector de mi universidad, la Universidad de Miami. Había oído hablar de la investigación de mi equipo y estaba interesado en que pudiéramos ofrecer un programa de entrenamiento en *mindfulness* a su gabinete de liderazgo. Sin embargo, antes de pedir a su equipo que invirtiera tiempo en algo así, necesitaba más información acerca de lo que podían ganar sus miembros.

Así que le hice una presentación individual y empecé por describir el coste cognitivo de los intervalos de estrés elevado. Me escuchó con mucha atención, pero, cuando terminé de hablar acerca de todo el daño que causan estos factores que deterioran la atención, me hizo una pregunta.

«¿Y si no estoy estresado?»

Reconoció que tenía muchos frentes abiertos, pero que no se sentía estresado. No tenía la sensación de agobio, de urgencia, de pánico ni ninguna de las emociones que solemos asociar al estrés. Lo describió como «hay muchas cosas de fondo que suceden a la vez y que me arrastran».

Asentí. Tenía mucho sentido que alguien a su nivel no experimentara el «estrés» de la forma habitual. Con frecuencia, los líderes orientados al éxito y al alto desempeño no identifican su experiencia como estresante. Aunque entendía el concepto de que las preocupaciones secuestraran la atención de las personas, el concepto de «estrés» no resonaba en él.

Mi trabajo en el laboratorio me había confirmado que no hace falta sentirse estresado para que la atención se vea perjudicada. Se sabe que muchas de las cosas a las que se enfrentan los líderes (demandas cognitivas elevadas, la presión de sentirse evaluados, interacciones sociales tensas, incertidumbre) también deterioran la atención.[7] En un estudio reciente, se anunció a un grupo de participantes que, después de terminar una tarea que exigiría mucha atención y que duraría varios minutos, quizá tuvieran que dar un pequeño discurso.[8] El desempeño en la tarea de estos participantes fue peor que el de aquellos que recibieron el mensaje de que no tendrían que dar discurso alguno. Es posible que esto no te sorprenda, pero seguro que lo que te diré a continuación sí: el desempeño en la tarea del grupo «incierto» fue peor que el de un tercer grupo al que se dijo que, con toda seguridad, tendrían que dar un discurso. Esto sugiere que la incertidumbre añade por sí sola una carga cognitiva que deteriora aún más la atención.

Esta investigación nos dice que no es necesario que lo percibamos como estrés para que nuestra atención se vea perjudicada. Yo lo sabía también por mi propia experiencia personal. Cuando tuve mi episodio de insensibilidad dental, no había identificado ese periodo como especialmente «estresante» y no se me habría ocurrido calificarlo como tal.

Quizá solo sientas que tienes muchísimas bolas en el aire, tantas que empiezas a detectar que tienes dificultades para identificar y centrarte en las prioridades más importantes o para mantener la claridad mental que necesitas para funcionar al máximo nivel.

Cada uno tenemos un nivel distinto de tolerancia al estrés (o tolerancia al distrés). Aunque no experimentes tu vida como estresante, has de saber que, cuando las demandas a las que te ves sometido son intensivas y prolongadas (de unas cuantas semanas a algunos meses), lo más probable es que afecten negativamente a tu atención. Llámalo «alta demanda» si te resulta más cómodo. De lo que estamos hablando aquí es de «demanda» como un punto de inflexión, cuando vas más allá de lo que es cómodo o productivo. Cuando pasan más cosas de las que tu sistema atencional (en su estado actual) puede gestionar, eres mucho más vulnerable al malestar y a la disfunción.

Los etiquetes como los etiquetes, los periodos de alta demanda pueden ejercer un efecto corrosivo sobre la atención. Entonces, ¿cuál es la solución obvia? ¿Evitar las circunstancias exigentes? ¿Bajar las expectativas? ¿Lograr menos objetivos? ¿Reducir las demandas?

Mi respuesta a todas esas preguntas es un «no» rotundo. Muchos de los estresores son inevitables, mientras que otros forman parte de tu camino a la realización personal y al éxito. Si los elimináramos, nos estaríamos limitando. No estoy aquí para decirte que cambies tu vida, que cambies de carrera o que te bajes el listón como profesional, como padre o madre, como coordinador de la comunidad, como atleta o como lo que sea que te hayas propuesto ser. Yo no estaba dispuesta a hacerlo y estoy segura de que tú tampoco lo estás. La solución se halla en optimizar los recursos ante el estrés, el reto y la alta demanda. Las cosas que merecen la pena exigen esfuerzo. Nuestro trabajo nos exige esfuerzo. Criar a los hijos nos exige esfuerzo. Lograr el éxito nos exige esfuerzo.

Los objetivos vitales ambiciosos pueden ser estresantes. Nuestra vida dista mucho de ser perfecta. Quizá no habría perdido la sensibilidad dental si no hubiese tenido a mi hijo mayor justo cuando emprendía el camino a la titularidad en la universidad y cuando acababa de abrir mi primer laboratorio de investigación. Sin embargo, quería ser madre, profesora universitaria y científica. Todo tenía que suceder en un calendario concreto que no era negociable (según las leyes de la biología y de la exigente trayectoria profesional académica) y no estaba dispuesta a renunciar a nada.

Es el típico callejón sin salida: estás en un periodo prolongado de alta demanda, lo que significa que has de funcionar al máximo nivel. Y los recursos cognitivos que necesitas para funcionar a ese máximo nivel son, precisamente, los que se agotan a toda velocidad como consecuencia del periodo de alta demanda en el que te encuentras.

EL CONTINUO DE LA ATENCIÓN

Recuerda que la atención afecta a mucho más que el desempeño en el trabajo. La atención es un recurso multifuncional que usas en todo lo que haces. Esto significa que, cuando se empieza a erosionar, no solo hablamos de nuestra capacidad para escribir un correo electrónico o para terminar un informe. Hablamos de las relaciones con las personas que son importantes para nosotros. Hablamos de ser capaces de avanzar hacia nuestros objetivos vitales, sean cuales sean y a pesar de que quizá estén muy lejos. Tenemos que empezar a acortar la brecha si queremos llegar allí algún día, pero los problemas atencionales te enviarán en la dirección equivocada o te dejarán a la deriva. Y hablamos de la capacidad de responder adecuadamente en momentos de crisis, ya sean emergencias que suponen una amenaza para la vida o crisis emocionales o interpersonales que podrían determinar el futuro de un acontecimiento o una relación clave.

Las tres modalidades de atención en todos los dominios del procesamiento de la información son muy sensibles al desgaste producido como consecuencia del estrés, del estado de ánimo negativo o de la amenaza, además de a otras condiciones adversas. Los coladores de la atención pueden adoptar muchas formas,[9] desde una temperatura tan baja que es incómoda hasta la saliencia de la muerte (pensar acerca de la propia muerte).

La siguiente tabla presenta una imagen visual de cómo es la atención maximizada y de cómo es la atención erosionada.

El continuo de la atención		
MAXIMIZADA		EROSIONADA
Puedes seguir una línea de pensamiento, desarrollar una estrategia, planificar y tomar decisiones. Tienes conciencia situacional y puedes clasificar las tareas y asignarles distintas prioridades.	**Cognitiva**	*El pensamiento se va por las ramas; cambias de tema rápidamente. Te quedas atrapado en los detalles o te quedas abrumado ante problemas que te parecen irresolubles.*
Puedes conectar con otros y relacionarte con ellos de un modo directo y significativo.	**Social**	*No eres perceptivo o no sintonizas con los demás; pasas por alto señales relevantes y oportunidades importantes para conectar.*
Detectas tus propias reacciones; tus respuestas son genuinas y proporcionales a lo que sucede.	**Emocional**	*Tus respuestas emocionales son desproporcionadas y no eres consciente de tu propio estado emocional.*

Si repasas la columna de la izquierda, verás, básicamente, el perfil de una persona que usa la atención con éxito. Este es el aspecto que tiene una atención fuerte, flexible y bien entrenada. Sin embargo, la realidad (sustentada en las pruebas crecientes que se acumulan tanto en mi laboratorio como en este campo de investigación en general) es que ninguno de nosotros caemos exclusivamente y ni siquiera con regularidad en esa columna.

Ni los estudiantes.

Ni los abogados.

Ni los directores ejecutivos.

Ni los generales.

Ni los máximos científicos de la NASA, Boeing o SpaceX.

Nadie.

¿POR QUÉ ES TAN POTENTE LA KRIPTONITA?

Hay un célebre test de atención que se administra a personas de todas las edades. Te sientas frente a un ordenador y una serie de letras aparecen en la pantalla que tienes delante, una detrás de la otra. La tarea consiste en decir el color de la tinta de cada grupo de letras tan rápidamente como puedas.[10] Parece fácil, ¿verdad?

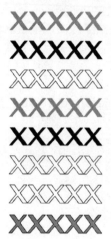

Pruébalo con el gráfico que aparece en esta página. Recórrelo de arriba abajo y di en voz alta el color de la tinta tan rápidamente como puedas sin perder precisión.

Fácil, ¿verdad? Perfecto. Ahora, haz lo mismo con la lista de palabras que encontrarás a continuación. La tarea es la misma: recorrerla de arriba abajo y decir el color de la tinta palabra por palabra. Lo diré otra vez: di el color de la tinta, no leas la palabra. Preparado, listo, ¡ya!

¿Igual de fácil? Probablemente, no.

No hay un ordenador que mida el tiempo de tus respuestas, como lo habría si hubieras hecho el test en mi laboratorio. Sin embargo, es posible que hayas notado que has sido más lento que con la primera lista. Y es probable que hayas dudado y que hayas tardado un poco más cuando has llegado a la cuarta palabra. Es muy probable que el impulso de decir «negro» haya sido muy fuerte. Quizá incluso se te haya escapado y te hayas corregido a ti mismo para decir «gris».

GRAY
BLACK
WHITE
BLACK
WHITE
BLACK
GRAY
WHITE

Las instrucciones son muy sencillas. ¿Por qué te ha pasado eso? Porque he hecho que tu cerebro entrara en guerra consigo mismo. La guerra entre lo que sucede automáticamente (leer la palabra) y la instrucción que te he dado (informar del color de la tinta). La incongruencia ha provocado lo que llamamos momentos de «alto conflicto».

En el cerebro, estos momentos indican que hay un problema. Como respuesta, se invoca a la atención ejecutiva para que dé «energía adicional». Con la atención alerta, es más fácil superar el automatismo que nos lleva a leer la palabra y a pronunciarla. La conducta se alinea mejor con los objetivos. Podemos registrar este fenómeno en el laboratorio. Las respuestas son más rápidas y más precisas en las pruebas de alto conflicto que siguen a otras pruebas de alto conflicto que en las que siguen a pruebas de bajo conflicto.[11] Y eso suena bien, ¿no? Sí, suena bien y es bueno a veces, pero también se puede convertir en el origen del deterioro de la atención.

Muchas veces, lo que consideramos situaciones difíciles son, en realidad, «estados de conflicto».[12] Hay una incongruencia entre lo que percibimos que sucede y lo que debería estar sucediendo. La mente experimenta estos conflictos de distintas maneras:

- *Resistencia:* queremos que lo que sea que esté pasando se detenga. Nos embarga el miedo, la tristeza, la preocupación, el resentimiento o incluso el odio.
- *Indecisión:* quizá desconfiemos de nuestra evaluación de lo que sucede o de lo que debería estar sucediendo, lo que intensifica nuestra sensación de duda.
- *Inquietud:* estamos inquietos y agitados, no estamos seguros de qué sucede, pero, sea como fuere, estamos insatisfechos.
- *Anhelo:* queremos más de lo que sea que esté sucediendo, lo que genera en nosotros la sensación de deseo y de anhelo.

Los estados de conflicto indican que hay un problema. Y apelamos a la atención para que lo resuelva. Sin embargo, los problemas de nuestra vida no se pueden equiparar a problemas de matemáticas que podamos resolver y tachar de nuestra lista de tareas. Con mucha frecuencia, se trata de problemas complejos (o, sencillamente, hilos del tejido que implica ser humano) y no se pueden «resolver» eficientemente de esa manera.

El motivo por el que los estados de conflicto desgastan tanto la atención es que apelan a ella una y otra vez. Y esta activación continuada la acaba agotando. Y, cuando se agota, entramos en modo piloto automático. Lo que sea que resulte más saliente o relevante en un momento dado «capturará» a nuestra mente y la arrastrará.

Cuando cargamos con estados de conflicto, estos pueden ocupar y competir por nuestro espacio de trabajo mental y por nuestros recursos atencionales. Estamos tan ocupados cargando con ese peso que nos quedan muy pocos recursos atencionales libres para superar las tendencias automáticas. Cualquier cosa saliente nos atrapará y nos mantendrá cautivos durante más tiempo. Por tanto, si hemos tenido una jornada larga y exigente (por ejemplo, estamos estresados, ansiosos o preocupados), es mucho más probable que tendamos la mano a lo más llamativo. Cogeremos las galletas de chocolate en lugar de las zanahorias. Clicaremos en el *banner* parpadeante. Gastaremos el dinero que queríamos ahorrar. Y gastaremos un recurso aún más valioso — la atención — en lugares donde no lo queríamos gastar.

En estas situaciones, tendemos a recurrir a un puñado de estrategias habituales. Son habituales y son naturales, por lo que, con frecuencia, recurrimos a ellas por defecto. Solo hay un problema: no funcionan.

USAMOS ESTRATEGIAS FALLIDAS

«Piensa en positivo. Céntrate en lo bueno. Haz algo relajante. Establece objetivos y visualízalos. Reprime los pensamientos perturbadores. Concéntrate en otra cosa.» Todos hemos oído consejos de este tipo para afrontar el estrés y poder concentrarnos mejor. Algunos de ellos son una parte importante de la psicología del desempeño y del entrenamiento en habilidades de liderazgo profesional. Recurrimos con frecuencia a estas estrategias cuando vemos que la mente empieza a divagar o que hemos quedado atrapados en un bucle de pensamientos negativos. ¿Cuál es el problema? Que todas estas estrategias necesitan recursos atencionales para funcionar. Consumen atención en lugar de alimentarla. Por mucho que nos digan que podemos y debemos «cambiar nuestra experiencia modificando nuestros pensamientos» (poniéndonos gafas de color rosa), esta estrategia, como otras, consume muchos recursos. Y lo que es peor: no suele funcionar en momentos de estrés elevado.

Probemos algo: no pienses en osos polares.[13] ¡Te lo digo en serio! Que no pienses en osos polares. Es lo único que has de hacer ahora. ¡Deja de pensar en osos polares!

¿En qué estás pensando ahora mismo?

Seguro que lo adivino a la primera.

Estudiamos a un grupo de soldados en servicio activo para determinar si el entrenamiento en positividad los podía ayudar durante un periodo de entrenamiento militar de alta demanda. No los ayudó. Y no solo no funcionó para mejorar o para proteger la atención, sino que esta empeoró con el tiempo.

¿Por qué? En parte es debido a que reformular positivamente una experiencia cuando se viven circunstancias perturbadoras o exigentes exige mucha atención. Cuando la atención ya se ha empezado a deteriorar, construir este modelo mental es muy difícil, y toda la estructura se desmorona como un castillo de arena abatido por la marea alta. Entonces, invertimos muchos recursos cognitivos en reconstruirla y repararla, que es como intentar impedir que el mar se lleve el castillo de arena. Es imposible. Acabamos mental (y atencionalmente) agotados, sin haber obtenido el menor beneficio a cambio.

Aunque hay mucha investigación que corrobora que la positividad es beneficiosa en muchas circunstancias, las estrategias como la positividad o la supresión no solo son inefectivas en momentos de mucho estrés o de alta demanda, sino que pueden ser activamente perjudiciales. Las llamo «estrategias fallidas», porque aunque intentamos usarlas para resolver nuestros problemas con la atención, lo único que consiguen es deteriorarla aún más. (Imagina que te hubieras hecho un esguince en el tobillo e intentaras curarlo a base de correr.) Es cíclico y exponencial: a medida que la atención se desvanece y las distracciones nos invaden, intentamos mirar el lado bueno, suprimirnos, escapamos, evitamos o avanzamos sin pensar. Este esfuerzo consume recursos cognitivos. El estrés aumenta y el estado de ánimo disminuye. Las fuerzas que deterioran la atención se intensifican. A medida que la atención se deteriora cada vez más y más rápido, recurrimos con más afán a esas estrategias, con lo que consumimos aún más combustible cognitivo. Estamos en una espiral descendente, agotados cognitivamente e incapaces de afrontar el estrés o de funcionar.

Es imposible no pensar en ese oso polar e intentarlo solo consigue agotarnos. Y rápido. Estas estrategias aumentan el consumo de atención y usarlas es como intentar apagar un fuego echándole gasolina. La situación solo hace que empeorar. En nuestra lucha por controlar la atención, invertimos todo nuestro esfuerzo cognitivo en métodos que no funcionan.

La pregunta obvia es la siguiente: ¿qué funciona, entonces?

Capítulo 3
FLEXIONES MENTALES

Había un juguete que mi hijo adoraba cuando era pequeño, justo cuando yo estaba experimentando mis máximas dificultades con la atención. Era un «sonajero de agua» que, básicamente, consistía en un resbaladizo tubo de plástico transparente y flexible lleno de agua y sellado en ambos extremos. Cuando intentabas cogerlo y agarrarlo, se doblaba y salía disparado de la mano. Era imposible atraparlo. Leo lo envolvía con sus manitas, para ver cómo salía despedido hacia arriba y rebotaba en el suelo. Le proporcionaba horas de diversión infinitas.

Mientras tanto, yo no me divertía en absoluto. Estaba atrapada en un bucle muy similar, pero en lugar de un sonajero de agua, lo que intentaba sujetar era mi atención. Sin embargo, cuanto más fuerte apretaba, más lejos se iba.

Recuerdo que le ordenaba a mi mente que se asentara y se quedara quieta y que cada vez me esforzaba más en intentar controlarla. Si digo que el tiro me salió por la culata, me quedo corta. El monólogo interior, que me perturbaba tanto como me distraía, se hizo aún más fuerte. Y yo me sentía impotente: cuanto más me esforzaba, más parecía empeorar. Y la indefensión se veía multiplicada por una sensación de anhelo cada vez más intensa. Anhelaba experimentar mi vida de verdad. No vivirla anticipadamente ni echar marcha atrás.

Muchos de nosotros experimentamos este anhelo existencial. Algo (un problema de salud, un divorcio, una tragedia o una pérdida, una pandemia global...) nos lleva a tomar conciencia de lo presentes (o no) que estamos en nuestra vida. El desencadenante también puede ser algo positivo: un éxito, un ascenso, un momento dulce con un ser querido... O también puede ser una toma de conciencia gradual, una intuición de que tiene que haber alguna manera de «subir de nivel» en el desempeño y el bienestar. Sea lo que sea, algo nos dice que estamos más distraídos, desregulados y desconectados de lo que nos gustaría, que necesitamos vivir la vida a nuestro máximo nivel. Intentamos todos los trucos y estrategias disponibles, desde fines de semana de desintoxicación digital hasta el uso de aplicaciones que mejoran la vida. Necesitamos una solución real a este problema, algo que podamos hacer para estar más atentos, ser menos reactivos y estar más conectados.

Ahora entendemos que la atención es potente pero vulnerable, que estamos hechos para la distracción y que el mundo que nos rodea lo explota de un modo despiadado. También te he explicado que podemos hacer algo al respecto. Pero una de las dificultades a las que nos enfrentamos es la creencia generalizada de que el cerebro no cambia mucho. Con frecuencia, creemos que estamos «programados» de esta o aquella manera y que esa programación es relativamente permanente, que forma parte de nuestra composición genética o de nuestra personalidad.

NEUROPLASTICIDAD: ENTRENAR AL CEREBRO PARA CAMBIAR EL CEREBRO

Los neurocientíficos solíamos pensar que las conexiones cerebrales eran relativamente permanentes. Creíamos que, llegada la edad adulta y una vez superados los años formativos y maleables de la adolescencia, el cerebro que tenías era ya el definitivo. Sí, es cierto que se podían establecer conexiones nuevas cuando se aprendía algo o se tenía una experiencia nueva, pero eso no era más que establecer conexiones entre hitos ya existentes, como tender un puente para conectar dos masas continentales o añadir una carretera de acceso para conectar dos autopistas. El terreno sobre el que se trabaja sigue siendo básicamente el mismo. Una vez llegada la edad adulta, el mapa se ha trazado en tinta semipermanente.

Entonces, como suele suceder en la ciencia, nos dimos cuenta de que nos habíamos equivocado. El cerebro humano, el cerebro humano completamente desarrollado, el cerebro adulto e incluso el cerebro lesionado, dispone de una neuroplasticidad extraordinaria, lo que significa que se puede reformar o reorganizar a sí mismo en función de la información que reciba y de los procesos que ponga en práctica con regularidad. He aquí un ejemplo rápido: en Londres, una ciudad antigua con un mapa urbano complejo y desconcertante, se llevó a cabo un estudio de investigación que comparaba el cerebro de conductores de autobús con el cerebro de taxistas.[1] Descubrieron que el hipocampo, una estructura cerebral clave para la memoria y para la navegación espacial, era significativamente mayor en los taxistas que en los conductores de autobús. Si hacían prácticamente el mismo trabajo (conducir por la ciudad), ¿a qué se debía la diferencia? A que, mientras que los conductores de autobús solo tenían que memorizar y usar una ruta concreta, los taxistas debían tener en mente el callejero de toda la ciudad y repasarlo mentalmente para diseñar cada ruta nueva. Obviamente, estas personas no conducían autobuses y taxis desde la infancia, por lo que los cambios en el cerebro eran relativamente recientes.

Aunque hace años que se investiga acerca de la neuroplasticidad, el concepto aún no ha llegado a la conciencia colectiva. Seguimos pensando que el cerebro está «programado definitivamente»; seguimos creyendo que la manera en que respondemos a las situaciones, ya sea cognitiva o emocionalmente, es un hecho inmutable, una faceta de nuestra personalidad o de nuestra identidad, algo que tenemos que gestionar o con lo que tenemos que aprender a convivir, pero que no podemos cambiar. En mi caso, durante mi crisis «de atención», el hecho de que se me ocurriera que podía cambiar mi cerebro en lugar de poner mi vida patas arriba fue solo por la carrera profesional que había decidido emprender. Cuando uno se enfrenta a una crisis como la que sufrí yo, una respuesta natural podría ser el intentar encontrar la manera de cambiar de vida para poder gestionarla mejor: cambiar de trabajo, abandonar responsabilidades, etc. Sin embargo, para mí, no había nada especialmente negociable. Ya estaba en el camino correcto, ya hacía lo que me encantaba. No había nada que quisiera cambiar, excepto cómo me sentía en medio de todo eso. Y, en tanto que neurocientífica, ya tenía un conocimiento profundo de lo increíblemente potente que es la neuroplasticidad cerebral. Tras sufrir lesiones, el cerebro podía recuperar de un modo extraordinario algunas de las funciones aparentemente perdidas. Necesitaba tiempo, práctica y persistencia, pero podía lograrlo. Esto me decía que el cerebro podía cambiar. Por tanto, el siguiente paso, después de pasar de la lesión a la recuperación, era trabajar con personas sanas y proporcionarles la oportunidad de practicar con regularidad. La esperanza era que, con la repetición, pudieran optimizar algunas de sus funciones. ¿Podíamos usar la neuroplasticidad cerebral para lograr una mente más sana y más adaptada a los retos que nos plantea nuestra era?

Podía cambiar mi cerebro. De eso estaba segura. Lo que no sabía era cómo hacerlo.

La misma primavera en que perdí la sensibilidad dental, el eminente neurocientífico Richard (Richie) Davidson visitó el campus para dar una conferencia en mi departamento. Hoy, Richie dirige un próspero centro dedicado a la investigación sobre la meditación en la Universidad de Wisconsin-Madison, el Center for Healthy Minds, pero cuando vino a la Universidad de Pensilvania a principios de la década de 2000, aún no había empezado a hablar en profundidad acerca de sus últimos estudios acerca de la meditación. Hacia el final de la conferencia, dispuso dos imágenes de resonancias funcionales del cerebro, una al lado de la otra: una correspondía al cerebro de una persona a quien se había inducido un estado de ánimo positivo y, la otra, al cerebro de una persona a quien se había inducido un estado de ánimo negativo. Para obtener esas imágenes, los investigadores habían provocado respuestas emocionales en los participantes pidiéndoles que evocaran vívidamente recuerdos felices o tristes, poniéndoles música animada o melancólica o pasándoles vídeos que transmitían uno u otro estado de ánimo. Mientras, el gigantesco imán de la resonancia magnética zumbaba y pitaba con sus pulsos de radiofrecuencia para capturar los datos de la activación del cerebro.

Las resonancias magnéticas, como las que nos hacen cuando nos lesionamos una rodilla o un tobillo, ofrecen una imagen estática de la anatomía, una instantánea de lo que hay dentro. Las resonancias magnéticas funcionales son distintas, porque aprovechan propiedades del cerebro y de la sangre que son muy prácticas en un entorno magnético. Las neuronas necesitan sangre más oxigenada cuando se activan y la sangre tiene una firma magnética distinta cuando es rica en oxígeno y cuando no lo es. Las resonancias magnéticas funcionales iluminan el nivel de oxígeno en sangre en distintas partes del cerebro a lo largo del tiempo,[2] lo que significa que pueden registrar indirectamente y a cada momento las regiones del cerebro donde las neuronas están más activas. Las imágenes de las dos transparencias que Richie nos enseñó tenían patrones de actividad sorprendentemente distintos, como test de Rorschach con manchas de tinta contrarias. El cerebro negativo funcionaba de un modo distinto a como lo hacía el cerebro positivo.

Durante los minutos dedicados a ruegos y preguntas, pregunté:

«¿Cómo se puede conseguir que el cerebro negativo se parezca más al positivo?».

Respondió sin titubear: «Meditando».

No daba crédito a mis oídos. Estábamos en una conferencia sobre neurociencia, ¿cómo era posible que hubiera sacado a relucir la meditación? Me parecía tan descabellado como empezar a hablar de astrología ante un público compuesto por astrofísicos. La meditación no era un tema merecedor de investigación científica. Nadie tomaría en serio a un investigador que se dedicara a ello. Además, yo tenía mis propios motivos para ser escéptica.

Siendo aún una niña, mi padre estaba muy comprometido con la práctica de la meditación. Recuerdo entrar en el dormitorio de mis padres pronto por la mañana, con los ojos aún medio pegados, y encontrarme a mi padre ya duchado y vestido, con el *mala* (sarta de cuentas de oración) en la mano, los ojos cerrados e inmóvil como una estatua. Aunque no viajaba con mucha frecuencia a la ciudad india donde había nacido, cuando yo tenía unos diez años viajamos a India durante las vacaciones de verano. Uno de los grandes eventos familiares ese año era una ceremonia hindú de rito de paso para uno de mis primos, que tenía aproximadamente mi edad. Durante la ceremonia, el sacerdote le susurró algo al oído. Luego supe que lo que le había susurrado era un mantra especial, un breve pasaje en sánscrito. Tenía que usar un *mala* con ciento ocho cuentas y repetir el mantra en silencio y de forma deliberada ciento ocho veces cada día.

Me sentí muy intrigada, era como si me hubieran invitado a un club secreto, un club muy importante y adulto. Le pregunté a mi madre qué mantra le habían transmitido a mi primo y cuándo recibiría el mío. Y entonces me lo explicó: no recibiría el mantra que se entregaba a todos los niños... porque yo era una niña. En la tradición hindú, solo los niños participaban en esta ceremonia y solo los niños recibían el mantra. Mi madre no lo aprobaba, porque siempre había querido que sus hijas recibieran un trato igualitario, pero la realidad cultural era la que era.

Le di carpetazo al asunto. No quería saber nada de la meditación. Si la meditación no me quería a mí, yo tampoco la quería a ella. Lo metí todo en el mismo saco y lo almacené en mi mente en el mismo rincón donde guardaba otras actitudes pasadas de moda sobre los roles de género, además de otras tradiciones antiguas que me irritaban. No tenía la menor intención de aprender a cocinar platos indios para ser la perfecta esposa india y ni se me pasaba por la cabeza meditar. Por tanto, cuando Richie Davidson pronunció la palabra «meditación» en ese seminario, todo mi ser en todas sus facetas (la científica, la docente universitaria y la niña enfadada al verse apartada de una tradición familiar) reaccionó en contra. Desdeñé el comentario, pero se me quedó dentro, reconcomiéndome.

Mientras, en el laboratorio buscábamos nuevas maneras de mejorar la atención, el estado de ánimo y el desempeño. Habíamos probado muchas cosas: dispositivos, juegos de entrenamiento mental y otras estrategias como la inducción de estados de ánimo. En un estudio, investigamos un dispositivo nuevo al que muchos alumnos llamaban su «secreto del éxito académico», porque los ayudaba a estar más atentos. Era un pequeño dispositivo de mano que se conectaba a auriculares y a gafas. Cuando los usuarios lo activaban, emitía luces parpadeantes y sonidos relajantes. El usuario no tenía que hacer nada, se limitaba a escuchar los sonidos y a mirar las luces de forma pasiva. Era enormemente popular, en un país asiático amante de la tecnología, los padres se lo compraban a sus hijos y los alumnos universitarios afirmaban que si habían conseguido superar con éxito los exámenes nacionales era gracias al dispositivo. El fabricante afirmaba que mejoraba la atención y la memoria y que reducía el estrés. ¿Sería cierto?

Las personas que lo probaban decían que funcionaba, pero nosotros no teníamos que creerlas: mi equipo y yo podíamos hacer pruebas de laboratorio que dieran una respuesta definitiva.

Pasamos un estudio básico sobre atención y, luego, otro, solo para estar seguros. En ambos, administramos a los participantes diferentes test de ordenador que evaluaban su atención y luego los enviamos a casa con los dispositivos y con la instrucción de usarlos durante treinta minutos cada día durante dos semanas. Entonces, les pedimos que volvieran y les administramos el mismo test (lo que se conoce como fase de *retest*) para medir el impacto que el dispositivo había ejercido sobre su desempeño atencional: cero. No hubo ningún cambio, ni siquiera un mínimo atisbo de tendencia direccional.

Los resultados de nuestros otros intentos tampoco fueron demasiado halagüeños. A principios de la década de 2000, parecía que la mayoría de los juegos de entrenamiento mental no funcionaban. Cuando digo que «no funcionaban», me refiero a que no había un consenso científico sólido acerca de que jugar a esos juegos conllevara más beneficio que el de mejorar el desempeño en el juego concreto.[3] Sí, es posible que tus puntuaciones mejoren al cabo de dos semanas de jugar a un juego, pero eso no significa que también mejore tu desempeño en un juego nuevo que también exija atención. Los beneficios eran pasajeros o limitados al entorno del juego específico, no eran ni transferibles ni duraderos. ¿Por qué? Bueno, la ciencia de las aplicaciones de entrenamiento mental e incluso de los dispositivos sensoriales pasivos se expande sin cesar y el tema aún es objeto de un debate encendido. Sin embargo, tengo la fuerte sensación de que el motivo es que piden al usuario que active la atención de maneras muy específicas y no entrenan una faceta clave de la atención, que es la conciencia de dónde enfocamos la atención en cada momento.

Habíamos probado mucho de lo nuevo. Quizá hubiera llegado el momento de probar algo... viejo.

Poco después de la conferencia de Richie Davidson, compré un libro titulado *Meditación para principiantes*, de Jack Kornfield, maestro con mucha experiencia y escritor de libros sobre *mindfulness*. El libro venía con un cedé de meditaciones guiadas. La primera vez que lo reproduje, no esperaba mucho. Nunca había hecho ninguna meditación guiada y no creía que fuera a ser lo mío. Sin embargo, la meditación no fue en absoluto lo que me esperaba. Me gustó la voz y el estilo de Kornfield, además de su comentario reiterado que me instaba a prestar atención a la respiración y a fijarme en cuándo la mente empezaba a divagar. No había mantras especiales, ni cánticos ni instrucciones para contorsionar el cuerpo o visualizar energía, como había temido y esperado. Y lo más extraordinario de todo fue que parecía que supiera cómo funcionaba mi mente. Predijo que se iría por las ramas, que se resistiría, que mostraría rechazo, que criticaría y que se aburriría. Y aconsejaba que, cuando me diera cuenta de que mi mente «empieza a hacer lo que hacen las mentes, limítate a devolver la atención a la respiración». No fue una experiencia especialmente intensa o espiritual. Muy al contrario. Fue ordinaria, con los pies en la tierra, práctica.

La de «meditación» es una categoría muy amplia de actividad humana. Es un término genérico, como «deporte». Si alguien te preguntara si tienes alguna afición, no te limitarías a decir «hago deporte». Le dirías que juegas al tenis o al baloncesto o que practicas ciclismo. Sí, todas estas actividades exigen buena forma física general, pero cada deporte exige habilidades físicas y aptitudes específicas. Y la forma de entrenar es muy distinta en, por ejemplo, la gimnasia deportiva y el hockey. Lo mismo sucede con la meditación. Implica llevar a cabo un conjunto concreto de prácticas para cultivar cualidades mentales específicas. Las distintas tradiciones culturales del mundo han ofrecido múltiples formas de meditación a lo largo de la historia humana: filosófica, religiosa o espiritual, por ejemplo. El conjunto de prácticas (la «gimnasia» mental) será distinto en función del tipo concreto de meditación que se haga, ya sea trascendental, con compasión, con atención plena o de cualquier otro tipo. Por ejemplo, con la meditación trascendental se quiere alcanzar un estado «trascendente» y conectar con algo mayor que uno mismo, mientras que al meditar con compasión se quiere cultivar la preocupación por el sufrimiento de otros y actuar para reducir ese sufrimiento. El libro de Kornfield que leí se centraba en la meditación con *mindfulness*, que ancla la atención en el mundo presente y la experimenta sin «editorializar»: sin imaginar una historia acerca de lo que sucede ahora o sucederá en el futuro.

A lo largo del mes siguiente, practiqué a diario y añadí un par de minutos cada semana hasta que alcancé los veinticinco minutos de práctica diarios. Y, poco a poco, empecé a notar que recuperaba la sensación en la boca. La mandíbula ya no me dolía constantemente. Volvía a sentirme los dientes. ¡Podía hablar sin problemas! Sentí un alivio enorme. Y, entonces, me di cuenta de que podía ver la cara de mi marido de nuevo. Me refiero a verla de verdad, a identificar sus expresiones, a detectar rápidamente qué sentía o qué intentaba comunicar. Me sucedió lo mismo con mi hijo. Me sentía mucho más conectada con los dos, casi sin esfuerzo. Y, en el trabajo, me sentía más presente, más efectiva. Tenía la sensación de ser muy consciente y de estar anclada en mi cuerpo, en mi vida. ¿Dónde había estado hasta entonces?

Todo lo demás seguía igual, seguía teniendo el mismo trabajo exigente, las mismas becas que solicitar y las mismas asignaturas que impartir, los mismos alumnos que tutorizar, el mismo laboratorio que dirigir y los mismos colegas con los que discutir, el mismo cuento sobre camellones que leer a mi hijo (ahora que prestaba más atención, pude ver que eran más un cruce entre un camello y un burro que una cobaya). Sin embargo, algo había cambiado, me sentía completamente distinta. Había conseguido cerrar la brecha, regresar a mi cuerpo, a mi mente, a mi entorno. Me sentía capaz y sentía que llevaba las riendas de mi propia vida, segura de que me podía enfrentar a las dificultades que surgieran y superarlas. Me sentía potentemente viva.

Sentí mucha curiosidad por averiguar qué me había sucedido. Después de tan solo un par de meses meditando, me sentía una persona radicalmente distinta. Era como si me sintiera mejor como por arte de magia. Al mismo tiempo, sabía que no había magia alguna.

Algo le había sucedido a mi sistema atencional y tenía que averiguar qué era exactamente. Sabía mucho acerca de la neurociencia de la atención, pero no había encontrado nada en la literatura científica acerca de su relación con la atención plena. Tenía que llevar mi curiosidad al laboratorio.

PONER A PRUEBA LA ATENCIÓN PLENA

Sabía que diseñar un estudio científico real sería bastante distinto al pequeño, aunque muy potente, experimento que había llevado a cabo sobre mí misma: comprometerme a practicar *mindfulness* a diario para «investigar» si me podía hacer sentir mejor, más clara y más enfocada. Este estudio no tendría nada que ver con mis emociones personales y mucho que ver con aplicar rigurosamente mis métodos para determinar si el desempeño objetivo podía mejorar en personas a las que ni siquiera conocía aún. Cuando llevamos a cabo un estudio científico sobre la atención, ponemos a prueba cuestiones específicas y limitadas por parámetros y controles muy detallados. Lo primero que teníamos que saber, antes incluso de formularnos ninguna pregunta de investigación específica, era durante cuánto tiempo tenía que practicar *mindfulness* una persona para que pudiéramos registrar su efecto con medidas objetivas. ¿Horas? ¿Días? ¿Semanas?

Decidí que, ya que lo iba a hacer, lo haría a lo grande.

El Shambhala Mountain Center, en las afueras de Denver (Colorado), está rodeado por el plata y el verde de los álamos y de los abedules, por el azul puro del cielo del Oeste y por el afilado perfil morado de las montañas Rocosas. Es un retiro en el sentido literal de la palabra, alejado del resto del mundo y del ajetreo habitual de la vida cotidiana. Ni siquiera tiene cobertura móvil. Lo más importante, para lo que nos concierne, es que el centro ofrece un retiro intensivo de meditación que dura un mes en el que los asistentes participan en distintas actividades de forma consciente durante doce horas diarias, la mayoría de las cuales se dedican a la meditación formal. Aquí, sin duda, veríamos el impacto en las medidas de atención que pudiéramos obtener en el laboratorio tras la práctica de *mindfulness*. De otro modo, significaría que no existe tal impacto.

Miembros de mi equipo de investigación volaron a Denver con una maleta llena de portátiles, todos ellos cargados con los mismos test de atención que usamos en el laboratorio. Una vez en el centro, montaron una mesa en el registro de entrada y, a medida que los participantes del retiro iban llegando, les entregaban folletos en los que solicitaban voluntarios: «Participa en un estudio sobre la atención y la meditación con *mindfulness*», decían los folletos, y muchas personas, la mayoría de las cuales meditaban desde hacía años, se mostraron interesadas. A la mañana siguiente, antes del comienzo del retiro, los voluntarios se presentaron en grupos de cinco, se sentaron frente a los portátiles y se les guio a lo largo de varias tareas diseñadas para reunir datos y ofrecernos las medidas iniciales: ¿cuál era su punto de partida? En términos de funcionalidad atencional, ¿qué era su «normalidad»?

Uno de los test que les administramos se llama «tarea de atención sostenida», o SART, por sus siglas en inglés. Se desarrolló en la década de 1990 y, como el nombre sugiere, mide la capacidad de una persona para mantener la atención. Funciona del siguiente modo: los participantes se sientan frente a una pantalla de ordenador en el que aparece un número durante medio segundo y se desvanece; medio segundo después, aparece otro número y se desvanece, y, así, durante veinte minutos. ¿La tarea? Pulsar la barra de espacio cada vez que aparece un número, a no ser que el número en cuestión sea el 3. Entonces, no se pulsa. El estudio está diseñado para que el número 3 solo aparezca un cinco por ciento de las veces. No es mucho.

El test activa los tres subsistemas atencionales. Orienta la atención, porque se centra en cada número cuando aparece; mantiene alerta a la espera del número 3, y usa la función ejecutiva para garantizar que sigamos las instrucciones y pulsemos la barra de espacio solo cuando debemos hacerlo. Sencillo.

Sí, quizá sea sencillo, pero no es fácil. A la mayoría de las personas se les da fatal la tarea. ¿Por qué? ¿Quizá porque los números aparecen y desaparecen con demasiada rapidez y no es fácil verlos con claridad? No. Medio segundo es tiempo más que suficiente para que el cerebro procese la información visual. ¿Quizá sea porque apartan la mirada de la pantalla? Lo comprobamos. Seguimos sus movimientos oculares con electrodos alrededor de sus ojos y comprobamos que los participantes mantenían la mirada fija en la pantalla. Sin embargo, comprobamos otra cosa más: aunque tenían los ojos en la pantalla, su atención no estaba en el mismo sitio. Entraban en modo de piloto automático y pulsaban la barra de espacio apareciera el número que apareciera. Su linterna atencional apuntaba a otro sitio, el foco estaba apagado y el malabarista había dejado caer la bola.

Elegí el test SART precisamente por eso. Antes de formular preguntas precisas acerca de qué subsistemas atencionales se reforzaban, quería saber si el entrenamiento en *mindfulness* podía reducir una vulnerabilidad fundamental que compartían todos los subsistemas: el secuestro atencional. ¿Podía un retiro de un mes mejorar la atención y ayudar a que esta se mantuviera centrada en la tarea? Para descubrirlo, necesitaba un test que activara la atención en general y que la enfrentara a la distracción, al aburrimiento y a la divagación. El SART era perfecto.

En test posteriores, sí que plantearíamos preguntas más específicas y aislaríamos los subsistemas de atención para ver si, por ejemplo, el entrenamiento mejoraba el foco más que la linterna, algo que confirmó un estudio posterior.

Los participantes en el estudio de las montañas de Colorado terminaron el test inicial y se sumergieron en la práctica de *mindfulness* durante cuatro semanas: vivieron aplicando la conciencia plena a las tareas cotidianas y practicaron ejercicios formales de *mindfulness* durante la mayoría de las horas de vigilia cada día. (Varios meses después, hice una versión mucho más corta de este retiro y la mejor manera de describirlo es «campo de entrenamiento para el cerebro». ¡Fue muy intenso!) Desde el momento en el que se despertaban pronto por la mañana y hasta que se acostaban, practicaban (en silencio) en sesiones de treinta a cincuenta y cinco minutos de duración. Incluso las comidas eran en silencio y los participantes en el retiro recibieron instrucciones acerca de cómo continuar practicando *mindfulness* mientras comían. Al final de ese mes, les volveríamos a administrar el SART para ver qué había cambiado, si es que había cambiado algo. Fue un poco como anillar peces y volver a soltarlos en el océano. Salieron nadando con el resto del grupo hacia las aguas meditativas del retiro.

Asimismo, administramos el SART a un grupo de personas que no meditaban, también dos veces, con un mes de diferencia. Cuando regresamos a Colorado un mes después para pescar a los meditadores expertos mientras salían por la puerta, descubrimos que su atención había mejorado. Su desempeño fue mucho mejor después del retiro.[4] Antes, los participantes pulsaban el botón cuando no debían en un cuarenta por ciento de las ocasiones (ese era su punto de partida). Sin embargo, después del retiro, los meditadores solo pulsaron la barra de espacio por error un treinta por ciento de las veces. Por tanto, detectamos una mejora del diez por ciento.

Si un diez por ciento no te parece mucho o si saltarte el número 3 tampoco te parece para tanto, piensa en una situación que se pueda equiparar a esta en el mundo real. Se llevó a cabo una versión del SART con simulación de munición real.[5] Eso significa que, en lugar del número 3, un objetivo humano simulado aparecía en la pantalla y, en lugar de pulsar la barra de espacio, el sujeto disparaba un arma que simulaba munición. Sin embargo, el desempeño de los participantes no fue demasiado distinto en esta versión con «munición real». Disparaban cuando no debían. Mucho. Me impactó, porque sugiere que la atención (y mejorarla) puede tener consecuencias de vida y muerte en el mundo real.

Animados, llevamos a cabo estudios que nos permitieron ahondar en los subsistemas de atención respecto al entrenamiento en *mindfulness*.[6] Usamos el test de redes atencionales para ver cómo respondían la linterna, el foco y el malabarista a la práctica de *mindfulness*. Descubrimos lo siguiente: el malabarista de las personas que meditan es mejor; de hecho, la atención ejecutiva ya era mejor en los participantes del retiro antes del retiro. Después, lo que había mejorado era su sistema de alerta: su foco detectaba rápidamente la nueva información.

Administramos el mismo test a estudiantes de Medicina y de Enfermería en el campus. Descubrimos que su sistema de orientación había mejorado después de completar un curso de reducción del estrés basado en la práctica de *mindfulness* (MBSR) de ocho semanas, como los que se ofrecen en más de setecientos centros médicos de todo el mundo. Controlaban mejor la linterna.

En mi propia experiencia, una de las primeras cosas que noté al principio de practicar *mindfulness* fue que me encontraba peor. Era consciente del nudo que se me formaba en el estómago (que, junto a la ansiedad y la tristeza que lo acompañaba, permanecía durante horas) cuando dejaba a mi hijo en la guardería y me iba; era consciente del dolor sordo en la mandíbula apretada y que, con frecuencia, aparecía junto a la sensación de agobio por el desfile de exigencias a lo largo de la jornada. Mis pensamientos seguían girando en un torbellino constante hasta mucho después de haber llegado a casa. Eso siempre había estado ahí, claro, pero ahora parecía haber empeorado, porque le prestaba atención.

Entonces, como era más consciente de las sensaciones físicas y de los pensamientos negativos concurrentes, poco a poco empecé a detectar antes los pensamientos. Los detectaba, los identificaba y simplemente los dejaba pasar. Interactuar con mi mente de esta manera hizo que mi sensación de control aumentara. En lugar de sentirme constantemente secuestrada y una rehén perpetua de mis emociones y de mis pensamientos, me daba cuenta de que el cuerpo se tensaba y de que la atención empezaba a divagar. Pronto, me fui sintiendo cada vez más capaz de redirigir la mente si así lo decidía. Podía salir del bucle de pensamientos negativos en lugar de quedarme atrapada en ellos, como en los remolinos a los pies de una cascada.

Y, ahora, parecía que los datos de estos estudios iniciales corroboraban mi experiencia y sugerían que la meditación *mindfulness*, a diferencia de todo lo que habíamos estudiado hasta el momento, podía cambiar la manera como se comporta la atención, la «jefa del cerebro». Pero teníamos que estar seguros.

¿ES LA PRÁCTICA DE *MINDFULNESS* EL INGREDIENTE SECRETO?

Interceptamos al equipo de fútbol americano de la Universidad de Miami al final de su entrenamiento con pesas cuatro días a la semana durante cuatro semanas.[7] Mis ayudantes de laboratorio entregaban a los jugadores iPod Shuffles con cascos (eso fue cuando los iPod Shuffles aún estaban de moda). Una grabación de doce minutos de la voz relajante, pero al mismo tiempo segura y firme, de mi colega Scott Rogers guiaba a los jugadores en una de dos actividades posibles: un ejercicio de *mindfulness* o un ejercicio de relajación. Aunque los jugadores no lo sabían, los habíamos separado en dos grupos: uno recibía entrenamiento en *mindfulness*, mientras que el otro recibía entrenamiento de relajación. Los ejercicios que ambos grupos (sin que ellos lo supieran) debían hacer al mismo tiempo parecían muy similares para quienes pasaban por allí y miraban (por ejemplo, todos estaban tendidos en una esterilla con los ojos cerrados). Sin embargo, su atención estaba siendo dirigida de maneras muy distintas. El grupo de *mindfulness* llevaba a cabo ejercicios que enseñaban a su atención a adoptar una actitud de observador, como la atención a la respiración y los escáneres corporales (ejercicios que te enseñaré en breve), mientras que el grupo de relajación usó la atención para manipular el pensamiento y dirigir los movimientos musculares (como en los ejercicios de relajación muscular progresiva). Por otro lado, más allá de las sesiones de entrenamiento estructuradas, pedimos a los participantes que se descargaran la misma grabación en sus móviles y les dimos la instrucción de que practicaran a solas los tres días de la semana en que no los veíamos.

No teníamos un grupo de control que no recibiera ni un entrenamiento ni otro, como sucedería normalmente en un estudio científico. Participaron todos los jugadores. Estaban en entrenamiento de pretemporada, un periodo muy estresante y con mucho en juego: al final, todos irían a un campo de entrenamiento, donde su desempeño determinaría su trayectoria durante toda la temporada y, quizá, incluso durante su carrera. El primer entrenador, que sabía que si algún jugador no recibía algún tipo de entrenamiento estaría en desventaja, insistió en que todos participaran. Esto confirió más potencia al test, porque planteaba una pregunta urgente: si el entrenamiento en *mindfulness* es útil, ¿es más útil que hacer otra cosa, como, por ejemplo, entrenamiento en técnicas de relajación?

Sabíamos que las personas expertas en meditación que habíamos conocido en el retiro de Colorado y los estudiantes de Medicina y de Enfermería que habíamos entrenado en el campus habían mejorado considerablemente. Ahora, queríamos determinar si la práctica de *mindfulness* en concreto era la pieza clave de la ecuación que contribuía a la mejora o si los ejercicios de relajación tendrían el mismo efecto.

Anticipamos que la atención de los participantes decaería durante el intervalo de la pretemporada. Es algo que ya habíamos descubierto acerca de la atención en momentos de alta demanda: la atención de todo el mundo se deteriora.[8] Estudiantes, soldados, atletas de élite..., la de todo el mundo. Así que ahora formulábamos la pregunta siguiente: ¿podía el entrenamiento en *mindfulness* o en técnicas de relajación paliar ese deterioro de la atención?

Descubrimos lo siguiente: ambos tipos de entrenamiento ayudaron en algunas áreas, como el bienestar emocional. Sin embargo, los dos grupos presentaron diferencias en lo que a la atención se refiere. Y las diferencias fueron más acusadas en los participantes que hicieron los ejercicios cinco días a la semana o más.

En el grupo de *mindfulness*, la capacidad atencional se mantuvo estable en lugar de deteriorarse: el entrenamiento en *mindfulness* había protegido la atención incluso en ese periodo de alta demanda.

Por el contrario, la atención empeoró en el grupo de las técnicas de relajación.

No estoy diciendo en absoluto que no debas relajarte. Lo que digo (y lo que demuestra la ciencia) es que intentar usar la relajación como antídoto para el deterioro atencional no funciona, porque no aborda los motivos del deterioro de la atención.

Tal y como hemos comentado antes, algunas tácticas, que pueden ser muy beneficiosas en muchas circunstancias, pueden empeorar activamente la situación si se usan en intervalos de alta demanda, cuando la atención ya es un bien escaso. ¿Recuerdas el «No pienses en osos polares»? El consejo que oímos con mucha frecuencia es que reprimamos, que no pensemos en eso ahora. (Visualiza algo positivo en lugar de lo que te preocupa.) La nueva ciencia de la atención dice que no, que debemos aceptar y permitir lo que surge. Intentar reprimirlo tiene consecuencias paradójicas: mantiene el contenido en cuestión durante más tiempo en la memoria de trabajo, porque nos tenemos que recordar activamente que debemos reprimirlo. Muchos estudios sobre la práctica de *mindfulness* sugieren que si aceptamos y permitimos en lugar de resistirnos (eso es lo que aprenderemos a hacer en los capítulos que siguen), el contenido estresante acaba por desaparecer.[9]

Sabíamos que la práctica de *mindfulness* era la clave para entrenar la atención. Las pregunta siguientes era estas: ¿cuán efectivo era?, ¿nos podía ayudar fuera de un entorno universitario controlado o de un sereno retiro en las Rocosas?, ¿podía ser útil en situaciones de estrés extremo, bajo presión temporal, en situaciones de alta demanda? Habíamos puesto a prueba la atención plena en situaciones ideales. ¿Qué sucedía en la situación contraria? En otras palabras, ¿qué sucedía en la vida real?

ATENCIÓN PLENA BAJO PRESIÓN

En el laboratorio, cuando empezamos a pensar en cómo las situaciones kriptonita, como el estrés, afectan a la atención, nos pareció que lo hacían de muchas maneras distintas. Sin embargo, uno de los denominadores comunes era que el estrés secuestra la atención y la aleja del momento presente.

El viaje mental en el tiempo nos aleja del momento presente y, cuando lo hace, monopoliza toda nuestra atención. La prevalencia del secuestro atencional me sugería que entrenar la mente para que permaneciera en el presente podía ser una de las piezas importantes que faltaba en el entrenamiento de la atención, un ingrediente catalizador del que carecían los dispositivos, las aplicaciones de entrenamiento mental y otros enfoques que habíamos probado. Para averiguar si había dado con algo interesante, pusimos la mirada en una de las poblaciones que vive algunas de las situaciones más estresantes y de más alta demanda que existen: el ejército.

Me aferré a los reposabrazos del asiento mientras el avión volaba en círculos sobre West Palm Beach, esperando que lo autorizaran a aterrizar. Estaba nerviosa, pero no porque tuviera miedo a volar, sino porque estaba allí para conocer a los líderes de una unidad de la Reserva del Cuerpo de Marines. Mi colega y yo les íbamos a presentar un estudio piloto sobre el entrenamiento en *mindfulness* que habíamos diseñado específicamente para el ejército y no tenía ni idea de si lo aceptarían o no. Nuestros enlaces, dos capitanes de la Reserva del Cuerpo de Marines que habían accedido a dejarnos entrar en la base, se habían arriesgado a permitirnos lanzar un programa de meditación con *mindfulness* con sus marines. Estábamos hablando de guerreros. Meditar con *mindfulness* no era precisamente lo suyo.

Habíamos obtenido resultados prometedores en el estudio en el centro de retiro de Colorado. Los participantes habían mejorado, lo que indicaba que la práctica de *mindfulness* podía mejorar la atención en circunstancias ideales, pero ¿qué pasaba cuando las circunstancias distaban mucho de ser ideales?, ¿qué sucedía cuando se contaba con menos de un mes de meditación continuada e intensiva en un entorno plácido y remoto? Estar en un retiro idílico en la montaña suena genial, pero la mayoría de nosotros necesitamos ayuda con nuestra atención cuando estamos inmersos en nuestra vida cotidiana, bajo presión y gestionando multitud de cosas a la vez. Y, además, meditar doce horas al día no es realista para la gran mayoría de las personas. ¿Podía la atención plena ayudarnos al resto de la población?

Llevábamos un tiempo reflexionando acerca de esto cuando recibí una llamada de una profesora de estudios de seguridad internacional de otra universidad. Era una veterana del ejército que había recurrido a la práctica de *mindfulness* después de haber experimentado en primera persona las dificultades asociadas al despliegue militar y estaba interesada en ofrecérsela a otros miembros del ejército. Sin embargo, carecía de experiencia en neurociencia o en investigación experimental y por eso buscaba un colaborador que la ayudara en ese campo. Richie Davidson, con quien me había mantenido en contacto desde su conferencia en la Universidad de Pensilvania, le sugirió mi nombre.

La propuesta me intrigó y me puse a indagar en la investigación ya existente acerca de la atención y los militares en activo. Me resultó fascinante y, para ser sincera, también preocupante. El ejército representaba a una población que tenía que gestionar situaciones de suma exigencia de forma constante y era obvio que les pasaba factura. Antes del despliegue, los soldados se entrenaban de forma intensiva y simulaban situaciones en las que se jugaban la vida, literalmente hablando. Esas potentes fuerzas que deterioran la atención y de las que hemos estado hablando son una constante en la vida de los militares. Y a eso hay que añadir aún otros factores que interfieren en la atención, como las alteraciones del sueño, la incertidumbre, las temperaturas extremas y la saliencia de la mortalidad (pensar en la propia muerte). Por si todo eso fuera poco, estábamos en el año 2007, en un momento de gran actividad militar en Iraq tras los atentados del 11-S, y en que, como nación, Estados Unidos llevaba seis años en guerra en el extranjero. Se desplegaba a las unidades en operaciones sucesivas y el índice de suicidios y de TEPT (trastorno de estrés postraumático) entre los soldados no hacía más que aumentar. Y no era solo que el estrés tan elevado lanzara a los soldados a una espiral de trastornos psicológicos, sino que, además, muchos de ellos sufrían de daño moral y tenían dificultades con el remordimiento, el arrepentimiento y la culpa cuando su propia reactividad los llevaba a actuar de maneras que violaban su código ético.

¿Tuve dudas acerca de si trabajar o no con el ejército? Sí. Lo estuve sopesando durante mucho tiempo. Muchos de los problemas que sufrían los soldados eran consecuencia de haber entrado en combate; consecuencia, por tanto, de la guerra. ¿La mejor solución no sería acabar con las guerras?

Sí, por supuesto que sí. Sería fantástico. Sin embargo, esa pregunta es fundamentalmente parecida a las que tienen que ver con los estresores a los que nos enfrentamos el resto de la población en nuestra vida cotidiana: ¿deberíamos cambiar de vida o de mente? Por mí misma, no puedo hacer nada para cambiar el mundo ni para acabar con la guerra. Sin embargo, quizá sí que pudiera hacer algo para ayudar a las personas que trabajan en el ejército a funcionar mejor en situaciones increíblemente estresantes, a proteger su atención del deterioro, a regular sus emociones de un modo más efectivo y a mantener su propio código ético en mente incluso en el caos de la guerra.

Y, por último, había mucho que aprender de esta población. ¿Podía la práctica de *mindfulness* ayudar a la atención de personas sometidas a situaciones con el máximo estrés, la máxima presión y las máximas limitaciones temporales imaginables? ¿Podía ayudar a personas que tenían dificultades como consecuencia del trabajo que les habían pedido que hicieran en aras de la nación? Había llegado la hora de ver si podíamos llevar la atención plena de lo alto de las montañas al fondo de las trincheras.

ESTO NO VA A FUNCIONAR

Estas fueron las primeras palabras que me dirigió el capitán Jason Spitaletta cuando entramos en el Centro de la Reserva del Cuerpo de Marines de West Palm Beach (Florida). Me lo dijo con aparente buen humor y sonriendo, mientras me daba la mano y me decía tan tranquilo que creía que, con toda probabilidad, nuestro estudio estaba destinado al fracaso. Dijo que a los marines no les iba eso. La atención plena no era algo que los atrajera, porque sonaba demasiado «blando». (Recuerda que estamos hablando de 2007, cuando aún era un concepto muy nuevo para todo el mundo.)

De todos modos, el capitán Spitaletta y su colíder, el capitán Jeff Davis —a quien quizá recuerdes del capítulo 2—, en la base de la reserva habían accedido a que el estudio se llevara a cabo allí. Era la primera vez que lo veía y no sabía muy bien qué esperar de él. En una conversación telefónica que habíamos mantenido hacía algunos meses, me dio la impresión de que era escéptico, pero que estaba abierto a la experiencia porque reconocía que necesitaban probar algo nuevo.

Spitaletta y Davis tenían exactamente la imagen que esperaba de un marine, desde los pies enfundados en botas militares a las cabezas rapadas. Debo admitir que tuve un momento de disonancia cognitiva. Me resultaba difícil imaginar a ese par de militares (tipos estoicos y fornidos con uniforme de camuflaje) sentados y meditando. Y, si imaginarlo me costaba incluso a mí, era más que probable que el liderazgo militar también tuviera sus dudas. En este momento tan temprano de la investigación, aún no había precedentes del uso de la meditación con *mindfulness* como «entrenamiento cognitivo». Lo íbamos a poner a prueba para ver qué decían los datos. Mi objetivo principal era crear las condiciones para un experimento potente: formular las preguntas adecuadas y elegir criterios de evaluación lo bastante sensibles como para detectar incluso variaciones mínimas en la atención. Con una planificación cuidadosa y algo de suerte, obtendríamos una respuesta clara, ya fuera positiva o negativa.

Contar con Davis y Spitaletta como colaboradores fue una suerte para mí. Aunque eran capitanes de la Reserva del Cuerpo de Marines, bien hubieran podido ser alumnos de posgrado en mi laboratorio. Al hablar con ellos, vi que eran muy inteligentes y curiosos y que la neurociencia y la investigación experimental les resultaban fascinantes. Podía sentir su liderazgo compasivo y veía que se preocupaban de verdad y que querían ayudar a los marines a su cargo, a quienes iban a liderar en situaciones difíciles, complejas y peligrosas. Davis, que tenía hijos pequeños en casa, estaba a punto de partir en el que sería su cuarto despliegue consecutivo. ¡Si eso no es kriptonita, ya no sé qué puede serlo!

Era cierto que necesitaban probar algo nuevo. Todos necesitábamos probar algo nuevo.

En el campus, nuestros experimentos de laboratorio habían simulado situaciones muy estresantes mostrando imágenes perturbadoras mientras los sujetos de investigación desempeñaban tareas de atención. Sin embargo, aquí, en la Reserva del Cuerpo de Marines, teníamos acceso a personas que no solo experimentarían imágenes en un laboratorio, sino que estarían expuestos a estresores muy potentes en la vida real. Esto no era un centro de retiro sereno. ¿Marcaría alguna diferencia la atención plena aquí?

Mi equipo y yo preparamos los portátiles y asignamos a los marines diversas tareas cognitivas. También evaluamos su estado de ánimo y su nivel de estrés. Y luego, durante las ocho semanas previas al despliegue que siguieron, se les ofreció un programa de veinticuatro horas a imagen y semejanza de las técnicas de reducción del estrés basadas en la práctica de *mindfulness* (MBSR) de eficacia probada en entornos médicos, pero ahora contextualizadas en un grupo militar. Les enseñamos ejercicios básicos: atención a la respiración, escáner corporal, etc. Se trata de ejercicios que centran la atención en el momento presente sin editorializar la situación. Sabíamos que necesitábamos enseñar los ejercicios de un modo que tuviera sentido para este colectivo, para que pudieran acceder a ellos.

Les pusimos deberes: debían practicar *mindfulness* durante treinta minutos diarios.

Volvimos ocho semanas después para el retest. Algunos de los marines habían hecho los treinta minutos diarios varios días, pero la mayoría hicieron mucho menos. Había de todo. Los datos de los estudios de campo acostumbran a tener este aspecto: muchísima variabilidad entre los participantes. Era muy distinto a trabajar con personas habituadas a meditar. Para reflejar los resultados, dividimos el grupo en dos. El grupo con «mucha práctica» hizo un promedio de doce minutos diarios, mientras que el grupo con «poca práctica» estaba compuesto por los soldados que hicieron bastante menos. Y lo que descubrimos fue que, mientras que el grupo con poca práctica había empeorado gradualmente en términos de atención, memoria de trabajo y estado de ánimo a lo largo de las ocho semanas, el grupo con mucha práctica se había mantenido estable. Al final del intervalo de entrenamiento, el grupo con mucha práctica logró un desempeño superior e informó de un estado de ánimo más elevado que el grupo con poca práctica y el grupo de control sin entrenamiento en *mindfulness*. Las conclusiones de los primeros estudios seguían siendo ciertas incluso en situaciones de alta demanda: la atención plena podía estabilizar la atención.

Los marines se desplegaron después de esta fase del estudio. Cuando regresaron, les administramos otra vez los test. Y, de nuevo, los resultados iniciales fueron muy variados y ninguno alcanzaba la significación estadística. El grupo era pequeño; algunos de los miembros habían abandonado el estudio o habían dejado el ejército o los habían enviado a otro lugar. Muchos habían dejado de practicar *mindfulness* durante el despliegue.

Aun así, detectamos un patrón. Descubrimos que el desempeño de un subgrupo de marines que habían estado en el grupo con poca práctica antes del despliegue había mejorado respecto a su desempeño previo. Este resultado contradecía los datos anteriores y no tenía sentido. ¿Por qué habían mejorado tanto? Al fin y al cabo, incluso antes del despliegue, habían practicado poquísimo en comparación con el resto.

Llamé a la compañera que había desarrollado e impartido la formación para intentar entender lo que sucedía. Tampoco supo explicarlo... hasta que le leí los nombres de los participantes del grupo con poca práctica. Recordó que esos marines le habían enviado correos electrónicos desde Iraq explicándole cosas como: «El compañero que hizo el entrenamiento contigo antes del despliegue duerme toda la noche de un tirón. Necesito que me ayudes a aprender a hacer lo mismo que él». Desde la distancia, empezaron a hacer ejercicios de *mindfulness* con la ayuda de la formadora.

En definitiva, este subgrupo con poca práctica se había transformado por sí solo en un grupo con mucha práctica. En pleno despliegue en Iraq, con lo que puedo suponer que eran horarios impredecibles y circunstancias muy exigentes, habían decidido practicar más la atención plena, porque se les había hecho evidente que marcaba una gran diferencia.

Es importante destacar que este estudio, nuestro primer intento de administrar entrenamiento en *mindfulness* en un contexto militar, fue prometedor. Sin embargo, no produjo resultados asombrosos. Se trataba de un estudio pequeño y los resultados eran variables. De todos modos, aunque los resultados eran modestos, las implicaciones eran enormes. En primer lugar, era posible administrar entrenamiento en *mindfulness* a grupos de alta demanda para proteger la atención. Y, en segundo lugar, no era una situación en la que se pudiera decir «cualquier exposición al entrenamiento resulta útil». Para obtener beneficios, había que practicar con regularidad.

Había merecido la pena saltar por todos los aros que habíamos tenido que saltar para poder lanzar el estudio. Ahora contábamos con pruebas vivas, de carne y hueso, de que el entrenamiento en *mindfulness* creaba una especie de «armadura mental» que podía proteger de un modo efectivo los recursos atencionales de las personas incluso en las situaciones con el mayor nivel de estrés imaginable.

HA LLEGADO EL MOMENTO DE ENTRENAR

Imagina una situación que exija fuerza física. Por ejemplo, imagina que has de ayudar a un amigo a mover un mueble. Te acercas al pesado sofá, te das cuenta de que no vas a poder levantarlo y... te tiras al suelo y empiezas a hacer flexiones para conseguir la fuerza que necesitas.

Por absurda que te parezca esta escena, has de saber que esto es lo que muchos de nosotros hacemos a diario, constantemente, cuando nos enfrentamos a retos cognitivos. En lugar de desarrollar un régimen de entrenamiento y convertirlo en un hábito y hacer un poquito cada día para aumentar nuestra capacidad progresivamente, nos lanzamos al suelo e intentamos hacer un par o tres de «flexiones mentales» cuando estamos en una situación estresante o en crisis, convencidos de que eso nos ayudará y de que así lograremos «levantar ese sofá». Sin embargo, lo único que conseguimos es acabar más agotados.

Tenemos que empezar a entrenar ahora, tanto para el periodo de alta demanda en el que quizá nos encontremos en este momento como para los periodos exigentes con los que nos podamos encontrar en el futuro.

La buena noticia es que puedes empezar con muy poco. Y puedes empezar inmediatamente. De hecho, ya has empezado. A estas alturas, ya has emprendido el camino a entrenar tu atención. Conoces la fuerza de la que dispones (el poder de la atención) y también conoces a tu enemigo (las principales formas de kriptonita, como el estrés, el estado de ánimo negativo y la amenaza) y por qué es tan perjudicial. A continuación, hablaremos de que, en realidad, el cerebro está diseñado para divagar y explicaremos por qué es así y qué se puede hacer al respecto.

Resulta que no podemos atribuir la totalidad de los problemas atencionales a estresores externos, como los que hemos visto hasta ahora. Resulta muy tentador pensar en las circunstancias difíciles como en la dificultad principal, porque nos lleva a pensar que estaríamos bien con solo poder cambiar las circunstancias.

Lo que sucede es que, en última instancia, los factores que deterioran la atención son como malas hierbas en el paisaje interior, al que en ocasiones llamo «paisaje mental»: tienen más que ver con cómo funciona la atención que con fuerzas externas que van en nuestra contra. Si nos limitamos a pisotear las malas hierbas (eliminar los estresores y las «amenazas»), volverán a levantar la cabeza. Quizá no tengamos ninguna mala hierba creciendo en nuestro paisaje durante el fin de semana que pasamos en el spa o mientras disfrutamos de la pesca submarina, pero eso no significa que no vuelvan a reaparecer en cuanto reanudemos la vida cotidiana; de hecho, el deseo de volver a la desconexión de las vacaciones puede ser una mala hierba en sí mismo y hacer que el lunes sea fatídico.

Durante mi crisis de atención, descubrí que en realidad no conocía mi propio paisaje mental. Sí, me «conocía a mí misma» en el sentido socrático de la expresión: mi personalidad, mis valores, mis preferencias... Sin embargo, no sabía, ni daba valor a saber, qué sucedía en mi mente en cada instante. ¿Dónde estaba mi atención en cada momento? ¿Qué pensamientos, emociones o recuerdos me (pre)ocupaban ahora? ¿Qué historias, suposiciones y actitudes estaban en juego?

En tanto que alguien que siempre había pensado en mí misma como en una persona orientada a la acción, centrada en los resultados, competitiva, ambiciosa y muy motivada, lo que aprendí cuando me embarqué en mi viaje de *mindfulness* me sorprendió. Y mucho. Por primera vez, experimenté una manera de interactuar con mi mente y de aprender acerca de mi paisaje mental que no tenía que ver con esforzarme más, con pensar mejor y más rápido o con hacer más. Se trataba de ser y de estar, de ser receptiva y curiosa, de estar presente en los momentos de mi vida. Hasta entonces, siempre había asumido que podía resolver cualquier problema al que me enfrentara a base de pensar. Si tuviera que adivinar, diría que la mayoría de las personas pensamos lo mismo, que la única y la mejor manera de aprender algo, de evaluar una situación o de gestionar una crisis es reflexionar acerca de ella y desentrañarla, solucionar el problema a base de lógica y, entonces, hacer algo al respecto. Los psicólogos lo llaman «pensamiento discursivo»: juzgar, planificar, diseñar estrategias, etc. No sabemos funcionar de otra manera. Lo que sucede es que no basta con pensar y con hacer.

La ciencia de la atención pone énfasis en la acción. Esto es así, porque parte de lo que sabemos sobre por qué desarrollamos un sistema atencional: para limitar el procesamiento de la información y filtrar los datos irrelevantes de modo que nos podamos centrar en la tarea y conseguir objetivos importantes. En otras palabras, necesitamos la atención para poder actuar e interactuar con el mundo. Este énfasis estrecho en la literatura explica también por qué no encontré nada cuando busqué respuestas para mi crisis atencional. Aunque al principio me resultó frustrante, luego me motivó a investigar una modalidad atencional distinta, una atención receptiva y que consiste en fijarse, observar y ser.

Descartes resolvió su angustia existencial cuando concluyó «Pienso, luego existo». Sin embargo, la mayoría de nosotros sentimos más angustia precisamente porque pensamos: «Pienso, luego existo... distraído». La humanidad es colectiva y crónicamente adicta a pensar y a hacer, lo que explica por qué a la mayoría nos resulta difícil pasar a «ser». Exige entrenamiento. Y cada vez más literatura sobre la ciencia de la atención sugiere que, con entrenamiento, tanto el pensamiento como la acción se vuelven más efectivos y significativos.

Una mente en plena forma no da prioridad al pensar y al hacer sobre el ser, sino que domina ambas modalidades de atención. Está centrada y es receptiva, y este equilibrio nos permite superar y resolver nuestras dificultades atencionales. Así es como ganamos esta guerra desigual.

Hace poco, el capitán Davis, a quien conocimos mientras se hallaba en plena crisis atencional sobre el puente de Florida, tuvo una crisis muy distinta.

Tenía cuarenta y cuatro años y sufrió un infarto de miocardio mientras estaba en un Uber. Cuando me lo explicó, describió que había recurrido al entrenamiento en *mindfulness* que había iniciado durante nuestro estudio, hacía ya más de una década. En lugar de entrar en pánico, observó y evaluó rápidamente la situación antes de pasar a la acción (al verse como un hombre en un automóvil que necesitaba atención médica inmediata). Estaba centrado y sereno y le pidió al conductor de Uber que se detuviera. Llamó a emergencias él mismo e incluso hizo señales a la ambulancia cuando vio que se acercaba. De hecho, tenía un aspecto tan distinto del que cabría esperar de alguien en una situación de vida o muerte que el sanitario intentó apartarlo diciendo: «¡No, no! ¡Tengo que asistir al pasajero que está sufriendo el infarto!». Su cuerpo estaba en crisis, pero su atención estaba receptiva y centrada al mismo tiempo. Pudo acceder a su mente en plena forma.

Cuando el capitán Davis me explicó lo sucedido, sentí un alivio inmenso al escuchar que ahora estaba bien. También me quedé asombrada al constatar hasta qué punto había transformado su propio sistema atencional. Era un hombre que había pasado de tener una «jefa» horrorosa (una atención que casi hizo que se despeñara puente abajo) a contar con una líder, guía y aliada exquisita: una que le había salvado la vida.

Llegados a este punto, si estás dispuesto a mejorar tu atención, ya cuentas con todo el conocimiento que necesitas para avanzar. ¿Sabes lo que descubrimos tras nuestros primeros estudios sobre la atención plena?

La atención es potente.

La atención es vulnerable.

La atención se puede entrenar.

Y, ahora, empezaremos ese entrenamiento con una habilidad tan básica como esencial: cómo concentrarse en un mundo lleno de distracciones.

Capítulo 4
CONCÉNTRATE

Hace poco viajé a California. Volé hasta San José y allí alquilé un automóvil para seguir hacia el sur. El luminoso cielo azul transmitía un frescor que eliminó de un plumazo mi *jet lag*. Apenas había tráfico: la autopista tenía cuatro carriles que se abrían frente a mí y mi atención se abrió también. Conducía mientras por mi mente pasaban todo tipo de pensamientos... Trabajé mentalmente en el artículo que estaba escribiendo, le di vueltas a una idea para un nuevo experimento, hice una lista mental de todo lo que les quería preguntar a mis hijos cuando los llamara por la noche... Cantaba las melodías que me proponía mi lista de reproducción mientras veía por el rabillo del ojo los altos árboles perennes que sobresalían por encima de las barreras de sonido de cemento, tan distintos al paisaje de casa, en Miami. Mi mente saltaba rápidamente de una línea de pensamiento a otra, como un pez en un arroyo, de una idea a la siguiente, de vuelta a la anterior... y no hubo problema... hasta que entré en la autovía 17, una carretera estrecha, con curvas y con frecuencia peligrosa que serpentea entre las colinas que llevan a Santa Cruz, en la costa del Pacífico. De repente, un velo de nubes había cubierto el cielo. La niebla envolvió el automóvil, empezó a llover, el asfalto se volvió resbaladizo y el tráfico se hizo más denso. La autovía se estrechó a dos carriles y un conductor me adelantó por la derecha. En un punto de la carretera, un corrimiento de tierras había alcanzado el borde del asfalto. Mis pensamientos se estrecharon a la par que la carretera y se redujeron a uno solo y muy intenso: «¡Llega viva a tu destino!». Sin embargo, la preocupación se asentó y, con ella, la preocupación por estar preocupada. Sabía que eso no me ayudaría. Necesitaba canalizar toda mi energía cognitiva en conducir por la carretera que tenía delante. Me tenía que concentrar.

Obviamente, superé los corrimientos de tierra y los conductores descerebrados de la autopista 17. Si no hubiera sido así, ahora no te lo estaría explicando. La cuestión es que, a veces, necesitamos ser capaces de agarrar la linterna de la atención, apuntar a lo que queremos iluminar y mantenerla allí. En otras ocasiones, la atención puede divagar, pasar de una cosa a la otra y detenerse brevemente en algo del paisaje exterior o del paisaje mental. Sea como sea, la linterna se ve afectada y eso es algo sobre lo que la mayoría de nosotros no tenemos demasiada conciencia ni demasiado control... aún.

La linterna representa la capacidad de elegir un subgrupo de información entre todo lo que nos rodea. Cuando hablo de concentración, me refiero a eso, a que la información que elegimos, sea cual sea, se procesa mejor y es de mejor calidad que cualquier otra cosa. Recuerda la «guerra» que se libra en el interior de tu cerebro: cuando la atención se dirige hacia algo, ya sea un lugar, una persona o un objeto, las neuronas que lo codifican ganan temporalmente la capacidad de influir en la actividad cerebral. Centrarnos en algo intensifica su «luminosidad», al tiempo que atenúa la información irrelevante para el objetivo actual. Sin esta capacidad, nos quedaríamos bloqueados, confundidos y abrumados con mucha frecuencia.

Casi nunca nos damos cuenta de cómo se transforma nuestra atención y de cómo pasa de estrecha a ancha en función de las circunstancias y de las demandas del entorno. Sin embargo, estoy segura de que te das cuenta de cuándo tu linterna no enfoca a lo que quieres que enfoque, de esas veces en que necesitas centrarte en una tarea importante pero tienes dificultades para hacerlo. Lo que te distrae pueden ser tanto otros pensamientos como emociones intensas o preocupaciones personales. En un giro de lo más irónico, la presión y el estrés de tener que centrarnos en una tarea o demanda puede ser, precisamente, la causa de nuestra distracción.

Y, cuando esto sucede, a veces intentamos calmarnos o distraernos de maneras improductivas que nos llevan a vagar mentalmente sin rumbo fijo y que nos alejan aún más de terminar la tarea que tenemos entre manos. Si alguna vez te has tenido que esforzar para recuperar la concentración, no estás solo. Un estudio reciente acerca del uso de las redes sociales en el lugar de trabajo concluyó que, aunque pueden ayudar a «desconectar», el cincuenta y seis por ciento de los empleados afirman que los distraen del trabajo que tienen que hacer.[1]

De lo que sí somos conscientes es de que tenemos dificultades para mantener los pensamientos centrados en la tarea que tenemos delante. ¿Cuántas veces al día levantas la mirada y te das cuenta de que tienes la cabeza en cualquier sitio menos en el trabajo que tienes frente a ti? Puede ser increíblemente frustrante. Sabes que perder la concentración tiene consecuencias reales (incumplimiento de fechas de entrega, un automóvil que se acerca sin que nos demos cuenta o algo peor) y, sin embargo, nos resulta imposible mantener la atención donde la necesitamos.

¿CUÁN ESTABLE ES TU LINTERNA?

Llevamos a cabo un estudio con alumnos de grado de la Universidad de Miami.[2] Les pedimos que acudieran al laboratorio, que se sentaran frente a uno de nuestros ordenadores y que leyeran en silencio capítulos de un manual de psicología, que les presentábamos frase a frase en la pantalla. La mayoría del texto fluía con normalidad. Sin embargo, de repente, les mostrábamos una frase sacada de contexto. Lo hacíamos con muy poca frecuencia (solo un cinco por ciento de las veces), pero si el participante prestaba atención, le resultaba obvio que no era congruente con el contexto. La tarea era muy sencilla: después de cada frase, tenían que pulsar la barra de espacio para pasar a la siguiente o, si la frase estaba fuera de contexto en el párrafo en cuestión, lo tenían que indicar pulsando la tecla de mayúsculas. Me encantan las mandarinas. Si hubieras estado en el laboratorio participando en este experimento, habrías pulsado la tecla de mayúsculas al leer la frase anterior.

Los motivamos para que prestaran atención y les ofrecimos un incentivo claro: al acabar, harían un examen sobre lo que habían leído y recibirían un crédito de estudio por su tiempo.

¿Cómo les fue? Fatal. Pasaron por alto la mayoría de las frases fuera de contexto. Y, como era de esperar, cuantas más frases fuera de contexto hubieran pasado por alto, peor les iba el examen que venía después. Era obvio que no estaban reteniendo el material.

Quizá protestes diciendo que el experimento era demasiado difícil, que los manuales pueden ser densos y aburridos y que pulsar la barra espaciadora muchas veces durante veinte minutos suena aburridísimo. Sí, quizá tengas razón. Pero otros experimentos han obtenido los mismos resultados con parámetros más sencillos:[3] lee el texto que aparece en la pantalla y, si es una palabra real, pulsa la barra de espacio. Si no es una palabra real, pulsa la tecla de mayúsculas. Cuando los participantes leen una palabra tras otra durant gutjo yoepo ser vantrp. Permíteme que te pregunte. ¿Cuántas palabras has tenido que leer hasta que te has dado cuenta de que no eran palabras?

En el estudio, que ahora han replicado muchos otros laboratorios, los participantes no se dan cuenta inmediatamente de que las palabras no son tales en un treinta por ciento de las ocasiones y siguen pulsando la barra espaciadora un promedio de 17 veces antes de darse cuenta de que lo que leen carece de sentido alguno.[4]

Quizá no haya sido justa. ¡No te he avisado de lo que iba a pasar! Probemos otro ejercicio, con las normas sobre la mesa. Este es muy sencillo y no necesitarás más que unos segundos. Ni siquiera te tienes que mover de donde estés sentado.

Cuando diga «¡Ya!», quiero que cierres los ojos y respires cinco veces. Si ya estás acostumbrado a meditar, que sean quince. Respiraciones regulares y profundas. Tu tarea consiste en centrarte en la respiración y solo en la respiración. En cuanto notes que el pensamiento empieza a divagar y se va a otro sitio o en cuanto un pensamiento intrusivo haga su aparición, detente y abre los ojos.

¿Preparado? ¡Ya!

De acuerdo, veamos cómo te ha ido. ¿Cuántas respiraciones has podido hacer antes de distraerte y tener que abrir los ojos? Seguro que cinco no. Ni de lejos.

Es cierto que esto ha sido un juego sin presión y sobre la marcha y que no tenías nada que ganar ni que perder. Quizá, si hubiera habido consecuencias reales, te habrías podido concentrar en la respiración (o en cualquier otra cosa) durante un poco más de tiempo. Sin embargo, lo que descubrimos en el laboratorio, además de en el campo general de la investigación sobre la atención, es que los resultados siguen siendo los mismos cuando hay mucho en juego. La gente no puede mantener la concentración, bajo cualquier circunstancia. Aunque les paguen. Aunque la tarea consista en disfrutar de una actividad. Aunque las consecuencias de perder la concentración sean catastróficas.[5]

EL NEUROCIRUJANO Y EL MECÁNICO

Salí del taxi una mañana de invierno fría y gris, vaso de café en mano, y me dirigí hacia el enorme edificio del hospital situado en el campus de un importante centro médico académico. Eran las seis y media de la mañana, por lo que tenía tiempo más que suficiente para encontrar el salón de actos para iniciar mi sesión clínica a las siete. Por si no conoces la expresión «sesión clínica», se refiere a un evento semanal en instituciones donde se enseña medicina y que normalmente consiste en la presentación de una enfermedad o de un perfil de paciente concretos. Ese día me tocaba presentar a mí, el público iba a estar compuesto por un grupo de residentes de neurocirugía y los temas eran *mindfulness* y atención.

Preparé las transparencias y esperé pacientemente a que fuera la hora de comenzar. El reloj avanzaba, tictac, tictac, tictac. Ya eran las siete menos cinco y en el salón de actos no había nadie más que yo. ¿Me había equivocado de día? Cuando solo faltaban tres minutos para las siete, las puertas se abrieron brusca y ruidosamente y el clamor de las voces de unas cuarenta personas que entraban apresuradamente para encontrar sitio inundó la sala. Todas las butacas se ocuparon rápidamente. Menudo alivio. No me había equivocado de día.

Sin embargo, el alivio se fue desvaneciendo a medida que hablaba. No sabía exactamente qué sucedía, pero no tenía la impresión de tener frente a mí a un público interesado. Ni de lejos. Los teléfonos sonaban. Se oía el sonido de conversaciones de fondo. La gente se movía en sus asientos y hacía ruido al repasar papeles. Había una inquietud palpable en el aire. Estaba muy satisfecha del material que había presentado, pero, cuando terminé y salí del salón de actos, tenía la sensación de haber dado la peor conferencia de mi vida. Por tanto, me quedé estupefacta cuando, una semana después, el director del departamento de Neurocirugía me llamó y me dijo que la conferencia había sido todo un éxito. «¿En serio? —pensé—. ¡Si se los veía muy distraídos!» A continuación, me preguntó si podría entrenar a sus residentes en atención plena.

«Lo necesitan», dijo.

Y añadió que él también lo necesitaba. Me explicó algo que le había pasado hacía poco. Con frecuencia, practicaba intervenciones quirúrgicas muy técnicas y muy complicadas que se podían prolongar hasta ocho horas seguidas. Muchísimo tiempo para estar de pie y trastear con precisión microscópica en un cerebro humano al descubierto. El problema era que se había percatado de que, últimamente, se distraía. No solo durante las conferencias, sino también durante las intervenciones quirúrgicas.

Escucharme hablar lo había ayudado a darse cuenta de que su mente divagaba. Y mucho.

Me describió un episodio representativo de una pauta común a muchos cirujanos. Una noche, tuvo una discusión acalorada con su mujer y el conflicto quedó sin resolver. Al día siguiente, mientras estaba en plena intervención, una enfermera entró para darle un mensaje telefónico. No era raro que le pasaran mensajes o que respondiera preguntas durante una intervención, porque las intervenciones de neurocirugía como las que él llevaba a cabo podían durar muchas horas. Sin embargo, esta vez, el mensaje era de su mujer y tenía que ver con la discusión que habían tenido la víspera. Se dio cuenta de lo mucho que le costaba volver a concentrarse en la intervención increíblemente delicada que estaba practicando. El mensaje era una intrusión. Pero incluso antes de que la enfermera entrara con la nota, él ya había estado viajando mentalmente al pasado, para revivir la discusión. ¿Por qué? Porque todos compartimos una necesidad común, la necesidad de lo que llamamos cierre cognitivo.[6] Es esa necesidad de resolver algo que es confuso, inquietante o incluso solo ambiguo. Aunque la intervención quirúrgica estaba donde tenía que estar, en el primer plano mental, cuando la mente divagaba, viajaba hacia la discusión con su mujer y hacia cómo resolverla.

Muy lejos de cualquier quirófano, Garrett, un ingeniero del sistema de ferris del estado de Washington, empezó a valorar la posibilidad de entrenarse en *mindfulness* como posible herramienta para mantener la concentración durante sus largos turnos, porque notaba que le costaba conseguirlo. Como ingeniero jefe, pasa turnos de noche de doce horas en las entrañas de un ferri de clase olímpica. Estos ferris alcanzan velocidades de hasta casi veinte nudos, pueden llevar hasta mil quinientos pasajeros y un máximo de 144 vehículos y superan las cuatro mil toneladas de peso. Manejarlos exige precisión y planificación anticipada, porque se tarda mucho tiempo en hacer girar o en frenar a una de estas enormes ballenas blancas y verdes. Gran parte del trabajo de Garrett consiste en estar frente a válvulas y otros indicadores, en controlar todas las esferas y en asegurarse de que todo funciona correctamente, al tiempo que se mantiene alerta para recibir las órdenes del capitán cuando hay que cambiar de rumbo o de velocidad. Aunque mantener la concentración puede ser muy complicado a las tres de la madrugada, tras muchas idas y venidas del trayecto del ferri, las consecuencias de un lapsus mental son extraordinariamente peligrosas. Pasar por alto un problema podría significar millones de dólares de pérdidas o incluso un accidente que se cobrara la vida de alguien. Garrett me dijo que hacía tareas repetitivas y pesadas con consecuencias colosales en caso de error.

Le preocupaba no poder mantenerse lo suficientemente concentrado como para garantizar la seguridad de su trabajo tan crítico. Así que se le ocurrió su propio sistema: programa en el móvil una alarma de repetición que suena cada diez minutos. Cuando salta, comienza por la primera válvula y hace todas las comprobaciones de todos los sistemas. Sin ese recordatorio, le sería fácil perderse en sus pensamientos y el tiempo se escurriría como el agua que discurría bajo el casco.

¿Qué les dije? Al director del departamento de Neurocirugía: «Bueno, para empezar, pídele a tu personal que deje de pasarte mensajes durante las intervenciones, pero podemos hacer más».

Y al ingeniero jefe del ferri: «Está muy bien que seas consciente de los límites de tu atención y que hayas instaurado un sistema que te ayuda, pero podemos hacer más».

No es realista esperar que alguien mantenga la concentración durante una intervención de ocho horas de duración o durante un turno de noche de doce horas sobre aguas oscuras. Ni siquiera es realista esperar que lo hagan durante una travesía de ferri de media hora. La concentración, la linterna, es muy susceptible a las distracciones. Si no has llegado a las cinco respiraciones en el ejercicio anterior, no te preocupes. De hecho, no te preocupes si ni siquiera has llegado a una. La atención está diseñada para funcionar así. ¿Por qué? La respuesta está en algunos de los funcionamientos más básicos de la atención del cerebro humano y nos llevará a algunos de los principales conceptos de neurociencia que te explicaré en este capítulo: la teoría de la carga perceptiva,[7] la mente errante y el menoscabo de la atención,[8] junto a las implicaciones de cada uno de ellos a la hora de entrenar la atención. Conocer estos conceptos te ayudará a entender cómo funciona ahora tu linterna, a reconocer las dificultades a las que se enfrenta y a aprender a controlarla con más facilidad. Lo primero que hay que tener claro es qué sucede cuando empezamos a sentir «fatiga mental» y notamos que empezamos a perder capacidad de concentración. Nos puede dar la sensación de que tenemos «fugas/escapes» de recursos atencionales, como si el depósito de combustible atencional estuviera entrando en reserva. Intuitivamente, tiene sentido pensar así y creer que, a lo largo del día o de una tarea, quemamos combustible atencional y llega un momento en que nos queda poco. Sin embargo, la atención no funciona así.

Teoría de la carga perceptiva: la atención no es un depósito de combustible

La atención no se desvanece, aunque así lo parezca cuando nos resulta imposible concentrarnos por mucho que nos esforcemos. Cuando la atención se cansa o se deteriora, nos cuesta más orientarla a donde queremos, pero no se desvanece. La neurociencia cognitiva lo explica con la teoría de la carga perceptiva que, en resumidas cuentas, nos dice que la cantidad de atención de que disponemos se mantiene constante. Lo que sucede es que se usa de maneras distintas y no necesariamente como la queremos usar.

Por ejemplo, recordemos lo que me pasó cuando conducía por la autovía 17 entre las montañas de Santa Cruz. Las demandas (o «carga perceptiva» en jerga neurocientífica) fueron muy bajas durante la parte más relajada del trayecto, mientras que, durante la parte más complicada, mi atención se distribuyó de un modo muy distinto. Durante el tramo con baja carga perceptiva, dispuse de recursos atencionales para otros tipos de pensamiento (planificar, soñar despierta, disfrutar del paisaje, escuchar música...). Cuando la carga perceptiva pasó a ser elevada, el ancho de banda se redujo drásticamente: todos mis recursos atencionales se concentraron en la tarea que tenía delante: conducir y llegar sana y salva a mi destino. Sin embargo, la cantidad de atención no varió. Puedes pensarlo así: siempre usas el cien por cien de tu atención. La atención siempre está en algún sitio. La cuestión es esta: ¿dónde?

Menoscabo de la atención: lo que sea que hagas se te dará cada vez peor

Piensa en cualquier tarea que podamos pedirle a alguien que realice durante un tiempo prolongado y registra su desempeño: empeorará gradualmente. Los errores aumentarán y las respuestas serán cada vez más lentas y variables. En el laboratorio, hemos registrado este menoscabo de la atención, también conocido como decremento de vigilancia, con un test que exige precisión durante una tarea larga y repetitiva. Los participantes se sientan frente a una pantalla de ordenador que les muestra un rostro distinto cada medio segundo.[9] Les damos las instrucciones siguientes: cuando veas una cara, pulsa la barra de espacio, pero, si la cara está del revés, no pulses nada.

¿Resultados?

¡A la gente se le da fatal esta tarea! Durante los primeros cinco minutos del experimento, están atentos y no pulsan demasiadas veces cuando la cara está del revés. Después, empiezan a pulsar cuando no deben hacerlo. El desempeño empeora progresivamente a medida que transcurren los cuarenta minutos que dura el experimento.

Quizá pienses que el experimento es tan aburrido que lo raro sería que los participantes hubieran podido mantener la atención.

En primer lugar: hemos identificado este patrón de deterioro del desempeño a lo largo del tiempo en tareas que difieren en nivel de complejidad y de demanda. Sí, con las tareas más sencillas sucede antes, pero el menoscabo de la atención también acaba por aparecer con las actividades más complejas o variadas y el desempeño se empieza a deteriorar a un ritmo constante, incluso durante tareas breves de veinte minutos de duración. Si piensas en la frecuencia con la que tenemos que conseguir cosas durante periodos de tiempo mucho más largos (recuerda la intervención de neurocirugía de ocho horas de duración o el turno de noche de doce horas en el ferri), veinte minutos es un margen muy pero que muy breve para conseguir un desempeño bueno y preciso. En segundo lugar: el aburrimiento es subjetivo. ¿Es inherentemente aburrida la cirugía cerebral?

Por último: tienes razón. El experimento era aburrido. O, en términos más precisos, estaba diseñado para producir aburrimiento lo antes posible en el laboratorio, de modo que pudiéramos estudiar qué le sucede de verdad a la atención a lo largo del tiempo. Antes, pensábamos que el menoscabo de la atención se debía a algún tipo de fatiga mental: el cerebro se cansaba, al igual que cualquier otro músculo cuando tiene que trabajar durante un periodo de tiempo prolongado. Si te pidiera que hicieras cien flexiones de bíceps seguidas, tu desempeño empeoraría, sin duda. Sin embargo, esto no coincide con lo que ahora sabemos acerca del funcionamiento del cerebro. No «se cansa» como un músculo fatigado, no funciona así. Piénsalo de esta manera: los ojos no dejan de ver aunque los mantengas abiertos durante mucho tiempo; los oídos no dejan de oír al cabo de veinte minutos. La idea de que el cerebro se cansa no tenía sentido. Y lo que descubrimos es que, cuando el desempeño descendía, la divagación mental aumentaba.

Mente errante: la materia oscura del procesamiento de la información

Describo a la mente errante como la «materia oscura» de la cognición porque es invisible y omnipresente y tiene consecuencias. Estamos en un estado constante de divagación mental, aunque la mayoría de las veces no nos damos ni cuenta. Es una categoría de actividad cerebral incluida en la etiqueta genérica de pensamiento espontáneo, que es exactamente lo que su nombre da a entender: pensamiento libre que lleva a reflexiones o ideas que surgen sin una decisión consciente o voluntaria por nuestra parte.

El pensamiento espontáneo puede ser fantástico. Cuando no hay otra cosa en la que se suponga que debamos estar pensando, podemos dar rienda suelta al pensamiento. Puede ser creativo, vigorizante y generativo. Es como salir a pasear y permitir que la mente se mueva con libertad, como un perro con una correa muy larga que sale disparado a explorar alguna flor o algún seto. Algunas de las mejores y más innovadoras ideas surgen de este tipo de pensamiento espontáneo, al que los científicos llaman reflexión interna consciente o, en palabras más sencillas, soñar despiertos. Y no solo puede dar con soluciones o ideas que no hubieran llegado de otro modo, sino que también puede ser beneficioso para la atención, porque recarga la capacidad atencional, mejora el estado de ánimo y alivia el estrés.

La mente errante se engloba en la misma categoría general que el soñar despierto, pero es algo muy distinto. Es el otro tipo de pensamiento espontáneo, el que aparece cuando hay algo que queremos o necesitamos hacer, pero que se aleja en dirección contraria. En el laboratorio, lo clasificamos como cualquier tipo de pensamiento no relacionado con la tarea (PNRT, para abreviar). Piensa en el ejemplo de «sacar el perro a pasear». En un paseo sin rumbo, dejar que el perro vaya de un lado a otro y explore es relajante e inofensivo, pero, si necesitamos ir a un sitio concreto y nos tenemos que parar continuamente para hacerlo volver, no tardaremos mucho en tener un problema. Cada vez nos costará más mirar por dónde vamos, tardaremos más en llegar y nos irritaremos y nos estresaremos.

El pensamiento no asociado a la tarea tiene un coste muy elevado. Cuando la mente divaga, se convierte rápidamente en un problema por tres motivos principales:

1. *Experimentamos un «desacoplamiento perceptivo».*[10] Esto significa que desconectamos del entorno inmediato. ¿Recuerdas el estudio sobre la casa/rostro? Te pedimos que te centraras en la cara y, en respuesta, el sistema atencional amplificó la señal del rostro y atenuó todo lo demás. Bueno, eso es lo mismo que sucede aquí, pero lo que se amplifica es lo que sea en lo que estemos pensando (cuando la mente divaga, se propulsa al futuro o se retrotrae al pasado), mientras que lo que se atenúa es nuestro entorno actual. Es como si no pudiéramos ver u oír con tanta claridad. Lo que lleva al siguiente problema.

2. *Cometemos errores.* El desacoplamiento perceptivo viene acompañado de errores: una mente errante es una mente que tiende a equivocarse. Si nuestra capacidad para percibir y procesar el entorno se deteriora, tendremos lapsus y fallos. Si eso no te parece demasiado grave, recuerda la cifra con que he comenzado el libro: cincuenta por ciento. Esa es la proporción de tiempo que nuestra mente divaga y nos impide estar plenamente presentes en lo que hacemos. En todo lo que hagamos durante el día, hay un cincuenta por ciento de probabilidades de que no estemos ahí de verdad. Cuando hablamos con alguien, incluso si establecemos contacto visual, la probabilidad de que te escuche es de solo el cincuenta por ciento. Y recuerda todos los estudios que demuestran que no hay ningún incentivo ni consecuencia negativa que consiga que la mente de los participantes vague menos. Simplemente, les era imposible evitarlo. Resulta que la probabilidad de que el fenómeno de la mente errante aparezca es la misma tanto si estamos sentados en el sofá leyendo una revista como si somos el cirujano jefe en una intervención de neurocirugía.[11]

Y, por último...

3. *El estrés aumenta.*[12] Tener pensamientos ajenos a la tarea mientras intentamos hacer algo puede afectar a nuestra salud psicológica general y a nuestro estado de ánimo. Una de las cosas que sabemos es que, independientemente de adónde haya vagado la mente, incluso si son las maravillosas vacaciones que esperamos como agua de mayo o un recuerdo feliz que estamos reviviendo, el «después», cuando vuelvas al presente, estará cargado con un poco de negatividad.[13] Cuanto más divague la mente, mayor será el bache de negatividad y este puede acabar afectando al estado de ánimo y a los niveles de atención: y ya sabemos que los niveles elevados de estrés provocan que nuestra mente divague aún más, lo que empeora nuestro estado de ánimo... ¿Ves el bucle de malas noticias en el que acabamos de quedar atrapados?

Para resumir: cuando necesitamos la atención para terminar una tarea —ya sea una tarea de trabajo, una conversación con nuestro hijo o con nuestra pareja o tiempo a solas para leer un libro—, tener una mente que se va por las ramas no es un paseo inofensivo. Nos perdemos cosas, cometemos errores y nuestro estado anímico empeora. Es como si no estuviéramos ahí para las cosas que necesitamos hacer, para los demás y ni siquiera para nosotros mismos.

Todo esto plantea la siguiente cuestión: ¿por qué demonios tenemos una mente errante? Si tenemos en cuenta que el cerebro es la historia de éxito de miles de años de evolución, nos tenemos que preguntar: ¿cuál puede ser la razón de que hayamos heredado esta tendencia tan perjudicial y problemática?, ¿por qué construir una mente errante?

Por qué nos vamos por las ramas

Rebobinemos unos doce mil años. Imagínate en el bosque. Estás cazando un animal o buscando bayas comestibles. Necesitas que tu linterna encuentre algo para comer hoy. Ya sabemos lo que le sucede a tu sistema atencional cuando buscas algo específico: el cerebro está sesgado (sintonizado selectivamente) para detectar colores, sonidos y olores específicos. Cuando detectas un movimiento rápido detrás de unas hojas o la forma y el color específicos de una baya deliciosa, la linterna se enfoca hacia allí y todo lo demás se desvanece. Te acercas. Y, entonces..., te conviertes en la merienda del tigre que ni siquiera habías visto que estaba allí.

¿Te habría salvado una mente errante? ¡Sí, es posible! Quizá, los primeros seres humanos que entraban y salían del estado de concentración, aquellos que se distraían y alzaban la mirada de vez en cuando (alejados de su tarea por la mente errante) eran los que se daban cuenta de que corrían el peligro de convertirse en presas y actuaban en consecuencia, de modo que sobrevivían y transmitían sus genes (distraídos).

Hemos observado en muchos estudios de laboratorio que el cerebro humano se resiste activamente a permanecer centrado en una sola tarea. Al parecer, la mente se empeña en merodear por ahí. Para entender por qué, tuvimos que valorar la posibilidad de que, por destructiva y problemática que sabíamos que podía ser la mente errante, también pudiera representar, paradójicamente, una ventaja.

Para explicarte cómo investigamos esto, primero tengo que hablarte de la diferencia entre la atención voluntaria y la atención automática. Como podrás suponer, la atención voluntaria sucede cuando decides adónde apuntar con la linterna y la atención automática sucede cuando la atención es capturada y arrastrada hacia algo sin que lo hayas decidido activamente. Captar la atención: es una manera de hablar, pero es una expresión muy precisa. Piensa en usar una linterna en la oscuridad. Eliges dirigirla hacia delante para iluminar tu camino: atención voluntaria. Ahora, piensa en lo que sucedería si, de repente, oyeras un ruido a un lado, por ejemplo el de una rama al romperse. Apuntarías instintivamente la linterna en esa dirección. Lo harías sin pensar: atención automática.

En el laboratorio, lo estudiamos así:

El ordenador muestra una pantalla vacía a excepción de un signo de suma (+) en el centro; te pedimos que mantengas la vista fija en el signo de la suma. ¿Por qué? Porque, por lo general, los ojos y la atención van juntos, aunque se pueden desacoplar en situaciones determinadas (por ejemplo, piensa en cuando miras a la persona con la que estás hablando en una fiesta, pero la atención se desplaza a la conversación detrás de ti: los ojos y la atención se desacoplan). Para este experimento, queremos estar seguros de que lo único que se mueva sea tu imaginación.

La tarea: pulsa la barra de espacio cuando detectes una X grande a la derecha o a la izquierda de la pantalla. Cuando la detectes, pulsa la barra tan rápidamente como te sea posible. El reto: a veces, un destello de luz aparece inmediatamente antes que la X. En ocasiones, el destello aparece en el mismo lugar donde aparecerá la X; otras veces, no. Se te da la instrucción de no atender al destello de luz. Pulsa únicamente cuando veas la X. Sin más.

Bastante sencillo, ¿no? Sí, lo es. Sin embargo, cuando medimos cuánto tiempo tardan en responder los participantes, descubrimos que las respuestas son mucho más rápidas y precisas cuando el destello de luz precede a la X que cuando no lo hace. Seguramente no te haya sorprendido.

Es posible que esta conclusión tampoco te parezca para tanto. Es obvio que el destello de luz ha captado la atención de los participantes. Bueno, pues de eso se trata exactamente. El destello «ha captado» su atención, lo que demuestra que la atención se puede desplazar sin que nosotros lo decidamos activa o conscientemente. No has decidido colocarla allí. Y —esto es crucial para el tema que nos ocupa— no podemos hacer nada para impedirlo. Probablemente es algo que ya sabías intuitivamente. No hace falta que me digas qué sucede cuando oyes un zumbido característico y la atención se desplaza automáticamente de lo que sea que estés haciendo a la pantalla encendida del móvil. La importancia de este estudio reside en que demuestra que la atención funciona así. No es solo que parezca difícil impedir que el cerebro atienda a esas distracciones. Es que es imposible, literalmente.

Esto nos ofrece otro nivel de comprensión acerca de por qué la mente divaga y se aleja de una tarea: aparece una distracción, ya sea del entorno (externa) o de la propia mente (interna) y la atención se orienta hacia ella automáticamente. Sí, eso explica parte de los viajes que emprende nuestra mente. Sin embargo, aún hay más. Volvamos a la pantalla con el destello de luz y la X. Quiero demostrarte cómo llevarlo un poco más allá haciendo una mínima variación en el experimento, para investigar un fenómeno verdaderamente fascinante del cerebro.

Te mostramos el destello, igual que antes. E, igual que antes, aparece exactamente donde la X ha de aparecer (anticipación) o no. Sin embargo, en lugar de presentar el objetivo inmediatamente después del destello, hacemos una pausa brevísima (solo unos centenares de milisegundos) antes de mostrarte la X. Y tu respuesta es mucho más lenta. ¿La ventaja que te daba ese destello de aviso? ¿Esa velocidad de más? Se esfuma.

Pero ¿por qué? Si el destello captaba tu atención automática y la arrastraba al lugar específico donde iba a aparecer la X, ¿cómo es posible que ahora se te pase? ¿Qué diferencia marcan un par de cientos de milisegundos?

Repitamos el proceso a cámara lenta para ver qué sucede:

1. El destello aparece en el cuadrante superior izquierdo de la pantalla.
2. Tu atención se desplaza hacia el destello.
3. La X no aparece allí.
4. La atención descarta (en jerga neurocientífica: «desventaja») esa parte de la pantalla como área de interés.
5. La atención se desplaza al otro lado de la pantalla...
6. ... y, cuando la X aparece, tarde, en el punto original, eres más lento a la hora de detectarla. Sin embargo, eres más rápido a la hora de detectar la X en el otro lado.

Llamamos a este fenómeno *inhibición de retorno*.[14] La atención inhibe, literalmente, el retorno al lugar original. Si la linterna atencional se ve atraída hacia un lugar concreto y allí no sucede ni aparece nada, lo descartamos de manera automática. En otras palabras, lo eliminamos como área de interés. Y permíteme que insista: sucede muy rápidamente. Estos pasos ocurren en sucesión rápida y sin que ni siquiera seamos conscientes de ellos en tan solo quinientos milisegundos. Además, sucede con todo tipo de estímulos sensoriales. En el primer estudio que publiqué sobre este tema, hicimos el experimento con sonidos y sucedió lo mismo.

¿Por qué se comporta así el cerebro? Bueno, es muy probable que se trate de una estrategia de escaneo. Imagínate de nuevo en el lugar de ese antepasado imaginario en esos bosques antiguos. Estás cazando o recolectando bayas, al tiempo que intentas prestar atención a no convertirte en presa. Oyes algo a tu izquierda. ¡Bum! Tu atención se desplaza automáticamente hacia allí y escanea la zona. Si no ves/oyes/hueles nada, tu atención se aleja de nuevo y empieza a escanear el resto de las áreas a tu alrededor, porque es probable que lo que sea que haya hecho ese ruido siga cerca y se haya movido.

Obviamente, ya no somos cazadores-recolectores. No nos pasamos el día cazando comida ni siendo devorados por un tigre. Sin embargo, es importante reconocer que, aunque el origen de esta actividad cerebral tenga que ver con nuestros antepasados lejanos, esta manera de funcionar no está desfasada: nos sigue siendo útil en todo tipo de situaciones. Y, aunque en el laboratorio diseñamos situaciones en las que estudiamos o bien la atención voluntaria, o bien la atención automática, en nuestra vida diaria usamos las dos y hay una interacción constante y dinámica entre ellas.

El cerebro humano es eficiente y estratégico. Siempre intenta maximizar su actividad para obtener los mayores beneficios posibles. Es probable que la evolución humana seleccionara la mente errante para maximizar el coste de oportunidad, es decir, el cerebro predice que merece la pena renunciar a lo que sea que vaya a renunciar ahora (concentración y seguimiento de la tarea que tengamos entre manos), porque el beneficio a largo plazo será mayor (tanto si se trata de supervivencia, de protección o de descubrir qué otra cosa puede haber por ahí mejor que lo que tenemos ahora). Como he dicho antes, el aburrimiento es subjetivo: todo puede ser aburrido. Es muy posible que el aburrimiento evolucionara, precisamente, para obligarnos a encontrar otra cosa que hacer. Antes, se creía que el menoscabo de atención era resultado exclusivamente de la fatiga mental a medida que consumimos nuestros recursos cognitivos. Sin embargo, yo creo (como creen otros también) que en realidad es más que eso. Creo que es muy probable que tenga que ver con este mecanismo de supervivencia esencial. Lo que todo esto significa para nosotros, los seres humanos modernos del siglo XXI, es que, si intentamos mantener la concentración durante mucho tiempo, empezaremos a notar que la atención se resiste a ello y que, al final, se dispersará de un modo u otro.

Te he explicado todos estos conceptos de la ciencia cognitiva porque lo considero una oportunidad para que te des cuenta de que estás biológicamente predispuesto a distraerte, de que lo aceptes (hasta cierto punto) como una «capacidad» necesaria. Si tu cerebro no fuera susceptible a ello, podrías acabar yendo en la dirección equivocada o en ninguna dirección en absoluto. Algunas personas diagnosticadas con trastorno de déficit de atención con hiperactividad (TDAH) informan con frecuencia de que el problema no es tanto que no se puedan concentrar, sino que se concentran en la cosa equivocada. Cuando nos centramos demasiado en algo, es fácil que perdamos de vista los objetivos del momento. Perdemos el contacto con la conciencia de si nuestra conducta actual es congruente con esos objetivos. Y no nos damos cuenta de cuándo necesitamos corregir el rumbo o afrontar las dificultades inesperadas (¡los tigres!) que se puedan interponer en nuestro camino. Entrar y salir del estado de concentración podría tener beneficios reales, y esto es algo de lo que hablaremos más adelante. Sin embargo, que esta conducta mental tenga beneficios potenciales no significa que siempre sea el modo en que nos conviene estar. Y que estemos neurológicamente predispuestos a ello tampoco significa que tengamos que aceptarlo sin más.

¡RECAPITULEMOS!

Acabamos de revisar muchísima información. Y, como ahora ya sabes, es muy posible que te hayas perdido parte de esta. No es culpa tuya. ¡Se lo puedes agradecer al instinto de supervivencia de tus sabios antepasados! Hagamos un repaso rápido.

Como siempre usamos el cien por cien de la atención (teoría de la carga perceptiva), esta siempre está en algún sitio, por lo que si no estamos centrados en la tarea actual, es muy posible que se deba a que la mente ha empezado a divagar (pensamientos no relacionados con la tarea) y, por tanto, no estamos mentalmente presentes en nuestro entorno actual (desacoplamiento perceptivo). El cerebro está predispuesto a la mente errante por varios motivos, entre ellos (pero no únicamente), los veloces tigres dientes de sable que nos acechan (inhibición de retorno), y es muy posible que la mente errante sea el origen del menoscabo de la atención, que garantiza que cuanto más tiempo pases haciendo algo, peor será tu desempeño. Aunque es posible que la mente errante tenga su origen en algo útil (costes de oportunidad, ciclos atencionales),[15] interfiere en nuestra capacidad para hacer bien lo que intentamos hacer (la tarea que tenemos entre manos) y con nuestro estado de ánimo.

Ahora que sabemos por qué divagamos, tenemos que hablar de lo que podemos hacer al respecto. El primer paso es muy sencillo:

Aprender a darnos cuenta de que la mente divaga

Unos años después de mi crisis de atención, mi marido sufrió otra. Se había matriculado en un posgrado muy exigente y ambos hacíamos lo que podíamos para compaginar las demandas del trabajo con nuestro papel de padres, primero de un niño pequeño y luego de dos, cuando nació nuestra hija Sophie. Cuando comenzó la secuencia matemática finita de su programa, Michael tenía tantos problemas para concentrarse que participó en un programa piloto que llevamos a cabo con adultos con TDAH y con el que queríamos determinar si el entrenamiento en *mindfulness* les podía ser útil o no. A los participantes que tomaban alguna medicación no les pedimos que la dejaran porque queríamos averiguar si el entrenamiento en *mindfulness* podía reforzar la atención en el punto en el que se encontraran, con medicación o sin ella, de modo que pudiéramos medir cualquier mejora desde sus puntos de partida respectivos.

Mejoraron.[16] El comentario generalizado que recibimos de los participantes fue que, aunque seguían tomando la misma medicación después del entrenamiento, la usaban con más efectividad. Informaron de que les resultaba más fácil tomar conciencia de adónde apuntaban sus linternas y redirigirlas cuando fuera necesario. Sirva de muestra este comentario de uno de los participantes: «Ya no me paso el día frente al ordenador saltando de un sitio web a otro. Ahora, soy consciente de lo que estoy intentando hacer y *decido* usar la atención para hacerlo».

Una de las cosas que hicimos fue reproducir el sonido de una campana cada cinco minutos. La idea era que lo usaran durante la práctica formal de la atención plena para recordarse que debían devolver la atención a la tarea que tenían entre manos. Sin embargo, al cabo de las primeras semanas, mi marido se trajo la grabación de la campana a casa para usarla por la tarde, mientras hacía los trabajos del posgrado. Le resultó tan útil que empezó a reproducir la grabación durante toda la jornada laboral: se había dado cuenta de que se distraía de la tarea que estuviera haciendo en ese momento con mucha frecuencia y usaba ese recordatorio, cada cinco minutos, para volver a ella.

Fue un verdadero toque de atención para mí, porque en ese momento fui consciente de lo frecuente que es este problema y de cuánta ayuda necesitamos. Hacía unos años había llevado a cabo el «estudio de caso» de la atención plena conmigo misma, y una de las primeras cosas de las que me había percatado fue de la frecuencia con la que mi atención brincaba como un saltamontes de un lado a otro durante los ejercicios formales. Luego, me di cuenta de que esa dispersión no solo sucedía durante esos pocos minutos por la mañana, cuando me sentaba a hacer esos ejercicios aún novedosos para mí. Sucedía constantemente. Me sorprendió ver lo mucho que divagaba durante todo el día. Empecé a hacer ejercicios de toma de conciencia para comprobar cuándo estaba realmente centrada en la tarea que tenía delante.

¿La respuesta? Muy pocas veces.

Tanto para Michael como para mí, el paso fundamental fue tomar conciencia de la cantidad de tiempo que nuestras linternas respectivas apuntaban hacia algo que no queríamos iluminar. Prueba esto: durante el resto del día, fíjate con regularidad en cómo estás y toma conciencia de si estás concentrado en la tarea que tienes entre manos o no. Si quieres, programa alarmas en el móvil para recordártelo. Si no quieres oír campanas cada cinco minutos durante todo el día, como hizo mi marido, programa una alarma que suene cada hora. Cuando salte, haz una comprobación rápida y sé honesto contigo mismo: ¿qué estabas haciendo?, ¿en qué estabas pensando?, ¿dónde estabas en realidad?

Si te resulta útil, usa la tabla de la página 110 para llevar el registro a lo largo de un día. (O hazlo en una libreta que lleves siempre encima o en la aplicación de notas de tu móvil. Tiene que ser algo a lo que puedas acceder con facilidad, para que sea rápido y fácil de cumplir.) Cuando mires la tabla al final del día o de la semana, deberías tener una idea bastante clara no solo de cuántas veces desconectas de la tarea, sino también de adónde tiende tu mente a irse.

Como cuando divagamos tendemos a viajar mentalmente en el tiempo, es posible que estés planificando alguna cosa o preocupándote de algo que ocurrirá en el futuro o que te veas arrastrado hacia el pasado y te quedes atrapado en bucles de rumiación. (No te preocupes, pronto hablaremos de ello.) Sea como sea, reunir datos acerca de qué te aleja del momento presente y de la frecuencia con que lo hace te resultará útil más adelante. Te dará una ventaja a la hora de identificar y corregir las dificultades que puedas estar experimentando.

Quizá descubras que lo que te aleja de la tarea muy a menudo son distracciones digitales, como correos electrónicos, mensajes de texto o llamadas telefónicas, redes sociales, etc. Es muy tentador pensar que todo iría bien si pudiéramos eliminar todas esas distracciones.

Hora	Tarea	Linterna
10.00	Terminar la solicitud de financiación.	Estoy pensando en el concurso de danza de Sophie este fin de semana y en todo lo que tengo que preparar.
12.00	Llamar a mi hermana.	La escucho hablar de su reciente viaje a Berkeley. Estoy plenamente presente. Me encanta estar al corriente de sus éxitos y aventuras.
14.00	Hacer una visita guiada en el laboratorio.	Muy conectada al principio, pero luego me he empezado a distraer y a preocuparme por volver a la solicitud de financiación.

¿ES DIGITAL NUESTRA CRISIS DE ATENCIÓN?

Nos bombardean con la idea de que hay un solo culpable tremendamente poderoso en el origen de todos nuestros problemas atencionales: la tecnología moderna. Al parecer, si queremos concentrarnos, tenemos que apagar todos los dispositivos, abandonar las redes sociales y hacer un retiro de desintoxicación digital en el bosque.

Permíteme que te explique por qué me resisto a aceptar esta idea. A un nivel elemental, la época en la que vivimos no es distinta a ninguna era anterior: siempre ha habido «crisis de atención». Históricamente, las personas han recurrido a la meditación (y a otras formas de práctica contemplativa) para afrontar la sensación de estar abrumadas y dispersas y para recuperar la concentración y reflexionar acerca de sus prioridades, como sus valores fundamentales, sus intenciones o su propósito. Ciertamente, puede ser un proceso espiritual si es así como lo defines. Sin embargo, estamos descubriendo que la atención plena afecta al sistema atencional y a cómo este gestiona las distracciones, tanto las que nos rodean como las que se generan internamente. En parte, eso es lo que siempre han buscado los que meditan. Piensa en la vida de antaño: las personas en la India antigua o en la Europa medieval no tenían móviles inteligentes ni Facebook, pero aun así sufrían mentalmente. Aun así recurrían a diversas prácticas para aliviarse. Y aun así describían la misma dificultad: «No estoy plenamente presente en mi vida».

Las crisis de atención pueden surgir siempre que no nos concedemos un respiro, siempre que no permitimos que la mente «descanse» y se libere de las tareas. Recuerda la distinción entre la mente errante (pensamientos no relacionados con la tarea que estamos realizando en ese momento) y el soñar despierto (pensamiento espontáneo y oportunidad para la reflexión consciente, la creatividad, etc., cuando no estamos haciendo ninguna tarea). Pues bien, uno de los problemas de hoy es que siempre estamos haciendo algo. Con todas estas herramientas digitales a nuestro alcance y con el acceso constante a todas estas formas de comunicación, contenido e interacción, tendemos a no dejar que el pensamiento vague sin rumbo y sin restricciones. De los dos tipos de pensamiento espontáneo de los que hemos hablado antes, apenas accedemos al que nos beneficia, a soñar despiertos. ¿Cuándo fue la última vez que hiciste cola en una tienda y solo... miraste a tu alrededor y pensaste en lo que fuera que te viniera a la mente? ¿O quizá aprovechaste ese momento para sacar el móvil, leer los mensajes o comprobar el correo electrónico?

Todos lo hacemos. Me sorprendo a mí misma haciéndolo continuamente y pasando de un tipo de tarea mental a otra. Lo llamo «hipertarea». Es como surfear de un hipervínculo a otro en línea (pulsando enlace tras enlace a medida que nos llaman la atención): pasamos de una tarea a la siguiente, a la siguiente y a la siguiente. Es muy probable que tú lo estés haciendo ahora también. Todos somos «todo tarea y cero descanso». Y exigimos muchísimo (¡demasiado!) a nuestros sistemas atencionales. Nuestra capacidad atencional no es inferior a la de alguien de hace cientos de años. Lo que sucede es que ahora usamos la atención de un modo específico, centrado, todo el tiempo. Llevamos la atención concentrada al límite. ¡La hipertarea es hipercostosa! Incluso algo que quizá consideres relajante, como navegar por Instagram o leer un artículo que alguien ha compartido, exige concentración. Es otra tarea. Comprobar las notificaciones te puede parecer «divertido», pero es un trabajo más para la atención. Tarea: comprobar quién ha respondido qué a mi publicación. Tarea: comprobar cuántos «me gusta» he acumulado. Tarea: comprobar quién ha compartido mi divertidísimo meme. Tu atención está centrada en tarea tras tarea, sin tiempo para dejarla descansar, sin darle un momento a la mente para vagar en libertad.

Desconectar no siempre es realista. No podemos apagar el móvil o dejar de recibir correos electrónicos. No podemos crear un mundo sin distracciones. El problema no es la existencia de esta tecnología, sino el uso que hacemos de ella: no permitimos que nuestra mente preste atención de otras maneras. Y es ahí donde la atención plena puede ser útil, como una manera de estabilizar la linterna de modo que no acabemos apuntando a diestro y siniestro con ella, hacia todas las distracciones, ya sean estas digitales o no.

ENCUENTRA LA LINTERNA

La primera habilidad que debemos desarrollar para concentrarnos es la de darnos cuenta de cuándo la linterna atencional se ha alejado de la tarea. El objetivo de este primer ejercicio fundamental es encontrar la linterna repetidamente. El ejercicio es el siguiente: orienta la atención a un objetivo concreto, fíjate en cuándo se aleja de él y reoriéntala hacia lo que hayas elegido como objetivo.

Piensa en ello como en entrenar a un cachorrito de perro. Ir de un lado a otro es lo que hacen los cachorros. No hay necesidad de reñirlo ni de castigarlo. Pero sí que debemos ser constantes y claros con las instrucciones, una y otra vez. Si el perrito no sigue nuestras instrucciones, no lo tildamos de malo, defectuoso, indomable o desagradable. Lo que hacemos es repetir el ejercicio de entrenamiento. Adopta una actitud similar (afectuosa pero firme) mientras realices el ejercicio y fíjate en los hábitos mentales arraigados, como justificar, criticar o rumiar, que hacen su aparición cuando detectes que la mente se ha ido por ahí. Ahora, reformula el concepto de «mente errante»: cuanto más practiques, más capaz serás de detectar que la linterna se ha empezado a alejar del objetivo elegido antes de acabar perdida o de que la secuestren por completo. Practicar también hará que te resulte más fácil reorientar la linterna hacia el objetivo deseado. Cuando nos podemos concentrar con más facilidad, perdemos menos tiempo; sufrimos menos bajadas de estado de ánimo y menos picos de estrés, y nos preocupamos menos cuando tenemos algo importante que hacer, tanto si es una cuestión de trabajo como si es algo para otras personas o para nosotros mismos.

Lo curioso es que cuando mejoramos nuestra capacidad para darnos cuenta de que la mente ha empezado a vagar, también se nos da mejor identificar cuándo necesita que la dejemos volar libre. Cuando trajimos a nuestro perro Tashi a casa, me encantaba llevarlo al parque canino precisamente por eso. Cuando le quitaba la correa, salía disparado como una bala, para explorar, jugar y correr libre. Era como ver otra faceta de él, su faceta curiosa, exuberante, amistosa y alegre. Durante esos minutos, decidía no sacar el móvil. Me permitía reconectar con mi mente sin un propósito definido, sin problemas que resolver, sin correos electrónicos que responder. Este pequeño acto era como un regalo que me hacía a mí misma. Era consciente de cómo surgían ideas creativas, de la sensación de bienestar que me volvía a inundar y de la energía dinámica que regresaba a mí. Tashi y yo volvíamos a casa más contentos. Sin embargo, lo cierto es que no habría podido soltar mi linterna si antes no hubiera aprendido a sujetarla.

Para encontrar tu linterna, recurrirás a un ejercicio básico de *mindfulness* al que con frecuencia llamamos «tomar conciencia de la respiración». Hace miles de años que se practica. Las tradiciones contemplativas nos dicen que cultiva el foco de la concentración y, ahora, después de múltiples estudios, sabemos que también forma parte de una serie de ejercicios que pueden servir como entrenamiento cognitivo para mejorar la atención. Tomar conciencia de la respiración puede parecer engañosamente sencillo: centra la atención en la respiración y, cuando la mente se aleje, devuélvela a la respiración. Aunque las instrucciones son muy básicas, lo que este ejercicio hace con el sistema atencional del cerebro es realmente complejo. El ejercicio de toma de conciencia de la respiración apunta a los tres sistemas atencionales, porque te permite centrarte (orientas la atención a la respiración), darte cuenta (te mantienes alerta y controlas la actividad mental para detectar cuándo la mente empieza a divagar) y reorientar tu atención (la gestión ejecutiva de los procesos cognitivos para asegurarte de que recuperas la atención y permaneces en la tarea).

¿Por qué usamos la respiración? En principio, podríamos centrar la atención en cualquier cosa. Apuntar la linterna atencional sobre cualquier cosa y volverla a apuntar de nuevo cuando se desvía nos puede ayudar, sin duda, y de hecho te animo a que lo pruebes durante la jornada cuando quieras prestar toda tu atención a algo: escuchar una conferencia, una sesión informativa o un pódcast; leer o escribir un informe; tocar un instrumento musical. Sin embargo, para este ejercicio diario, usamos la respiración por un par de razones importantes: primero, porque ancla el cuerpo. Nos permite experimentar las sensaciones corporales que surgen mientras respiramos, en el aquí y el ahora. Esto nos ayuda a detectar más fácilmente cuándo la mente se ha alejado de esas sensaciones para orientarse a pensamientos acerca del pasado o del futuro. En segundo lugar, la respiración siempre nos acompaña. Es el objetivo más natural e integrado para trabajar nuestra atención y siempre podemos recurrir a ella.

La respiración es un sistema dinámico y cambiante y, en este ejercicio, limitarás la atención a una sola sensación destacable asociada a la respiración en una parte específica del cuerpo (como el tórax, la nariz o el abdomen). La clave reside en elegir un objetico específico y en ceñirse a él durante toda la duración del ejercicio formal. Recuerda que se trata de una práctica de concentración: el haz de luz de la linterna es estrecho y se mantiene estable en el objetivo. Uno de los ejercicios posteriores te pedirá que desplaces ese haz de luz por todo tu cuerpo; luego, avanzaremos a un ejercicio en el que no tendrás un objetivo en el que centrarte, sino que controlarás el contenido cambiante de tu experiencia consciente momento a momento (recuerdos, emociones, pensamientos y sensaciones) sin quedar atrapado ni dejarte arrastrar por ellos. Para poder hacer con éxito cualquiera de estos ejercicios, es necesario que antes refuerces la linterna. Y todo esto te ayudará a aprender a prestar atención a la atención.

Ejercicio fundamental: Encuentra tu linterna

1. *Preparados...* **Siéntate con la espada erguida y en una postura alerta y estable**. Has de estar cómodo, pero no excesivamente relajado. Piensa en «erguido» más que en «estirado». Siéntate derecho, con los hombros echados hacia atrás, el tórax abierto y en una postura que encarne una sensación de presencia digna. Deja reposar las manos sobre el reposabrazos, el asiento junto al tuyo o la parte superior del muslo. Cierra los ojos o, si te resulta más cómodo, entórnalos de modo que lo que veas frente a ti quede

desenfocado. Respira de manera natural. No intentes controlar el movimiento de la respiración.

2. *Listos...* **Conecta con las sensaciones asociadas a la respiración**. Puede ser el aire fresco al entrar y salir por las narinas, la sensación de los pulmones hinchándose en el tórax o el ascenso y el descenso del abdomen. Escoge una parte del cuerpo —la que identifiques más con la sensación que te provoca la respiración— y céntrate en ella durante todo el ejercicio. Dirige y mantén el foco atencional ahí, como una linterna con un haz de luz luminoso y potente.

3. *¡Ya!...* **Detecta cuándo la linterna se empieza a mover... y vuelve a llevarla a donde quieres que esté**. El ejercicio verdadero comienza una vez hayas elegido el objetivo de tu linterna y te hayas comprometido a mantener ahí tu atención: tu tarea consiste en prestar atención a lo que suceda a partir de ese momento. Fíjate en cuándo surgen pensamientos o sensaciones que alejan la linterna de su objetivo. Podría ser el recuerdo repentino de que tienes que hacer algo en cuanto termines el ejercicio. O tal vez un recuerdo del pasado que asciende a la conciencia. ¡Podría ser que algo te empiece a picar! Cuando te des cuenta de que tu linterna se aleja, redirígela a la respiración. No has de hacer nada especial, aparte de dar este «empujoncito» suave que te ayuda a reorientar la linterna hacia lo que quieres iluminar.

¡Ya está! Este es tu primer ejercicio. Es muy sencillo, pero su belleza y su utilidad residen precisamente en su sencillez: con un solo ejercicio básico, descubrimos cómo hacer dos cosas muy difíciles que, con toda probabilidad, antes nos costaban mucho sin que ni siquiera fuéramos conscientes de ello: darnos cuenta de que la mente empieza a vagar y redirigir la atención. Como ahora ya sabes, la mente errante es un fenómeno omnipresente y habitual, y no hay motivo para luchar contra ella. La mente es así. La mente vagará aunque seas consciente de que lo hace. Sin embargo, aquí, mientras realizamos el ejercicio «formal» de toma de conciencia de la respiración —en el que nos sentamos a practicar y dirigimos la atención intencionalmente hacia la respiración—, hacemos algo distinto cuando la mente vaga: nos damos cuenta de ello y la redirigimos al objetivo.

La secuencia de eventos es la siguiente:

- Apunta con la linterna.
- Mantenla estable.
- Detecta cuándo se aleja.
- Redirígela hacia la respiración.

Esto sería el equivalente a una «flexión» en un ejercicio de respiración con *mindfulness*. Espero que empieces a comprender que practicar el ejercicio con regularidad no solo activa la atención, sino que la refuerza porque la ejercita una y otra vez.

Una pregunta importante: ¿durante cuánto tiempo deberías practicar?

Al principio del libro te he dicho que el «número mágico» era doce minutos y, en el último capítulo, «Suda la camiseta», hablaremos más de la «dosis mínima» necesaria para transformar de verdad tu sistema atencional, pero, de la misma manera en que no empezarías un entrenamiento físico intentando levantar unas mancuernas con tu propio peso, tampoco empezarás el entrenamiento mental con una sesión larga de *mindfulness*.

Te recomiendo que empieces poco a poco. Prueba con tres minutos (programa una alarma en el móvil). Tres minutos: tardarías más en hervir agua o en tostar una rebanada de pan. Tardarías más en darte la ducha más rápida posible. A veces he tenido que esperar más de tres minutos a que llegara el ascensor.

Un aviso: aunque tres minutos pasan rápido, incluso uno o dos minutos se pueden hacer eternos cuando se empieza a practicar la meditación con *mindfulness*. Es probable que tengas que devolver la linterna a la respiración y que te preguntes cómo diantres consigues terminar nada en la vida. Te diré algo: mejorará. Si te comprometes a practicar a diario, comenzando con solo tres minutos al día, estarás preparando el terreno para un régimen de gimnasia mental potencialmente transformadora. Una vez le hayas hecho un hueco estable en tu día a día, te será más fácil ampliarlo. Si ves que te apetece seguir una vez finalizados los tres minutos, alarga el ejercicio, por supuesto, pero no sientas que «debes» superar el tiempo que te hayas marcado como objetivo.

Ahora que ya tienes una idea de cómo se trabaja con la linterna, te daré una instrucción que, si bien es la última, es muy importante y has de mantener en el primer plano de tu mente.

¡Olvídate de la multitarea!

Cuando Leo tenía diez años, se empezó a inquietar mucho cuando íbamos en coche y veía a otros conductores al volante hablando por el móvil. Era un niño inteligente y curioso y se interesaba por muchas cosas, incluyendo mi trabajo en el laboratorio, por lo que sabía mucho más acerca de neurociencia y de atención que la mayoría de los niños de diez años. Dedujo que intentar hacer dos cosas a la vez, cuando ambas necesitaban cierto nivel de concentración (hablar y conducir), tendría consecuencias negativas. Y se propuso comprobarlo.

Diseñó un experimento para un proyecto de ciencias de la escuela: invitó a varios amigos a que vinieran a casa a jugar a videojuegos de carreras de coches en nuestra consola Xbox 360 en el comedor. Entonces, mientras jugaban, los llamaba por el móvil desde la habitación de al lado y hablaba con ellos, que tenían el altavoz activado, haciéndoles todo tipo de preguntas. No te sorprenderá saber que los niños que hablaron por teléfono mientras jugaban obtuvieron peores puntuaciones en el juego que los que no lo hicieron.

De acuerdo, sí, es un proyecto de ciencias de un niño de diez años, pero resulta que la ciencia corrobora sus conclusiones. La multitarea o, para ser más específica, el cambio de tarea,[17] es terrible para el desempeño, la precisión y el estado de ánimo. Leo estaba satisfecho de haber acertado, pero al mismo tiempo se indignó: «¿Por qué era legal hablar por teléfono mientras se conducía?». Para su alivio, muchos estados del país han promulgado ya leyes muy estrictas que prohíben el uso de móviles sin manos libres o el envío o la lectura de mensajes de texto mientras se conduce, pero la realidad es que, dado lo que sabemos acerca de la atención, las leyes no van lo bastante lejos. Cuando intentamos hacer a la vez dos cosas que exigen nuestra atención, es muy difícil que hagamos bien ninguna de las dos. Da igual que tengas o no el móvil en la mano. Hablar por el manos libres o usar las aplicaciones de transcripción también exige que atendamos a la tarea.

Míralo así: solo tenemos una linterna. No dos. Ni tres. Y esa única linterna solo puede iluminar una cosa a la vez. (Debo aclarar que hablo de tareas que exigen atención activa y centrada, no de tareas «de procedimiento» como caminar, que no exige el mismo tipo de atención.)

Cuando intentamos hacer a la vez varias tareas que exigen atención concentrada, lo que hacemos es desplazar rápidamente la atención de la una a la otra, de la otra a la una... y, así, sucesivamente. ¿Por qué supone eso un problema? La respuesta nos remite a lo que hemos comentado acerca del sesgo.

Cuando elegimos una tarea y nos centramos en ella, ya sea escribir un informe legal, planificar un presupuesto, vigilar a nuestro hijo mientras va en bicicleta por la calle, reflexionar sobre el desarrollo de una aplicación que estamos diseñando o lo que sea, la atención calibra el procesamiento de la información para esa tarea específica. Esto significa que el cerebro pone todo lo que hace en ese momento al servicio de la tarea y alinea toda su actividad con ese objetivo. En el laboratorio, te pediría que identificaras puntos (pulsa la barra de espacio cuando veas un punto rojo) o letras (pulsa la tecla de mayúsculas cuando veas la letra T) tan rápidamente como te fuera posible. Si solo vieras puntos, serías muy rápido y preciso a la hora de identificar los rojos. Lo mismo con la letra T. Sin embargo, si intercalara ambas tareas de modo que tuvieras que identificar puntos durante menos de un minuto, luego letras y nuevamente puntos y, así, una y otra vez, tu velocidad y tu precisión caerían en picado. Eso se debe a que la atención se ha de recalibrar después de cada cambio.

Por supuesto, en la vida real no trabajamos con puntos y letras. Pasamos de redactar un correo electrónico a responder una llamada telefónica e inmediatamente después a hablar con la persona que acaba de entrar en el despacho y nos ha empezado a comentar algo; de cerrar esa reunión a añadir tareas a nuestro calendario, etc. Recalibrar la atención cada vez que pasamos de una tarea a la siguiente exige tiempo y energía. Siempre habrá cierta demora.

Para hacerte una idea de lo que eso significa para nuestra cognición, imagina un apartamento. Solo tiene una habitación. Cada vez que la queremos usar, tenemos que cambiar por completo la configuración de los muebles. ¿Queremos dormir? Tenemos que montar la cama y la mesita de noche. ¿Queremos organizar una fiesta? Tenemos que desmontar el dormitorio y poner sofás y mesitas bajas. ¿Tenemos que cocinar? Quita todo eso e instala una encimera, una barra de cocina y los utensilios de cocina. Agotador, ¿verdad? ¡Lo es! Pues lo mismo sucede con la cognición cuando pasamos de una tarea a otra.

En los días en los que los cambios de tarea sean frecuentes, empezarás a tener menos integridad atencional en todos los estados en los que esté tu atención. Ese comedor parecerá desordenado. Los fogones de la cocina estarán apagados. Cada vez serás más lento y cometerás más errores y tu estado de ánimo empeorará. Lo experimentarás como fatiga mental. Y lo que veríamos en el laboratorio no es solo que eres más lento sino que, aún peor, la mente errante divaga cada vez más. Y, para empeorar las cosas, todas esas divagaciones te llevarán a cambiar de tarea más veces, porque te tendrás que reorientar una y otra vez hacia aquella que debas completar. Lo que significa ir aún más lento. Más errores. Y peor estado anímico.

¿Cuál es la solución? Bueno, una es empezar con los ejercicios de entrenamiento en *mindfulness*, que te ayudarán en todas las situaciones en que la mente errante sea un problema, pero también ayuda hacer las cosas de una en una siempre que puedas.[18] Deshazte de la equivocada idea de que la «multitarea» es impresionante, deseable o mejor. Y, cuando el cambio de tareas sea inevitable, como sucede a veces en la vida real, sé consciente de que irás más despacio. De que necesitarás un momento para reconectar. Si te tomas tu tiempo y aceptas y facilitas la «demora de recalibración», es muy posible que a largo plazo seas más rápido y eficiente. Se te pasarán por alto menos cosas, cometerás menos errores y (según sugiere la ciencia) serás más feliz.[19]

Recuerdo que una vez entré en el despacho de la doctora Donna Shalala, que en aquel momento era la rectora de la Universidad de Miami, para tener una reunión con ella. Seguramente una de las muchas que iba a tener durante el día. Estaba profundamente concentrada escribiendo un correo electrónico y ni siquiera levantó la mirada de la pantalla cuando llegué. Mientras yo esperaba, ella siguió escribiendo, con una concentración aparentemente inquebrantable. Probablemente fue solo cuestión de un minuto, aunque a mí se me hizo muy largo. Entonces, cerró el portátil, hizo una breve pausa antes de alzar la mirada y me prestó toda su atención. Tengo que decir que la diferencia fue palpable. Esto marcó la pauta de toda la reunión y creo que no se perdió ni una sola palabra de lo que dije.

Varios años después, tuve el honor de hablar con un teniente general retirado que no solo había trabajado con muchos otros altos líderes militares, sino que seguía trabajando con ellos como asesor desde que se había retirado. Le pregunté qué rasgo común había identificado en todas esas personas tan increíblemente brillantes y destacó uno en concreto. Lo llamaba «liderazgo pivote». Según lo que había observado, todos ellos podían asistir a un evento, participar en una reunión o mantener una conversación sin que ningún trazo de las tareas anteriores interfiriera en ese momento. El líder podía pivotar completamente y prestar el cien por cien de su atención a una sola tarea.

La lección que se puede extraer de todo lo que te he contado es clara: haz las tareas de una en una siempre que sea posible, acepta la demora inherente al cambio de tareas cuando no lo puedas evitar y haz todo lo posible para mitigar sus efectos. Date tiempo para dejar de procesar la tarea anterior y, entonces, céntrate plenamente en la nueva tarea. Por supuesto, ser capaz de hacer esto exige ser más consciente de lo que sucede en cada momento, incluyendo de adónde apunta tu linterna.

Para terminar, has de saber que incluso si haces todo esto y realizas el ejercicio diario de toma de conciencia de la respiración...

> Tampoco lograrás una concentración perfecta
> e inquebrantable.

En la introducción del libro, he comparado mantener una atención sostenida durante un periodo largo de tiempo con que te pidieran que sujetaras un peso muy pesado. No sería razonable esperar que dispusieras de la resistencia y de la masa muscular necesarias para sostener ese peso sin un entrenamiento físico previo. Y, sin embargo, por algún motivo, esperamos ser capaces de demostrar resistencia mental sin un entrenamiento mental riguroso anterior. Y, mantengo lo dicho, aunque en realidad faltaba algo.

La atención automática nos enseña que la atención se verá arrastrada de la tarea actual y que no hay mucho que podamos hacer para evitarlo. Y la observación de la mente errante nos ha enseñado que, incluso en ausencia de distracciones externas que desvíen nuestra atención, la mente las buscará periódicamente. Si te sorprendes distraído de la tarea que tienes entre manos, no se trata de un fallo ni es motivo para abandonar el entrenamiento de la atención. ¡El cerebro está diseñado para funcionar así! Incluso con entrenamiento, no podemos esperar ser capaces de sostener la atención como sostendríamos un peso durante un periodo de tiempo prolongado. En lugar de eso, imagínate botando una pelota de baloncesto:

La pelota se despega de tu palma y rebota y sube inmediatamente.

La atención se aleja de la tarea presente y regresa a ella inmediatamente.

Cada vez que la pelota suelta tu palma, es una oportunidad (para reconectar con la tarea, sabiendo que sigues estando donde quieres estar) o una vulnerabilidad (perder la pelota y, entonces, invertir esfuerzo y energía cognitiva en recuperarla). Cuanto más practiques los ejercicios de *mindfulness*, mejor se te dará «botar». Cada vez con más frecuencia, la pelota rebotará y volverá a tu mano en lugar de rodar y alejarse de ti, pero, para eso, tienes que seguir entrenando. Tal y como sucede en el baloncesto, no hay otro modo de funcionar de manera efectiva. Si quieres ser, digamos, el Stephen Curry de las habilidades atencionales, no puedes cruzar la cancha con la pelota bajo el brazo. Tendrás que hacerla botar sin esfuerzo aparente, evitando al mismo tiempo a algunos de los mejores jugadores del mundo, que intentarán robártela mientras tú te diriges a la canasta, exactamente hacia el lugar donde quieres ir.

Hace mucho tiempo que hago ejercicios de *mindfulness* a diario. A estas alturas, sé y acepto que habrá días en que estaré más distraída que otros y no pasa nada. Sin embargo, recuerdo que, al principio, cuando comencé, tuve una sesión especialmente nefasta que me dejó llena de impotencia. Mis pensamientos iban en mil direcciones distintas a la vez y sentí que empeoraba en vez de mejorar. Así que hablé con un compañero que dirigía la clínica de *mindfulness* en un importante centro médico. Meditaba desde hacía más de treinta años y, según la mayoría de los criterios existentes, era un meditador experto. Le pregunté durante cuánto tiempo podía mantener él la concentración, para hacerme una idea del objetivo al que debía aspirar. Imaginaba que, después de treinta años, sería algo extraordinario: ¿diez minutos, quizá?, ¿más?

«Mmm —dijo—. ¿Cuánto tiempo puedo mantener la atención antes de que se vaya a otro sitio? Creo que unos siete segundos como máximo.»

¿Siete segundos? No daba crédito. Sin embargo, entonces recordé uno de los principios más importantes del entrenamiento en *mindfulness*: el objetivo no es no distraerse nunca. Eso es imposible. Por el contrario, el objetivo es ser capaz de saber dónde está la atención en cada momento, de modo que, cuando nos distraigamos (que nos distraeremos), podamos redirigir con facilidad y efectividad la linterna allá donde queremos que enfoque.

Hay otro motivo por el que entrenar la concentración es tan importante. Determina qué va a la memoria de trabajo, el dinámico espacio de trabajo mental que nos permite mantener temporalmente la información que necesitamos para hacer lo que sea que estemos haciendo. En otras palabras, siempre que piensas en algo (recordar algún cosa, intentar resolver un problema, darle vueltas a una idea, acordarte de algo que quieres decir mientras habla otra persona, visualizar algo...), estás usando la memoria de trabajo. Necesitamos memoria de trabajo para casi todo lo que queremos hacer. Al mismo tiempo, la memoria de trabajo se ve atacada por las mismas fuerzas que corroen la atención: estrés, amenaza y estado de ánimo negativo. Y en la raíz de la mayoría de los errores de la memoria de trabajo encontramos uno de los hábitos mentales más dañinos: el viaje mental en el tiempo.

Capítulo 5
DALE AL *PLAY*

Estoy esperando la llamada de un periodista ganador del premio Pulitzer. Ha escrito artículos y libros acerca de la distracción y de la atención y me ha pedido una entrevista. A la hora concertada, mi móvil vibra con el mensaje de texto que me ha enviado: «¿Podemos hablar dentro de diez minutos?».

Le respondo que no hay problema y espero.

Diez minutos después, me llama y se empieza a disculpar. «Es que he tenido un día... —dice —. Me...».

Y entonces, nada. Silencio. Es obvio que no puede hablar. Me doy cuenta de que su cerebro se ha quedado colgado, por usar un término técnico. Como cuando el ordenador se bloquea y aparece la pequeña y amenazante pelotita giratoria de colores. Estoy hablando con un hombre que ha ganado el Pulitzer por su don con las palabras y ahora no puede pronunciar ni una.

Respira hondo y me pregunta si me importa que se tome unos treinta segundos para respirar. De nuevo, le digo que no hay problema. Pasan los treinta segundos. Pero ahora tiene otra petición.

«¿Puedes esperar a que anote un par de ideas?», me pregunta.

A estas alturas, me estoy comenzando a irritar con todo este preámbulo que podría haber hecho solo, antes de llamarme. Comenzamos la entrevista, para la que ahora vamos justos de tiempo, y me lanzo de cabeza al tema de la memoria de trabajo, porque es la clave para entender la atención y poder entrenarla para que funcione mejor.[1]

Tal y como te he explicado antes, la memoria de trabajo es un espacio de trabajo cognitivo dinámico que usamos cada momento de vigilia de cada día. No dejes que la palabra «memoria» te lleve a engaño: es más que un almacén de información. Es un tablero temporal que, por necesidad y por diseño evolutivo, es transitorio y fugaz.

«Siempre pienso en la memoria de trabajo como en la pizarra de la mente —le explico al escritor cuando recupera la capacidad de hablar —, pero es una pizarra con tiza que se borra. Y rápido. Se empieza a borrar en cuanto "escribes" algo.»

Le explico cómo la atención alimenta la memoria de trabajo: la linterna de la atención selecciona información clave del entorno, ya sea externo o interno, y la envía a la memoria de trabajo. Tal y como sucede cuando escribimos en una pizarra de verdad, podemos garabatear ideas, ponderar conceptos, meditar decisiones, detectar pautas, apuntar lo que queremos decir... y más. Sin embargo, a diferencia de una pizarra real, esta tiene una característica peculiar: la tiza solo permanece en la pizarra durante unos segundos.

Unos segundos es muy poco tiempo. Y eso está bien, e incluso resulta útil, si pasamos rápidamente de una tarea a la siguiente. Sin embargo, ¿cómo podemos mantener la información importante durante más tiempo en la pizarra si lo necesitamos? Muy sencillo: tenemos que seguir prestándole atención.

Enfocar los contenidos de tu memoria de trabajo con la linterna atencional «refresca» el contenido.[2] Es como si repasaras la tiza, una y otra vez, a medida que empieza a desaparecer. Si dejamos de prestar atención (es decir, si desplazamos la linterna a otro objetivo), la tiza se borrará y «escribirá» otra cosa.

Como la memoria de trabajo está tan íntimamente relacionada con la atención, es vulnerable a las mismas fuerzas que deterioran la segunda: amenaza, estado de ánimo negativo y estrés. Esto se suma a otros factores corrosivos como la privación de sueño o trastornos psicológicos como la depresión, la ansiedad, el TDAH o el TEPT. Sometida a estas presiones, esta capacidad tan crucial no funciona tan bien. La pizarra queda abarrotada a medida que la mente divaga y atrae contenido distractor que llena el espacio y no deja margen a lo que realmente queremos hacer. El periodista interrumpe súbitamente mi explicación.

«¡Eso es exactamente lo que me ha pasado cuando te he llamado! —exclama—. Justo acababa de hablar por teléfono con otra persona. Había pasado de un proyecto a otro y no te quería hacer esperar, pero mi "pizarra" estaba completamente llena, no me quedaba espacio para procesar nada más.»

Dijo que había tenido que «despejarse mentalmente», una frase muy habitual que con toda probabilidad todos hemos usado en algún momento. Sin embargo, no hay manera de «despejar» la mente. No podemos borrar la pizarra y mantenerla en blanco. Es imposible. En cuanto la tiza que plasmaba algo se empieza a borrar, se ve sustituida por otra cosa.

La pregunta es la siguiente: ¿qué la sustituye?

¿QUÉ HAY EN TU PIZARRA?

Hagamos una verificación rápida de tu pizarra. Solo necesitas lápiz, papel y este libro.

La tarea es la siguiente: piensa en algún lugar que visites con regularidad (una tienda, tu despacho, la escuela de tu hijo) y que esté a unos quince minutos de tu casa. Visualízalo mentalmente. Ahora, quiero que revivas el trayecto a ese lugar desde la puerta de tu casa y que cuentes la cantidad de veces que tienes que girar en un cruce. Da igual que hagas el trayecto a pie, en coche, en autobús o en metro. Solo tienes que contar cuántas veces has de girar. Si pierdes la cuenta, no te preocupes. Vuelve a empezar y ya está.

En el caso de que te distraigas, apunta en el papel qué te ha distraído. Si el móvil ha vibrado porque has recibido un mensaje de texto, un correo electrónico o una alerta de Twitter, escribe «móvil». Si te ha asaltado un pensamiento ansioso acerca de la reunión que tienes esta tarde, escribe «reunión». Si te descubres pensando acerca de la misma distracción más de una vez, anota la repetición. Es posible que tengas pensamientos acerca del lugar al que te diriges (mentalmente). Intenta hacer el recuento de giros con la máxima precisión posible y apunta también con tanta precisión como te sea posible las distracciones que interfieren en tu tarea. No te saltes nada. Idealmente, queremos muchos datos.

Recuerda que las distracciones pueden ser cosas positivas. No es necesario que algo sea negativo para calificarlo de divagación mental. Es posible que tus pensamientos viajen a algo agradable que ha sucedido esta mañana («El desconocido que se hallaba delante de mí en la cola me ha invitado al café. ¡Qué amable!») o a algo que esperas con ganas («¡Ya no queda nada para el fin de semana!»). Sea cual sea la categoría (positivo o negativo, tarea pendiente productiva o rumiación improductiva), anótala.

Esta actividad es parecida a la actividad mental que te he propuesto en la introducción, cuando te he pedido que anotaras cuántas veces se alejaba la linterna de la página. En este caso, te estás fijando no solo en la frecuencia de la distracción, sino también en qué te está distrayendo.

Ahora, evaluemos. ¿Adónde se te ha ido la mente una y otra vez? Es posible que, al leer la lista, te des cuenta de que hay algunos temas «pegajosos» que aparecen repetidamente. Es posible que hayas estado fantaseando acerca del delicioso almuerzo que estás a punto de comer o que hayas rumiado acerca de un momento incómodo en la reunión de la semana pasada y que aún hace que te ruborices cuando lo recuerdas. No tengo ni idea. Pero estoy segura de que la gran mayoría, por no decir todo, de lo que has apuntado no es una distracción externa como una llamada telefónica o el timbre de la puerta. Si eres como el resto de nosotros mortales, el mayor culpable de tus distracciones es tu propia mente.

Tendemos a pensar en las distracciones como en factores externos (la vibración del móvil, el sonido que te avisa de un correo electrónico, el timbre de la puerta o la voz de un compañero de trabajo que interrumpe nuestros procesos de pensamiento). Por el contrario, la mayoría de las veces, las distracciones que nos resultan más irresistibles son de cosecha propia, internas. En el capítulo anterior, hemos hablado de cómo concentrarnos en un mundo lleno de distracciones, lo que significa, por un lado, darnos cuenta de cuándo la linterna se desvía de nuestro objetivo y, por el otro, reorientarla con la mayor rapidez posible a donde queremos que esté. Este es un primer paso crucial para entrenar la atención. Sin embargo, una de las cosas que observarás cuando empieces a prestar atención a tu atención es que, incluso si consigues eliminar los posibles distractores externos (silenciando el móvil, ignorando los correos de la bandeja de entrada, encerrándote en una sala silenciosa..., ¡lo que sea necesario!), siempre habrá algo interno que te interrumpa: una preocupación, un lamento, un deseo, un plan...

¿De dónde salen esos pensamientos? ¿Y por qué aparecen, sin que podamos evitarlo, en nuestra memoria de trabajo cuando queremos usarla para otra cosa?

¿DE DÓNDE SALEN LOS PENSAMIENTOS QUE NOS DISTRAEN?

Hace unas dos décadas, las personas que trabajábamos en el campo de la neurociencia intentábamos desentrañar un misterio: se acababa de inventar la resonancia magnética funcional, una herramienta nueva y muy potente que permitió ver por primera vez una pauta de actividad cerebral novedosa y extraña que no encajaba con ninguna de las redes neuronales que conocíamos. ¿Qué era, entonces? La pregunta quedó sin resolver durante años.

Esta nueva tecnología fue muy emocionante para los científicos, porque nos permitía ver las señales asociadas a la actividad cerebral mientras un voluntario de investigación controlaba el escáner; de este modo, podíamos ver exactamente dónde se localizaba cada conducta. En nuestro laboratorio, el objetivo más urgente era reunir información acerca de las regiones cerebrales que se activaban durante las tareas que exigían un esfuerzo de atención. En otras palabras, ¿qué partes del cerebro «se iluminan» cuando prestamos atención de un modo determinado y qué nos dice eso acerca del funcionamiento del sistema atencional? Para conseguirlo, teníamos que poder comparar el cerebro «trabajando» con el cerebro «en reposo».

Para empezar, examinamos el cerebro mientras llevaba a cabo tareas exigentes para el sistema atencional y para la memoria de trabajo, como la tarea «hace 3» para la memoria de trabajo:[3] mientras en la pantalla del escáner van apareciendo números de uno en uno y para cada uno de ellos ha de responder a la pregunta «¿Es el mismo número que has visto hace tres pantallas o no?». ¡Es una tarea muy difícil! Pero nos da una instantánea magnífica de la memoria de trabajo en funcionamiento.

Luego, necesitábamos una imagen del cerebro en reposo con que poder compararla, así que pedimos a los participantes en el estudio que «descansaran». Sin pruebas, sin tareas, sin nada exigente para el sistema atencional sobre lo que tuvieran que pensar.

Tal y como esperábamos, algunas de las regiones prefrontales del cerebro estaban mucho más activas mientras los participantes hacían la tarea «hace 3». Sin embargo, estudio tras estudio, mostró también algo extraño cuando los participantes estaban «descansando». Se ponía en funcionamiento una red nueva, una combinación nueva de regiones que se activaban simultáneamente. Dichas regiones tenían que ver con la memoria, con la planificación y con la emoción. No lo habíamos visto antes y tampoco pudimos identificar inmediatamente de qué se trataba. ¿Por qué se activaban juntas esas regiones cuando el cerebro reposaba? De hecho, parecía que estaban conectadas y que su actividad se intensificaba y se reducía al unísono.

Intentamos dar a los participantes instrucciones distintas y más específicas, pero, hicieran lo que hiciesen, cuando les pedíamos que descansaran, obteníamos un perfil de activación muy específico en el centro del cerebro (lo llamamos la línea media y es la parte del cerebro que quedaría bajo el cráneo si te hicieras la raya del pelo justo en el centro del cuero cabelludo). Esa red misteriosa se activaba a la voz de «Descansa».

Así que empezamos a preguntar a los participantes lo siguiente cuando salían del escáner: «¿En qué has pensado durante el periodo de descanso?».

Y estas fueron algunas sus respuestas:

«En el almuerzo.»

«En lo incómodo que estaba.»

«En la discusión que he tenido con mi compañero de piso esta mañana.»

«En que tengo que pedir hora en la peluquería.»

Cuantas más de estas respuestas recogíamos, más evidente era el patrón: todos los pensamientos tenían que ver con el propio participante. Cuando estaban en el escáner, no se dedicaban a pensar en la paz mundial ni en política. Muy al contrario, dirigían la atención hacia el interior y reflexionaban acerca de algo que les había sucedido hacía poco, hacían planes o analizaban sus propias emociones, pensamientos y sensaciones.

Esto llevó a que algunos equipos de investigación probaran algo nuevo. Mientras los participantes estaban en el escáner, les iban mostrando una sucesión de adjetivos:[4] Alto. Divertido. Inteligente. Atractivo. Interesante. Amable. Triste. Valiente. Agradable... La instrucción consistía en que valoraran en qué medida cada adjetivo describía a Bill Clinton (el presidente de Estados Unidos del momento) en una escala que iba de «nada en absoluto» a «mucho». A continuación, se les pedía: «Ahora, evalúa en qué medida te describe a ti». Y, ¡sí!, ahí estaba otra vez: la misma red no identificada que habíamos visto durante los periodos de descanso. En cuanto se pedía a los participantes que pensaran en sí mismos en lugar de pensar en el presidente, se activaba el mismo patrón de regiones cerebrales en la línea media.

Los investigadores se dieron cuenta de algo: quizá, reposar nunca había sido lo mismo que descansar. Cuando se les pedía que descansaran, los participantes empezaban a pensar en sí mismos por defecto. Los neurocientíficos desarrollaron un acrónimo nuevo: REST, que son las siglas en inglés de «pensamiento autorreferencial rápido y constante». (Nuevo y algo jocoso, puesto que la palabra rest en inglés se puede traducir en castellano como «reposo».)

Ahora, los neurocientíficos llaman a esta red antaño misteriosa «red neuronal por defecto»,[5] porque se cree que el cerebro la activa por defecto cuando no está ocupado en otras tareas que le exijan atención (y, como veremos pronto, con mucha frecuencia también cuando está ocupado en otras cosas). Una vez identificamos y aislamos la red, empezamos a ver su huella en todo tipo de situaciones. Cuando la mente divaga, la red neuronal por defecto se activa. Cuando desempeñamos una tarea y cometemos errores, volvemos a estar en la red neuronal por defecto. Muchos laboratorios lo investigaron y todos obtuvieron los mismos resultados: cuando los participantes daban la respuesta correcta, la red atencional estaba «en línea»;[6] cuando se equivocaban, lo que estaba activado era la red neuronal por defecto.

Todo esto nos dice que la red neuronal por defecto se activa cuando la mente errante dirige la atención y la memoria de trabajo hacia adentro. Incluso en ausencia de distracciones externas, el cerebro produce su propio contenido autorreferencial y saliente. Y esas distracciones internas son tan «ruidosas» como las externas: los pensamientos con carga emocional captan la atención con tanta fuerza como alguien que grite nuestro nombre.[7]

Es posible que esto no parezca un gran problema cuando no necesitamos la memoria de trabajo para nada más. Tal y como hemos comentado en el capítulo anterior, dejar espacio al pensamiento espontáneo puede ser fantástico. El problema es que esto sucede continuamente. Y, con frecuencia, necesitamos la memoria de trabajo para otra cosa. La necesitamos para casi todo.

ES IMPOSIBLE TRABAJAR SIN MEMORIA DE TRABAJO

Aprendemos y recordamos gracias a la memoria de trabajo, que es un «portal» a un almacenamiento más permanente: la necesitamos para codificar información (una experiencia, información nueva y mucho más) en la memoria a largo plazo. Y cuando queremos acceder a algo que hemos almacenado en la memoria a largo plazo (recuperación), lo «descargamos» en la memoria de trabajo para poder acceder a ello con rapidez y usarlo.

La memoria de trabajo es crucial para las conexiones sociales y para la comunicación.[8] Es ahí donde registramos y analizamos las intenciones y las acciones de otras personas y donde mantenemos activas esas observaciones de modo que podamos movernos respetando las dinámicas sociales, como esperar nuestro turno en una conversación o escuchar a nuestro interlocutor aunque tengamos algo que decir.

Es ahí también donde experimentamos la emoción.[9] Cuando recordamos un momento feliz, triste o perturbador, usamos la memoria de trabajo para evocarlo. Básicamente, «llenamos la pizarra» con los pensamientos, las emociones y las sensaciones asociadas a ese recuerdo y construimos una experiencia emocional rica y plena. La memoria de trabajo está íntimamente relacionada con nuestra capacidad para sentir.

También funciona en el sentido contrario: necesitamos la memoria de trabajo para regular las emociones a medida que estas surgen. Por ejemplo, una emoción nos embarga y necesitamos reequilibrarnos. ¿Qué hacemos? Reflexionamos acerca del problema, nos distraemos centrándonos en otro tema o reformulamos la situación («Quizá no sea tan malo como parece...»). Todas estas estrategias apelan a la memoria de trabajo.

En un estudio, se pedía a los participantes que vieran una película perturbadora.[10] La única instrucción que se les daba era que debían reprimir toda expresión externa de emoción mientras la miraban. No se permitían llantos, gritos ni expresiones faciales. Por otro lado, los investigadores habían medido la capacidad de la memoria de trabajo de cada participante pidiéndoles que recordaran letras entre problemas matemáticos sencillos. A continuación, buscaron una relación: ¿había alguna relación entre el éxito de los participantes a la hora de reprimir su expresión emocional y la capacidad de su memoria de trabajo?

Sí, la había. Las personas con poca capacidad de memoria de trabajo expresaban emociones sin parar. Eran verdaderamente incapaces de controlarlas, aunque era la única tarea que se les había dado. Por el contrario, las personas con una capacidad de memoria de trabajo elevada pudieron modular mucho mejor su respuesta emocional. Es posible que usaran la memoria de trabajo para tener presente su objetivo («Mi tarea consiste en no reaccionar») con más efectividad que las personas con menos memoria de trabajo; o quizá reevaluaban la situación para cambiar su respuesta («Es una película, no es real»). Fuera cual fuese la estrategia específica que usaron, la clave está en que tenían la capacidad cognitiva para aplicarla.

Para terminar, y esto es muy importante, la memoria de trabajo interviene en todas y cada una de las cosas que queremos hacer, cada día, desde preparar el almuerzo hasta dar forma a un pensamiento. En jerga neurocientífica, es donde «mantenemos las metas».

La memoria de trabajo es el portal que te conduce a tu meta

La memoria de trabajo es donde mantenemos las metas en mente, de modo que podamos avanzar hacia ellas. Cuando hablo de *meta* no me refiero a la línea que nos aguarda al final de una carrera (aunque esa es la meta a la que quieren llegar todos los corredores). Me refiero a las microintenciones y al objetivo deliberado de obtener un resultado deseado para cada una de las tareas que emprendemos: todas las decisiones, los planes, los pensamientos, las acciones y las conductas que llevamos a cabo a lo largo del día. Todo lo que nos proponemos hacer. Decidir leer un libro, hacer la compra para la cena, pensar en nuestros memes preferidos, preparar la presentación de trabajo, esperar a que el tráfico se detenga antes de cruzar la calle... Recurrimos a la memoria de trabajo para mantener en mente nuestras metas finales y nuestras metas intermedias, para actualizarlas o cambiarlas por otras distintas tarea a tarea, momento a momento de manera continuada.

Durante la cuarentena por la pandemia de COVID-19, mi marido y yo decidimos que una tarde haríamos algo emocionante. Por «emocionante» me refiero a que decidimos pasar la tarde jugando a las cartas con nuestros hijos.

Sophie nos pidió que jugáramos al «bofetón egipcio». Se juega así: los jugadores van lanzando rápidamente por turnos cartas al centro de la mesa y, cuando aparecen secuencias específicas, se da un bofetón sobre la pila de naipes. El primer jugador en propinar el bofetón, gana. Las secuencias que se buscan son cosas como: un bocadillo (8-2-8), tres cartas iguales (8-8-8), un orden (7-8-9), etc. A nuestros hijos les encantaba este juego, pero Michael y yo no lo soportábamos. ¡Hay muchísimas normas! Además, hay que tenerlas todas en mente todo el rato si quieres ganar. Hay que mantener todas estas normas en la memoria de trabajo y pasar a la acción rápidamente en cada momento.

Sorpresa, sorpresa: los niños arrasaron. Estos padres de cuarenta y tantos años no pudieron hacer nada ante los velocísimos reflejos mentales y físicos de sus hijos adolescentes. Por su parte, ellos, sorprendidos por lo mal que se nos daba el juego, intentaban corregirnos continuamente. «Que no, que no es así — decían—. ¡Tenéis que dar el bofetón tan rápidamente como podáis!» Era adorable, porque no se daban cuenta de que no era que no entendiéramos las normas, sino que mientras que sus cortezas prefrontales no hacían más que progresar y avanzar,[11] de camino a alcanzar su máximo potencial, las nuestras ya habían empezado a retroceder y habían iniciado su triste declive. Sin embargo, lo interesante fue que, mientras jugaba (y perdía), me di cuenta de que el juego era el ejemplo perfecto de una tarea pura de memoria de trabajo: teníamos que mantener un objetivo en mente y pasar a la acción en función de ese objetivo. Así es como funciona la memoria de trabajo y eso explica también por qué ejerce un impacto tan profundo.

La memoria de trabajo es el socio indispensable de la atención: es lo que nos permite hacer algo con la información a la que apunta la linterna. Sin embargo, si la atención enfoca sin cesar contenido saliente y distractor, tendremos muchos problemas para mantener presente la meta y, no digamos ya, para llegar a ella. ¿Por qué? Porque disponemos de un espacio de trabajo limitado. La memoria de trabajo es finita, como las pizarras de la vida real.

LA MEMORIA DE TRABAJO ES LIMITADA

En el laboratorio, realizamos muchos experimentos que intentaban llevar la memoria de trabajo al límite. Queríamos descubrir lo siguiente: si la memoria de trabajo es tan crítica para todas las facetas de la vida, ¿de cuánto «espacio» disponemos exactamente para llevar a cabo este trabajo tan importante?

Pedimos a los participantes que vinieran al laboratorio y miraran la imagen de un rostro. Era un rostro sin nada destacable, carecía de rasgos inusuales o llamativos que lo hicieran especialmente memorable. Entonces, el rostro desaparecía durante tres segundos y era sustituido por otro. La tarea consistía en comparar mentalmente los dos rostros y decirnos si eran el mismo o eran dos rostros diferentes. ¡Pan comido! A continuación, aumentamos la dificultad de la tarea aumentando la cantidad de rostros que los participantes tenían que recordar: dos, tres, cuatro, cinco... y, así, hasta nueve. Es una manera básica de medir la capacidad de la memoria de trabajo para retener información. Durante los tres segundos en que los rostros ya no están disponibles, los participantes tienen que mantenerlos en la memoria de trabajo, es decir, los tienen que «dibujar» una y otra vez en la pizarra. Cuando empiezan a responder de forma incorrecta, sabemos que están llegando al límite superior de la información que pueden mantener en la pizarra.

Entonces, ¿cuántos rostros pudieron mantener antes de ocupar por completo su memoria de trabajo? Intenta adivinarlo. ¿Cinco? ¿Diez? ¿Más?

La respuesta es tres.

Cada vez que hicimos el experimento en el laboratorio, el desempeño de los participantes fue empeorando a medida que añadíamos más rostros. Después de tres, el desempeño no era mejor que si se limitaran a intentar adivinarlo. Era tan malo como si no hubieran visto los rostros antes.

Quizá pienses que los rostros son complicados, porque tienen muchos detalles. Sin embargo, resulta que el límite de la memoria de trabajo está en tres o cuatro objetos, incluso con estímulos muy sencillos como pueden ser los colores. ¿Por qué? Bueno, una posibilidad es que cada uno de los objetos que mantenemos en la memoria de trabajo tenga una firma de frecuencia cerebral única, como la de una emisora de radio. Y podemos «abrir» tres o cuatro de esos canales a la vez y mantenerlos separados.[12] Sin embargo, si pasamos de cuatro, se empiezan a mezclar o se vuelven «desambiguos».

El motivo por el que los números de los teléfonos fijos tienen seis o siete dígitos (sin contar el prefijo) está directamente relacionado con el «tamaño» de la memoria de trabajo: en 1956, un psicólogo llamado George Miller publicó un artículo titulado «El mágico número siete más menos dos».[13] Había descubierto que siete (más menos dos) era el punto justo para memorizar una serie de números. Era el límite superior de lo que la mayoría de las personas podían mantener en mente o memorizar con facilidad, porque el tiempo que se tarda en decir siete números (en inglés, que es el idioma en que se llevó a cabo el estudio) es aproximadamente el margen de tiempo de que dispone la memoria de trabajo auditiva.[14] Incluso un par de segundos más significaría que los números se empiezan a disipar con demasiada rapidez para poder marcarlos. (Y si recuerdas los teléfonos con diales de disco, sabrás lo importante que era eso en aquella época.)

Ahora que sabes que la memoria de trabajo es limitada, puedes recurrir a varias estrategias que la ayuden. Recuerda, por ejemplo, al periodista que me llamó para hacerme la entrevista. Cuando me pidió si podía escribir sus pensamientos al principio de la entrevista, recurrió a la «descarga cognitiva».[15] Es una estrategia fantástica y muy beneficiosa para el desempeño de una tarea. Sin embargo, no soluciona uno de los problemas fundamentales: no siempre nos damos cuenta de que estamos sobrecargados. No somos conscientes de todo lo que tenemos en la pizarra momento a momento y no nos percatamos de ello hasta que la memoria de trabajo nos falla.

CUANDO LA MEMORIA DE TRABAJO NOS FALLA

La primera anécdota de este capítulo es el ejemplo perfecto de un tipo de fallo de la memoria de trabajo: sobrecarga. Intentamos abarcar demasiado y llevamos la memoria de trabajo más allá de su límite. Y, entonces, es posible que experimentemos justo lo contrario: nos quedamos en blanco.[16]

«¡Si lo tenía clarísimo!», piensas cuando ya estás entrando en una sala sin la menor idea de qué haces allí. O, quizá, llevas un buen rato con la mano alzada para pedir la palabra después de una clase o de una reunión y, cuando te la dan, te encuentras con que el brillante discurso que habías escrito mentalmente ha desaparecido. Ahora solo hay una hoja en blanco. ¿Por qué sucede esto? La neurociencia apunta a varias respuestas. Una de ellas es que la mente divaga sin que seamos conscientes de ello: la linterna se aparta, lo que sea que estuviéramos reteniendo se desvanece y volvemos a una pizarra «en blanco». Otra hipótesis plantea la «muerte súbita» de la actividad neuronal asociada a la información que intentamos retener:[17] está sucediendo toda una sinfonía de actividad cerebral cuando, de repente, todo se detiene al mismo tiempo. Quizá te quedes con la sensación de que había algo ahí, pero ahora ha desaparecido.

Y, finalmente, la distracción.

Ahora ya sabes cuán potentes pueden ser los elementos distractores salientes. Todo lo que sea especialmente saliente o «ruidoso» (literal o metafóricamente hablando) captará tu atención, ya se trate de elementos en el entorno externo (imágenes, sonidos u otras sensaciones) o en tu entorno mental (pensamientos, recuerdos, emociones). Una de las ramificaciones de esto es que, una vez que el «ruido» aterriza en tu memoria de trabajo, es posible que sobrescriba lo que querías retener. Resultado: fuera cual fuese el contenido previo que estabas reteniendo (manteniéndolo activo para usarlo luego) o codificando («escribiendo» de un modo más permanente en la memoria a largo plazo), el ruido interfiere en ello. Esta forma de interferencia vuelve a poner de manifiesto la relación intrínseca entre la memoria de trabajo y la atención.

La memoria de trabajo y los tres subsistemas de la atención

La memoria de trabajo y la atención son como una pareja de baile: han de avanzar juntas de manera fluida para que podamos conseguir cualquiera de nuestros objetivos, ya sea grande o pequeño. El mecanismo es el mismo tanto si se trata de un juego de cartas en familia durante la cuarentena como de una crisis de identidad. Las vulnerabilidades clave también son las mismas:

- *La linterna* codifica la información y la mantiene en la memoria de trabajo, «repasándola» en la pizarra para mantenerla allí durante más tiempo.
  - **Vulnerabilidad clave: captura y arrastre**
- Cuando la atención es «capturada» y arrastrada automáticamente por algo saliente, este nuevo contenido más atractivo (para tu atención) sobrescribe lo que se estaba manteniendo. Entonces, la atención voluntaria empieza a repasar el nuevo contenido. La información anterior se ha perdido para siempre y no ha dejado el menor rastro.

- *El foco* accede a la pizarra para lograr un objetivo urgente. Sometido a una amenaza o a un estrés intensos, el sistema de alerta bloquea temporalmente el acceso a la memoria de trabajo para garantizar que los sistemas de acción del cerebro den prioridad a las conductas básicas de supervivencia (huida, lucha o inmovilidad) por encima de cualquier otro objetivo o plan.
  - **Vulnerabilidad clave: el bloqueo**
- La sensación de amenaza puede activar el sistema de alerta incluso en ausencia de un peligro real. Esto corta temporalmente el acceso a la memoria de trabajo e interfiere en los sistemas que dependen de ella (como la memoria a largo plazo, la conexión social o la regulación emocional).[18]
- *El malabarista* mantiene activos en la pizarra tus objetivos actuales y los actualiza a medida que cambian las circunstancias.
  - **Vulnerabilidad clave: caída de bolas**
- La sobrecarga, el quedarse en blanco y las distracciones en la memoria de trabajo obstaculizan al malabarista del ejecutivo central, lo que lleva a la pérdida de objetivos y a conductas erróneas. Al malabarista se le caen las bolas.

Cada uno de estos puntos representa una oportunidad para que ese apretado «baile» entre la memoria de trabajo y la atención discurra sin problemas y de un modo fluido al servicio de nuestros objetivos o para hacernos tropezar y perder el paso: escribir la información errónea en la pizarra, bloquear contenido importante, desviar la acción del objetivo.

Ya sean pequeños o grandes, los fallos de memoria que experimentamos se pueden ir acumulando a lo largo del día, de la semana o incluso de la vida y alejarnos de donde queremos estar y de quienes queremos ser.

«¿Qué podemos hacer, entonces?», preguntarás.

DESPEJAR LA PIZARRA (MENTAL)

En 2013, nuestro laboratorio participó en un estudio a gran escala sobre maestros de escuela de Estados Unidos y de Canadá[19] para ver si el entrenamiento en *mindfulness* influía de algún modo en el desempeño cognitivo y en el *burnout* —también conocido como síndrome del trabajador quemado, o síndrome de desgaste profesional –, una preocupación importante para los docentes. El entrenamiento consistió en un curso de *mindfulness* de ocho semanas de duración, impartido por un formador cualificado. Además de asistir a las sesiones de formación, tenían que hacer ejercicios de *mindfulness* entre las sesiones. Todos los maestros se sometieron a un experimento clásico para indexar la capacidad de su memoria de trabajo: recordar una secuencia corta de letras, como M Z B, por ejemplo. Entonces, se les pidió que resolvieran un problema matemático sencillo. Luego añadimos otra letra a la secuencia y les pedimos que resolvieran otra operación aritmética. Y luego otra letra y otra operación. Queríamos saber la longitud de la secuencia de letras que podían recordar antes de que la memoria de trabajo empezara a desvanecerse primero y a fallar después, al tiempo que conservaban la capacidad de su memoria de trabajo para responder correctamente a los problemas de matemáticas.

A continuación, la mitad del grupo participó en un curso de *mindfulness* de ocho semanas, mientras que la otra mitad esperó a que les tocara a ellos. (Esta es una manera importante de controlar los posibles contaminantes de un estudio: las diferencias de motivación. En lugar de tener un grupo de control que no recibe nada o que no tiene interés en recibir la formación, la lista de espera en el grupo de control suscita, al menos en teoría, un nivel de motivación y de compromiso similar durante las sesiones de prueba, porque al final ellos también recibirán la formación.) Cuando volvimos a testar a ambos grupos después de que el primero hubiera terminado la formación, descubrimos que la memoria de trabajo de aquellos que ya habían hecho el curso de *mindfulness* de ocho semanas era mejor que la de los maestros del grupo que aún no lo había empezado.

Estos resultados nos llevaron a la siguiente pregunta: ¿cómo mejoraba la atención plena la memoria de trabajo? Mi intuición: ayudaba a despejar la pizarra mental.

Unos colegas de la Universidad de California en Santa Bárbara tenían la misma intuición[20] y la pusieron a prueba en un experimento muy ingenioso. Administraron a cuarenta alumnos de grado la misma tarea de memoria de trabajo que nosotros habíamos administrado a los maestros y a los marines que estudiamos en West Palm Beach hacía ya tantos años, pero añadieron un detalle importante. Cuando terminaron el experimento, pidieron a los participantes que informaran de la frecuencia con que su mente empezaba a divagar: ¿tenían pensamientos ajenos a la tarea con mucha o poca frecuencia durante el experimento?

Cuando acabaron el estudio de la memoria de trabajo, se invitó a la mitad de ellos a un entrenamiento en *mindfulness* de dos semanas de duración, mientras que la otra mitad recibió formación nutricional como «entrenamiento de comparación». Concluyeron que solo el entrenamiento en *mindfulness* mejoraba la memoria de trabajo en esos alumnos y que había ayudado sobre todo a aquellos que, antes del entrenamiento, habían informado de que habían divagado mentalmente mucho. Este estudio también formuló una pregunta práctica: ¿mejorar la memoria de trabajo y reducir la divagación mental ayuda a los alumnos en las tareas académicas? La respuesta es que ¡sí! Los alumnos que recibieron el entrenamiento en *mindfulness* mejoraron un promedio de 16 percentiles en la sección de comprensión lectora del Graduate Record Exam (GRE), una prueba importante para la admisión en programas de posgrado.

Resumamos y conectemos los puntos: en grupos sometidos a un nivel de estrés elevado, como los maestros con *burnout*, el estrés es como kriptonita para la atención y el viaje mental en el tiempo es uno de los principales culpables. En lugar de mantener la linterna apuntada hacia donde necesitamos que apunte, rebobinamos hacia el pasado (rumiamos, lamentamos) o nos adelantamos hacia el futuro (pensamientos catastróficos, preocupaciones... con frecuencia acerca de acontecimientos imaginados que quizá no se hagan realidad nunca). La memoria de trabajo (la pizarra mental) depende de esta misma linterna para codificar y repasar el contenido que recibe. Sin embargo, si el viaje mental asociado al estrés secuestra la atención, la memoria de trabajo se llena de contenido irrelevante y, en consecuencia, todos los procesos que dependan de ella sufrirán también. Esto significa que la comprensión, la planificación, el razonamiento, la toma de decisiones y la experiencia y la regulación emocional salen perjudicados.

En resumen:

> El viaje mental asociado al estrés aleja a la linterna atencional de la experiencia del momento presente y aumenta el contenido irrelevante en la pizarra mental.

Cuando está centrada en el presente, la atención puede codificar y repasar el contenido de la pizarra mental con información relevante para la tarea. A su vez, la memoria de trabajo puede satisfacer las exigencias de la tarea en el momento presente. En otras palabras,

el entrenamiento en *mindfulness* ayuda a despejar la pizarra mental, de modo que la memoria de trabajo puede trabajar mejor.

EL BUCLE DE LA DESDICHA

Un viernes por la noche, después de una larga semana de clases, reuniones y fechas límite, le dije a Michael, mi marido, que había agotado mi capacidad de toma de decisiones. Le pregunté si le podía delegar todas las decisiones relativas a los planes para la noche, aunque tenía una petición y una condición. La petición: que hiciéramos algo divertido que «me transportara». La condición: no tenía intención de moverme del sofá.

Me anunció que veríamos *Lucifer*, una serie acerca del Demonio que, hastiado del Infierno, decide mudarse a Los Ángeles (¿adónde, si no?) y se convierte en el propietario de un club nocturno. (Puse los ojos en blanco en señal de protesta, pero le dio al *play*. «Me has pedido que tome yo las decisiones, ¿no?», me recordó. ¡Cierto!) Lucifer empieza a colaborar con una agente de policía y se dedica a castigar a personas que deciden usar el libre albedrío para perpetrar crímenes. ¿Y qué sucede cuando mueren? ¡Lo has adivinado! Van directos al Infierno. Y, allí, la serie desarrolló su idea de Infierno: básicamente, Lucifer ponía a las personas en circunstancias en las que tenían que revivir una y otra vez aquello de lo que más se arrepentían en la vida. El mismo bucle temporal, una vez tras otra. Pensé: «¡Ajá! ¡Eso es la rumiación!».

La rumiación es una de las formas de viaje mental en el tiempo más potentes.[21] Consiste en quedar atrapado en un mismo pensamiento y repetirlo una y otra vez. Cuando rumiamos acerca de algo, entramos en bucle: repasamos los acontecimientos y deseamos que las cosas hubieran sido distintas; a veces, imaginamos versiones alternativas o recordamos cómo fueron en realidad y acabamos pensando en ello otra vez. Idear situaciones catastróficas es otra forma de rumiación: imaginamos qué puede suceder en el futuro y nos preocupamos por distintas posibilidades que, quizá, no sucedan nunca. Estos bucles mentales son magnéticos: se convierten en estados de conflicto y nos resulta muy difícil mantener las linternas alejados de ellos. Cuando al fin lo conseguimos, tendemos a regresar al tema en cuestión lo antes posible, como cuando buscamos con la lengua un diente que nos duele.

La verdad es que me resultó divertido descubrir que la rumiación es tan terrible que hubo alguien que decidió hacer toda una serie de televisión acerca de cómo es, literalmente, el Infierno.

El viaje mental en el tiempo reduce la capacidad de la memoria de trabajo para hacer el trabajo necesario para satisfacer las necesidades del momento presente porque, cuando escribimos y reescribimos mentalmente algo una y otra vez (independientemente de lo que sea a lo que le estamos dando vueltas), no dejamos espacio a nada más. No nos queda capacidad para la cognición ni para la regulación emocional. En esta situación, es posible que nos descubramos tomando decisiones impulsivas o contestando mal a nuestros hijos. El nivel de estrés sube y el estado de ánimo baja. Este estrés que retroalimentamos desgasta la atención y dificulta aún más que nos podamos resistir a lo que yo llamo el «bucle de la desdicha».

Sea cual sea el contenido de la memoria de trabajo, destacado y acompañado allí por la atención, ese es el contenido real de nuestra experiencia consciente momento a momento. Digamos que nuestra memoria de trabajo está centrada en el objetivo, ocupada y comprometida con contenido que se alinea tanto con lo que queremos hacer como con lo que estamos haciendo, por ejemplo, alguna tarea externa. Estamos concentrados, implicados, respondemos. Nos damos cuenta de todo, desde los detalles sensoriales hasta el contexto más amplio de la experiencia, y podemos acceder a toda la «información» (acerca de lo que nos rodea y del entorno inmediato) que necesitamos para completar la tarea que tenemos entre manos.

Por el contrario, si en la pizarra hay algo más, esa se convierte en nuestra experiencia del momento. Es muy probable que perdamos de vista la intención y el propósito de la actividad en la que nos hemos embarcado. Te pondré un ejemplo muy relevante para mí: si estamos sentados físicamente con nuestro hijo, leyendo un libro juntos, pero mentalmente le estamos dando vueltas a un problema, en realidad estamos en el trabajo y no en el sofá con nuestro hijo. Es posible que incluso experimentemos un desacoplamiento perceptivo, en el que la linterna está tan centrada en el contenido de la pizarra que ni siquiera somos capaces de procesar los estímulos sensoriales del entorno. (Así es como seguimos sin saber qué es un camellón a pesar de haber leído el mismo libro cien veces.)

Para que te hagas una idea de lo potente que es este efecto: si mantenemos algo en la memoria de trabajo, los recursos computacionales del cerebro se orientarán a atender a ese contenido. Esto es lo que llamamos sesgo de la memoria de trabajo. En un experimento quisimos medir cómo influía en la percepción el sesgo de la memoria de trabajo. ¿En qué medida influye en lo que percibimos?

Diseñamos un experimento similar al que he descrito antes acerca de los límites superiores de la memoria de trabajo. Sin embargo, esta vez, les pusimos el gorro craneal a los participantes mientras participaban en el experimento y solo les presentamos un rostro para recordar.[22] Descubrimos que, cuando mantenemos un rostro en la memoria de trabajo, las neuronas encargadas del procesamiento de caras siguen activas durante los tres segundos en los que el rostro no aparece en la pantalla. ¿Cómo lo supimos? Porque, durante ese intervalo, presentamos una pequeña imagen «sonda» gris (una especie de mancha sin forma definida) que construimos separando los píxeles de la imagen del rostro y moviéndolos aleatoriamente. Nos sorprendió ver que la N170 (la onda cerebral que surge como respuesta a la imagen de un rostro) era más potente cuando los participantes recordaban los rostros que cuando recordaban otra cosa (como un paisaje).

Vayamos por partes. ¿Por qué nos sorprendió ese descubrimiento? Bueno, nos dijo que la memoria de trabajo aplica el mismo tipo de sesgo «arriba-abajo» que el sistema atencional: todo lo que hace ahora el cerebro se calibra en función de lo que haya en la pizarra. No es solo que parezca que experimentamos lo que sea que estemos pensando en lugar de lo que tenemos delante. Es que, a nivel neuronal, eso es exactamente lo que sucede. Internamente, el cerebro percibe un rostro, por mucho que los ojos estén mirando una mancha gris.

En consecuencia, si tu pensamiento está en otro sitio, en lo que a tu cerebro se refiere estás en ese otro sitio, por mucho que físicamente estés sentado en un sofá leyendo acerca de camellones, conduzcas sobre un largo puente en Florida o estés en el asiento del juez mientras el abogado defensor pronuncia sus conclusiones finales.

Ahora quiero dedicar unas líneas a destacar algo importante. Todo lo que he expuesto hasta ahora acerca del funcionamiento de la memoria de trabajo (su naturaleza temporal, su susceptibilidad a la amenaza y al estrés y cómo puede ser secuestrada por la divagación mental) suena como una letanía pesimista. Como si la memoria de trabajo estuviera programada para fracasar. Al mismo tiempo, te estoy diciendo que es fundamental a la hora de conseguir todo lo que quieres lograr. ¿Cómo se explica, entonces, esa aparente contrariedad? Si se trata de una actividad cerebral tan importante, ¿por qué diantres nos ha entregado la Madre Naturaleza una herramienta defectuosa y con tanta tendencia a los errores? ¿Por qué hay tantos fallos en este *software*?

Es una característica, no un fallo

Mi respuesta a esta pregunta es que no se trata de un fallo, sino de una característica. Todos estos fallos aparentes tienen una razón de ser. Veámoslo.

Tiza que se borra

Si la tiza que se borra a tanta velocidad de nuestras pizarras es un problema tan grande, ¿por qué no hemos evolucionado para transformarla en algo que dure más? En algo más permanente como, por ejemplo, la tinta.

Imagina cómo sería si la pizarra no se borrara a sí misma cada pocos segundos. Cada pensamiento pasajero, cada pequeña intrusión, cada distracción... se quedarían allí. Incluso la información útil pasaría a ser una carga. Olvídate de mantener objetivos o de resolver problemas: estaríamos sobrecargados por el peso y el estancamiento de cualquier contenido mental que surgiera. Nos costaría mucho distinguir entre lo que es importante y lo que no lo es, porque, tanto en un caso como en el otro, el contenido permanecería en la mente consciente durante más tiempo del necesario. La memoria de trabajo tuvo que evolucionar para ser pasajera. El cerebro necesita deshacerse de contenido de forma rápida y constante para disponer de flexibilidad y poder decidir en qué nos seguimos centrando y, por tanto, mantenemos.

Fragilidad

Pero ¿por qué la mente de trabajo es tan vulnerable a las distracciones?

Recuperemos a nuestro amable ayudante, nuestro antepasado de la antigüedad, para que nos ayude a responder a esta pregunta. Imaginémoslo en la selva. Tiene un objetivo que mantiene en la memoria de trabajo: encontrar comida. Escanea su entorno en busca del destello rojo de una baya concreta que crece en esta zona y todas sus funciones cerebrales están calibradas para conseguir ese objetivo. Entonces, lo ve: movimiento entre las hojas. Tigre. La memoria de trabajo abandona el objetivo anterior en un abrir y cerrar de ojos y aparece una nueva directiva: quedarse inmóvil.

Aún necesitamos esta característica, por mucho que nos pueda causar problemas cuando erramos en la percepción de la amenaza o la imaginamos. Esta característica nos permite hacer este cambio crucial que, en ocasiones, nos salva la vida.

Capacidad

Pero ¿por qué estamos tan limitados? ¿Por qué solo podemos recordar tres cosas en lugar de trescientas?

Para serte sincera, aún estamos intentando encontrar la respuesta a esta pregunta y es probable que la hallemos en las dinámicas cerebrales basadas en frecuencias. Esta podría ser una explicación: incluso si pudiéramos recordar un millón de cosas, uno de los principales motivos por los que tenemos una memoria de trabajo o capacidad atencional es ser capaces de pasar a la acción. Y solo tenemos dos manos y dos pies.

Estas características de la memoria de trabajo evolucionaron para que no lo recordáramos todo, ya que eso nos impediría responder ante las circunstancias cambiantes. Les resultaron muy útiles a nuestros antepasados hace miles de años y nos siguen siendo útiles hoy, incluso en un mundo prácticamente sin tigres. Lo que sucede es que estas características seleccionadas por la evolución tienen sus inconvenientes. Sin embargo, si miramos lo positivo, estamos aprendiendo rápidamente y cada vez son más los estudios que sugieren que el entrenamiento en *mindfulness* nos puede ayudar. Con entrenamiento, podemos tener una mente en plena forma, incluso a pesar de estas tendencias.

Dale al *play* para recuperar el control sobre tu pizarra

Antes pensaba que la atención plena consistía en pulsar el botón de pausa, algo que siempre me había parecido artificial o idealista. La vida no tiene botón de *pausa*, ¿de qué sirve fingir que sí lo tiene? Sin embargo, cuando hablamos de estabilizar la atención y de desarrollar una mente en plena forma, lo que buscamos en realidad es el botón de *play*. Tenemos que levantar el dedo de los botones de rebobinar o de avanzar y mantenerlo en el de *play*, para experimentar todas y cada una de las notas de la canción de nuestras vidas, para oír y asimilar lo que sucede a nuestro alrededor.

En el capítulo anterior, has puesto en práctica el primer ejercicio fundamental, «Encuentra tu linterna». Ahora probaremos una variación de ese ejercicio que nos puede ayudar a escapar del bucle de la desdicha. Funciona porque nos obliga a salir del viaje de dar vueltas y vueltas a esos bucles de rumiación y desdicha para categorizar el contenido de las divagaciones mentales. Y, entonces, una vez hemos etiquetado el contenido de nuestras divagaciones mentales, volvemos al momento presente. Cuando nos vemos arrastrados a una divagación mental de rumiación (algo que nos sucede a todos), empezamos a identificar qué sucede y, a medida que practicamos, lo identificamos cada vez más pronto. Ya no repasamos por décima vez la discusión con un amigo antes de darnos cuenta de que hemos estado usando la pizarra para otra cosa mientras intentamos atender a lo que nos dice un compañero de trabajo. A medida que aprendas a controlar lo que sucede en el momento presente, activarás cada vez menos la red neuronal por defecto del viaje mental en el tiempo, ajeno a la tarea y no productivo. Se te dará mejor detectar que la mente divaga y preguntarte: ¿cuál es el contenido de mi memoria de trabajo en este preciso momento?, ¿está alineado con lo que necesito ahora o sería más conveniente volver al momento presente? De ser así, reorienta la atención a las imágenes, los sonidos y las exigencias del momento presente.

Esta es otra «variación» de los ejercicios clásicos orientados a cultivar la concentración. Se basa en el ejercicio «Encuentra tu linterna» y será una preparación magnífica para uno de los ejercicios más avanzados que aparecerán luego en el libro, donde tendrás que desarrollar la habilidad de observar y de controlar tu mente, habilidad que comienza por «observar» tus propios pensamientos.

Refuerza el ejercicio fundamental: Observa tu pizarra

1. *Repite los pasos anteriores.* Empezaremos de la misma manera en que lo hemos hecho en el ejercicio fundamental «Encuentra tu linterna» de la página 114: siéntate en una silla y ponte cómodo, pero mantén la espalda erguida, con las manos en el regazo y los ojos cerrados o entornados (para limitar las distracciones visuales). De nuevo, céntrate en las sensaciones más salientes asociadas a la respiración. Recuerda la metáfora de la atención como linterna, apunta el haz de luz hacia la sensación corporal asociada a la respiración que hayas elegido. Cuando la linterna se desvíe hacia otro lugar...

2. *Fíjate hacia dónde va.* ¡Este es un paso nuevo! En el primer ejercicio, te pedía que tomaras conciencia de cuándo la atención se empezaba a alejar y que, cuando lo hiciera, la reorientaras inmediatamente hacia la respiración. Ahora quiero que te detengas un instante y observes hacia dónde apunta la linterna.

3. *Etiquétalo.* Identifica el tipo de distracción que ha aparecido en tu pizarra. ¿Es un pensamiento, una emoción o una sensación? Un pensamiento puede adoptar la forma de una preocupación, un recordatorio, un recuerdo, una idea, un elemento de tu lista de tareas pendientes... Una emoción puede ser una sensación de frustración, el impulso de dejar de hacer el ejercicio y pasar a otra cosa, un destello de felicidad o un aumento del estrés. La sensación será algo en tu cuerpo físico: un picor, un tirón muscular, darte cuenta de que te duele la espalda de estar sentado, percibir un sonido o un aroma, notar una sensación corporal, ver algo (como un portazo, la comida que se cuece en la cocina, el gato que salta a tu regazo o una luz que se enciende).

4. *Hazlo con rapidez.* Fíjate en si la distracción se te está yendo de las manos o pregúntate por qué has empezado a pensar en algo

en concreto o recaes en hábitos poco útiles, como criticarte por haberte distraído. Ahora no es el momento ni de responder a esas preguntas ni de reñirte a ti mismo. Ahora es el momento de tomar conciencia de qué hay en tu pizarra, no de interactuar con ese contenido. Etiquétalo tan bien como puedas a partir de estas tres categorías: pensamiento, emoción, sensación. Y entonces...

5. *Déjalo ir.* Vuelve al presente y a tu respiración cada vez que hayas puesto una etiqueta. Si es una experiencia potente, es posible que reaparezca varias veces. En este caso, etiquétala de nuevo.

6. *Repite.* Cada vez que te des cuenta de que has empezado a divagar, etiqueta el contenido de la divagación (pensamiento, emoción o sensación) y vuelve a la respiración.

Una cosa importante: no sugiero en absoluto que el contenido de la pizarra deba coincidir siempre con el de la tarea que tengas entre manos. Eso no es ni posible ni deseable, como la falacia de tener una «concentración perfecta e inquebrantable». Tener en la pizarra contenido que no tiene nada que ver con lo que sea que tengamos delante no es inherentemente negativo. No es ni bueno ni malo. No es más que la manera en que trabaja el cerebro. Es así. Los pensamientos espontáneos surgen. Usamos la memoria de trabajo para resolver cosas que no tienen nada que ver con el momento presente, como solucionar un problema logístico, dilucidar qué sentimos acerca de algo, planificar, tomar una decisión... Hay muchas situaciones en las que es absolutamente positivo tener en la pizarra contenido acerca del pasado o del futuro. En esos momentos, el presente se enriquece con el contenido al que podemos acceder gracias al viaje mental en el tiempo.

Si el pensamiento espontáneo no afecta a tu desempeño, quizá no sea un problema. Podría ser un buen momento para concederte «espacio en blanco» y permitir a la mente dirigirse hacia donde quiera en la pizarra. (De hecho, lo que tu cerebro enfoque si le das libertad para ello puede ser muy informativo, algo de lo que hablaremos más adelante.) Sin embargo, también podría ser un momento en el que necesitas que la memoria de trabajo se centre en la tarea actual. Y no me refiero únicamente al desempeño en el ámbito laboral. Hay todo tipo de razones por las que no nos conviene desconectar del entorno, como la conexión con los demás, el aprendizaje, la seguridad personal y más. Así que pregúntate:

—si me distraigo, ¿eso tiene algún coste?

—si me pierdo este momento, ¿es importante para mí?

Gestionar la memoria de trabajo, como gestionar la atención, no consiste en estar presente al cien por cien durante todo el tiempo. La cuestión no es que estés exclusivamente en el presente. Es imposible y tampoco es recomendable. Lo que sí puedes hacer es ser consciente de lo que sucede. Ese es el superpoder que te permite intervenir.

EL PODER DE SABER QUÉ HAY EN LA PIZARRA

Más adelante, en la serie *Lucifer* (a la que me enganché, por cierto), se revela que Lucifer tenía un último as en la manga. Ninguna de las personas que estaban «atrapadas» en el infierno estaba atrapada en realidad. Ninguna de las puertas tenía cerrojo. Podían decidir marcharse en cualquier momento. Sin embargo, no lo hacían, porque asumían que no podían.

En última instancia, tener una memoria de trabajo potente no siempre consiste en usarla para nuestros objetivos y nuestros planes todo el tiempo. Ni en estar siempre en el momento presente, algo que no es ni realista ni deseable. Por el contrario, consiste en ser consciente del contenido de la pizarra. Consiste en tomar conciencia de las interferencias (como el viaje mental en el tiempo) y desviarlas cuando tengamos una tarea que hacer. Puede consistir incluso en disfrutar del «ahora» de una refrescante ducha matutina. En el laboratorio, hemos descubierto que las personas que presentan un mejor desempeño son también las más capaces de desatender a las distracciones. Son capaces de permitir que la tiza se borre cuando es lo conveniente y toman una decisión deliberada: «No voy a reescribir eso».[23]

Y es aquí donde la nueva ciencia de la atención nos ha permitido mejorar la comprensión de cómo podemos recuperar este espacio de trabajo cognitivo tan importante. Hace ya mucho que entendemos la relación entre la memoria de trabajo y la atención, así como entre la memoria de trabajo y la memoria a largo plazo. Lo que estamos empezando a entender ahora es que la memoria de trabajo es mucho más que un «almacén temporal» de información.

Lo que haya en tu memoria de trabajo determinará (como veremos en los capítulos que siguen) tu percepción, tu pensamiento y tu conducta. Por tanto, lo primero que debemos empezar a trabajar es cómo dirigir la linterna de la atención a la pizarra mental, para ver qué hay. Es una manera completamente nueva de usar el «haz de la linterna» de la atención, pero nos estamos empezando a dar cuenta de que es crucial si queremos conseguir las habilidades cognitivas que necesitamos para prosperar en el mundo en el que vivimos hoy.

Sin embargo, no es tan fácil como «decidir» ser consciente de lo que tenemos en la pizarra momento a momento; tal y como sucede con cualquier tipo de entrenamiento, tenemos que reforzar la habilidad poco a poco. Por eso, al llegar a un punto de mi investigación, tuve que seguir explorando la práctica de *mindfulness* incluso cuando me encontraba con alguna resistencia a la vuelta de cada esquina.

«SUICIDIO PROFESIONAL»

El estudio con los marines en West Palm Beach demostró que el entrenamiento en *mindfulness* y el compromiso con la práctica diaria permitían a personas sometidas a situaciones de estrés elevado y prolongado mantener intactas su atención y su memoria de trabajo y desarrollar resiliencia cognitiva. Se las podía entrenar para proteger la atención y la memoria de trabajo de los estresores perjudiciales que las rodeaban. Fue un estudio prometedor, pero pequeño. Demasiado pequeño. Necesitábamos una muestra más grande y un experimento más refinado. Quería saber más acerca de qué tipo de entrenamiento mental específico funcionaba mejor y la «dosis» necesaria para marcar una diferencia real en personas que operaban en condiciones de estrés elevado.

Profesionalmente, me advirtieron que me alejara de esa línea de investigación. Mis colegas me decían que la atención plena era un callejón sin salida. Era demasiado esotérica. No contaba con el rigor necesario. Si me empeñaba en ir por ahí, me decían, me arriesgaba a «cometer un suicidio profesional».

Pese a todo, solicitamos becas y conseguimos financiación: dos millones de dólares para llevar a cabo el primer estudio de entrenamiento en *mindfulness* a gran escala en el ejército de Estados Unidos. Estaba entusiasmada. Quizá estuviera a punto de «cometer un suicidio profesional», pero, al menos, lo haría a lo grande.

Solo había un problema: ningún militar aceptaba el estudio. Llamé a todas las puertas que pude, pero todas permanecieron firmemente cerradas. Al parecer, pedíamos demasiado: pedíamos tiempo, mucho tiempo. Este estudio tenía un componente de ondas cerebrales y necesitábamos una hora solo para montar el gorro de EEG. Además, pedíamos tiempo en el peor momento posible: el predespliegue, cuando los soldados se entrenan para algunas de las condiciones más intensas y cruciales que experimentarán jamás. Sin embargo, era precisamente entonces cuando los necesitaba, en ese intervalo de alto estrés en el que tenían que alcanzar su máximo rendimiento y luego mantener ese nivel de desempeño una vez desplegados. «No — nos decían todos —. No, no y no.»

Entonces, después de un año de llamar a puertas, nos abrieron una y nos dijeron que sí.

Ese «sí» vino de Walt Piatt, el teniente general que hemos conocido en la introducción del libro. En aquella época (hace más de diez años), era coronel y lideraba una brigada del ejército de Estados Unidos con base en Hawái que estaba realizando despliegues a Iraq. Cuando mi equipo y yo volamos para reunirnos con el coronel Piatt y hablar del estudio, su segundo nos pidió que fuéramos concisos y fuéramos al grano, porque tenía muy poco tiempo. Entré en su despacho dispuesta a encontrarme con el estereotipo de militar: centrado en el trabajo, rígido, estoico y absolutamente pragmático.

Sin embargo, lo primero que hizo fue llevarnos a la «sala del recuerdo» de la base, donde se homenajeaba a los soldados que no volvían de las misiones. Anduvimos lentamente por la sala, mirando los nombres y las botas de los caídos. Habló de las dificultades de la vida militar antes, durante y después del despliegue. Nos mostró fotografías de amigos que había perdido, incluyendo a amigos iraquíes. Y nos explicó que, cuando leyó el material donde describíamos el estudio, recordó algo que su mujer, Cynthia, le decía siempre: «No te despliegues antes del despliegue». A lo largo de los múltiples despliegues de Walt, Cynthia se había dado cuenta de que, mentalmente, ya se había ido mucho antes de haber subido físicamente a un avión para dirigirse a una guerra que tenía lugar en la otra punta del mundo. Inmediatamente, pensé en la multitud de maneras en que tantos de nosotros nos «desplegamos antes del despliegue» y pasamos tanto tiempo ensimismados, planificando e imaginando lo que va a suceder que nos perdemos por completo lo que sucede en nuestra vida ahora. Pensé en mí misma un poco antes esa misma semana: estaba en las gradas, viendo jugar a mi hijo al fútbol, pero mentalmente ya estaba en el claustro del día siguiente en la universidad. Apenas recordaba nada del juego. (Y aún me duele.)

De camino al hotel, repasé la experiencia mentalmente. La reunión no había sido en absoluto lo que había esperado. La decisión del coronel de llevarme a la sala del recuerdo había sido muy reveladora. Pensé que, en sánscrito, la palabra para *mindfulness* es *smriti*, cuya traducción literal es «aquello que se recuerda».

Cuando mantenemos el dedo en el botón del *play*, cuando llenamos la pizarra con el momento presente, multiplicamos la probabilidad de que ese momento se codifique en la memoria a largo plazo. Todos queremos «mejorar la memoria». ¿Puede la atención plena ayudarnos a pulsar el botón de *grabar*?

Sí, pero pulsar *grabar* no es tan sencillo como puede parecer.

Capítulo 6
PULSA *GRABAR*

Supe que Richard era un escéptico en cuanto llegó a la sesión de entrenamiento. Era un soldado amable, aunque duro, que había dejado el servicio activo y ahora trabajaba en un centro de investigación. Se mostraba retraído, silencioso y reservado y era impecablemente cortés, pero vi en su mirada que no estaba convencido. En absoluto.

Se trataba del «entrenamiento para entrenadores» que dirigíamos mi colega Scott Rogers y yo. Los jefes de Richard nos lo habían enviado para que lo formásemos y pudiera entrenar en *mindfulness* a grupos militares. Su trabajo en la Research Transition Office del Centro de Investigación Militar Walter Reed consistía en ayudar a adaptar la ciencia más reciente (como la nuestra, acerca de cómo la práctica de la atención plena beneficia la atención) a entrenamientos y formaciones que el ejército de Estados Unidos pudiera ofrecer a sus soldados. Sin embargo, tenía muchas dudas. Le preocupaba enormemente que la atención plena chocara con sus creencias religiosas. Su fe cristiana constituía uno de los cimientos de su vida y de sus creencias y le preocupaba tanto la orden de sus jefes de entrenar a otros soldados en *mindfulness* como el tener que aprender primero él. ¿Podría hacer lo que se esperaba de él?

Cuando entró en la sesión esa primera mañana, dijo que estaba nervioso. «Solo pensaba en que tenía que encontrar la manera de salir de ahí.»

Sin embargo, su resistencia se fue desvaneciendo a medida que avanzamos por el material y vio que no contenía nada que fuera remotamente religioso. La misión del entrenamiento en *mindfulness* y las explicaciones de por qué este reforzaba la atención, la memoria de trabajo y el estado de ánimo le parecieron muy lógicas. El mensaje de que, con frecuencia, los soldados eran incapaces de responder a las exigencias del momento debido a la carga de otras preocupaciones resonó en él. Empezó a pensar que, quizá, el entrenamiento podría ser útil. Y se empezó a preguntar: cuando rezaba, una práctica que era profundamente significativa para él, ¿estaba ahí mentalmente?, ¿atendía a la oración? Cuando estaba con sus hijos, que crecían a toda velocidad, ¿estaba con ellos de verdad? Sus hijos adolescentes siempre intentaban compartir recuerdos con él: «Aquello fue divertidísimo...» o «Papá, ¿te acuerdas de aquella vez que...?». Y él pensaba: «Caramba, no. No me acuerdo en absoluto».

Siempre lo había atribuido a que tenía mala memoria y no le había dado más importancia. Sin embargo, ahora se empezó a preguntar si de verdad tenía tan mala memoria o si, quizá, el problema era otro. Cada vez que sus hijos intentaban conectar con él acerca de una experiencia compartida, sentía una punzada de dolor.

«Me di cuenta de que no podía formar parte de esos recuerdos con ellos, porque no formé parte del momento. Estaba en otro sitio, siempre.»

Aunque había estado presente físicamente en todas esas ocasiones (tenía las fotografías que lo demostraban), no las había experimentado de verdad. Ocupado, bajo presión y comprometido, sentía que su atención siempre estaba en otro lugar, hiciera lo que hiciese, estuviera con quien estuviese.

«No había estado allí, así que no lo recordaba», dice ahora.

La memoria puede ser complicada. Asumimos que recordaremos más de lo que recordamos en realidad. Y, entonces, llegamos a un momento como los que Richard experimentaba con sus hijos y nos preguntamos cuánto de nuestras vidas vivimos de verdad. ¿Qué no hemos podido grabar? Momentos importantes con seres queridos, conocimiento esencial... ¿o más? A veces, cometemos errores porque algo que sabemos no asciende a la superficie cuando lo necesitamos; tenemos la frustrante sensación difusa de que deberíamos saberlo. Queremos escuchar y recordar el contenido de una reunión importante o un momento bonito junto a la familia; sin embargo, en lugar de eso, le damos vueltas a un incidente lamentable de nuestro pasado, algo que ya está en nuestra memoria a largo plazo y que preferiríamos olvidar.

Es fácil preguntarse si le pasa algo a nuestra memoria, preguntarse por qué las experiencias y el aprendizaje se escurren como por un colador en lugar de pasar al almacén a largo plazo. Sin embargo, todos y cada uno de estos ejemplos (por qué algunos recuerdos se graban y otros no, por qué el conocimiento que necesitamos es accesible en algunas ocasiones pero no en otras) tiene una explicación. Y, probablemente, no tenga nada que ver con la memoria. Lo que calificamos de problema de memoria acostumbra a ser un problema de atención.

¿ESTÁS GRABANDO?

Saca el móvil un momento. Ahora, abre la galería de fotos y busca el último acontecimiento que fotografiaste. Puede ser cualquier cosa, algo grande (un concierto junto a tus amigos) o algo pequeño (una foto de tu gato en el sofá). Mira las fotografías que tomaste y responde a las preguntas siguientes:

- ¿Qué recuerdas? Intenta recordar los detalles sensoriales que experimentaste, como el sabor de la comida, el olor del aire..., cualquier cosa que no aparezca en el pequeño rectángulo que sostienes en la mano.
- ¿Qué se dijo? ¿De qué hablaste?
- ¿Cómo te sentiste?
- Y, para terminar, ¿qué te perdiste? Si pudieras volver a ese momento, ¿a qué dirigirías tu atención primero para llenar los vacíos?

Cuando abrí la galería del móvil y retrocedí en el tiempo mediante las imágenes, el primer evento que me llamó la atención fue la última cena en familia antes de que Leo se fuera a la universidad. Ya era mayor e iba a emprender el vuelo y quise que los cuatro nos sentáramos a la mesa para una última cena especial en familia. Cuando miro la imagen, recuerdo claramente que intenté encontrar el ángulo ideal, para que todos saliéramos sonriendo y quedáramos bien en la cámara, pero no recuerdo de qué hablamos ni demasiados detalles acerca de la cena en sí.

Si no acostumbras a hacer fotografías, ¿has enviado una captura de pantalla o un artículo a alguien hace poco? ¿Recuerdas por qué? ¿Recuerdas de qué iba? ¿O el contexto y el contenido se han desvanecido por completo?

Resulta tentador pensar en la memoria como en el botón de *grabar* del cerebro. Y, efectivamente, aquí he estado usando la expresión «pulsar el botón de grabar» como metáfora de cómo recordamos. Sin embargo, en realidad no «grabamos» o, al menos, no exactamente.

LA MEMORIA NO ES UNA GRABACIÓN

El de recordar es un proceso complejo y con muchos matices. Los recuerdos son mutables, no estáticos. A diferencia de las imágenes en la galería de tu móvil, no son iguales cada vez que los recuperas. Los recuerdos se transforman y cambian. Y algunas cosas permanecen en el recuerdo, mientras que otras desaparecen. Puedes estar tranquilo: lo más probable es que a tu memoria no le pase nada. Funciona así. Da prioridad a cierto tipo de información y olvida otras cosas por completo como consecuencia de la evolución. Muy probablemente, lo que para ti es un «problema» de memoria tenga un propósito seleccionado por la evolución.

La memoria no es una grabadora literal de acontecimientos. Aunque a la mente se le da muy bien viajar en el tiempo, lo cierto es que no podemos «rebobinar» y revivir los acontecimientos exactamente como han sucedido, porque no hay un «exactamente como han sucedido». Lo que recuerdas ha pasado por el filtro de tu experiencia de lo que ha pasado, además de por el de las experiencias que has tenido antes y después. La «memoria episódica», que es la memoria de las experiencias,[1] codifica selectivamente solo los aspectos de la experiencia a los que se presta más atención y se mantienen en la memoria de trabajo. Traducción: solo recordamos aquello a lo que hemos prestado atención y hemos «escrito» en nuestra pizarra, no todo lo que ha ocurrido. Y, además, la memoria episódica no solo registra los aspectos externos de lo que sucede (quién, qué, dónde, etc.), sino que se implica profundamente en la faceta autobiográfica de lo que experimentamos. Entonces, ¿fue una experiencia feliz?, ¿triste?, ¿interesante?, ¿tensa? Nuestra experiencia emocional determinará a qué atendemos y, por tanto, qué recordamos.

La «memoria semántica», que es el conocimiento de vocabulario general para datos, ideas, conceptos..., es igualmente selectiva. Lo que recordamos depende de lo que hayamos aprendido anteriormente.

Estos dos tipos de memoria no solo están inexorablemente relacionados con la atención, sino que forman un circuito cerrado: aquello a lo que prestamos atención es lo que recordamos y lo que recordamos influye en aquello a lo que prestaremos atención en el futuro y, por tanto, en aquello que más recordaremos.

POR QUÉ TENEMOS MEMORIA

Una amiga mía tiene tres hijos y mencionó su preocupación por el tipo de recuerdos que sus hijos están formándose, en concreto, los recuerdos que tienen que ver con ella.

Me explicó que esa mañana le había gritado a su hijo por algo trivial. Ya llevábamos unos meses confinados por la COVID-19 y los nervios de todo el mundo estaban al límite.

«He pensado que ojalá recuerde el resto de las cosas positivas que hemos hecho hoy en lugar de recordar eso —me dijo—. Y entonces he empezado a pesar sobre eso y me he dado cuenta de que la mayoría de mis recuerdos más vívidos acerca de mi madre cuando era pequeña son negativos. Recuerdo con mucha claridad los momentos en que estaba frustrada, me gritaba o me castigaba. Son muy pocas ocasiones, pero las recuerdo muy específicamente, hasta el último detalle. Al mismo tiempo, me cuesta recordar los buenos momentos en detalle. ¡Y casi todos los momentos fueron buenos! Se pasaba el día, todos los días, cuidando de nosotros, organizando manualidades, siendo paciente, escuchándonos... ¿Cómo es posible que solo me acuerde de lo malo? ¿Es eso lo que mis hijos recordarán de mí, solo lo malo?»

Cuando le respondí, comencé por las malas noticias: sí, recordamos la información negativa mejor que la positiva.[2] (Aunque la buena noticia es que ese sesgo se empieza a suavizar una vez superamos los sesenta.) El «botón de grabar» no registra lo que nos sucede ni de manera completa ni veraz, porque el propósito de la memoria no es ayudarnos a saborear el pasado, sino ayudarnos a actuar en el mundo ahora. La memoria, como la atención, es un sistema absolutamente sesgado que ha evolucionado para dar prioridad a la supervivencia. «Submuestreamos» constantemente las experiencias importantes para nuestra supervivencia y por eso las experiencias que nos asustan o nos estresan son siempre más notorias.

La memoria nos permite aprender. Nos proporciona estabilidad y continuidad. Entre todo lo que nos sucede, todo lo que sea constante o «normal» acaba difuminándose en el fondo, mientras que las excepciones destacan más, son más salientes en nuestro recuerdo.[3] Esta característica de la memoria también está asociada a la atención, que da prioridad a los eventos novedosos y excepcionales.

Lo que le respondí a mi amiga fue que, en realidad, el hecho de que los recuerdos más prominentes de su infancia fueran negativos era una buena señal. Significaba que había tenido una infancia estable y feliz. Y, muy probablemente, a sus hijos les pasaría lo mismo. Sí, seguramente recuerden unos episodios más que otros, pero si el contexto de su infancia es afectuoso y positivo, eso también formará parte de su recuerdo y, en concreto, de su memoria semántica. No podemos recordar todos los episodios. Hacerlo no nos ayudaría en absoluto.

Por eso olvidamos.

«OLVÍDALO»

Olvidar es una característica cerebral muy evolucionada que necesitamos imperiosamente si queremos funcionar. Ya hemos visto que acabaríamos colapsados si el sistema atencional no contara con un sistema de filtrado y de selección. Lo mismo sucede con la memoria.

La mayoría de las personas sanas cuentan con una gran capacidad de memoria a largo plazo, pero eso implica ser propenso a las interferencias: la información que recordamos interfiere en la capacidad para aprender información nueva, mientras que la información que aprendemos ahora puede interferir en lo que hemos aprendido previamente.

Durante un breve periodo de tiempo durante la pandemia de coronavirus, nos dijeron que las mascarillas eran innecesarias y que llevarlas era irresponsable. En ese momento, se creía que el virus no se transmitía con facilidad de una persona a la otra a no ser que hubiera un contacto directo, de manera que era mejor reservar las mascarillas para los profesionales sanitarios que se veían expuestos a casos graves. La instrucción era clara: «Las mascarillas no te sirven de nada a ti, así que déjaselas al personal médico y de enfermería». Si embargo, poco después, los Centros para el Control y la Prevención de Enfermedades cambiaron sus directrices. De repente, teníamos que llevar la mascarilla siempre y lo irresponsable era no llevarla. Tuvimos que olvidar la instrucción antigua, «No llevéis mascarilla», para poder recordar la nueva, «Llevad la mascarilla puesta en todo momento».

Incluso el hecho de recordar todos los momentos dichosos de nuestra vida sería abrumador. Necesitamos filtrar y seleccionar lo que recordamos, al igual que sucede con aquello a lo que atendemos.

Olvidar es bueno.[4] Es una característica, no un fallo, de nuestro diseño biológico. Lo necesitamos y recurrimos a ello, de la misma manera que recurrimos a otras características de la memoria (como que las experiencias negativas sean más salientes) para sobrevivir, aprender y tomar decisiones. Otro de los motivos por los que tenemos memoria es el aprendizaje y la orientación a la hora de actuar en el presente y en el futuro. Para que eso funcione, olvidar es tanto o más importante que recordar. La mente tiene un buen motivo para funcionar tal y como lo hace y no nos conviene cambiar fundamentalmente ninguna de sus características básicas. A pesar de todo, sí que hay vulnerabilidades del sistema que nos causan ciertos problemas.

UNA IMAGEN VALE MUY POCAS PALABRAS. LA MEMORIA Y LA ATENCIÓN

Volvamos a tu galería de imágenes. Cuando la has abierto al principio del capítulo, ¿te has fijado en cuántas imágenes había? Yo acabo de mirar la mía: hay miles.

Fotografiamos y registramos información importante para nosotros porque sabemos lo frágil que puede ser la memoria y queremos recordar. Irónicamente, muchas veces es precisamente ese acto de conservación lo que nos impide conseguirlo.

Un estudio de 2018 sobre las redes sociales se propuso dar respuesta a una pregunta importante:[5] ¿el hecho de documentar un acontecimiento influye en cómo lo experimentamos? En el estudio, los investigadores diseñaron una serie de situaciones en las que se pretendía evaluar el disfrute y el compromiso de los participantes en una experiencia en el momento presente, además de evaluar su recuerdo de esta experiencia más adelante. Se distribuyeron a los participantes en tres grupos diferentes: en uno, se les pedía que documentaran la experiencia para compartirla en las redes sociales; en otro, se les pedía que la documentaran para sí mismos, y, en el tercero, se les pedía que no documentaran nada. Una de las experiencias era asistir a una TEDTalk y otra fue una visita autoguiada a la Memorial Church de la Universidad de Stanford, en Palo Alto.

Los resultados respecto al disfrute y al compromiso fueron variados. En algunas situaciones, pareció que los participantes realmente disfrutaron de la experiencia de crear contenido para el consumo de otros, porque lo consideraron una manera de conectar con la comunidad y esto aumentó el placer de la experiencia. Por el contrario, a otros los preocupaba cómo percibirían los demás el contenido o se comparaban con otros en las redes sociales, por lo que disfrutaron menos. En lo que respecta a la memoria, los resultados fueron sólidos y claros: las personas que tuvieron que fotografiar las experiencias, ya fuera para las redes sociales o para sí mismos, recordaron muchos menos detalles más adelante.

¿Por qué? En primer lugar, porque documentar algo requiere hacer más de una cosa a la vez (multitarea), algo que ahora ya sabes que es, en realidad, un cambio de tareas. No hacemos una fotografía y experimentamos lo que estamos fotografiando: hacemos la fotografía o experimentamos la experiencia. Siempre es una cosa o la otra. Si estamos concentrados en hacer la fotografía, no podemos estar concentrados simultáneamente en la actividad que estemos documentando. Esto es así tanto si estamos de vacaciones en un lugar paradisiaco y hacemos una fotografía (¿recordaremos esa puesta de sol?) como si estamos en una clase o en una conferencia. Los estudios han demostrado que el uso de tecnología en la clase (como tomar apuntes solo en un portátil)[6] se asocia a una disminución del desempeño académico. Esto sucede porque los alumnos caen en la tentación de entrar en internet (las salas de chats y los cestos de la compra acaban llenos a rebosar, mientras que las mentes quedan bastante vacías del contenido de la lección), pero también por otro motivo: incluso cuando «prestamos atención» de verdad a lo que estamos documentando, el modo en que usamos estos dispositivos afecta a cómo procesamos y, por tanto, a cómo recordamos las experiencias.

En el caso de los portátiles en las aulas, incluso cuando los alumnos tecleaban los apuntes como se suponía que debían hacer, se convirtieron en una especie de robots de mecanografiar y transcribían como Siri. El problema es que no sintetizaban la información. Sintetizar es una de las cosas que hacemos de forma natural cuando tomamos notas manuscritas: prestamos atención mientras escuchamos y analizamos lo que se ha dicho para resumir los puntos más importantes. Tenemos que hacerlo:

nos es imposible escribir a la velocidad suficiente para transcribir todas y cada una de las palabras que oímos, por lo que tenemos que ser estratégicos. Y este trabajo de síntesis facilita que codifiquemos esa información de un modo más rico, más completo y más integrado, es decir, más duradero. Tomar apuntes en portátiles acaba siendo una manera fantástica de transcribir una clase en el ordenador, pero una manera muy mala de codificar ninguna parte del contenido de la clase en la memoria a largo plazo.

Usar dispositivos digitales como móviles y portátiles para registrar lo que más queremos recordar acaba teniendo el efecto contrario. Los autores del estudio sobre las redes sociales concluyeron que el uso de las redes impide que recordemos los acontecimientos que, precisamente, intentamos preservar, porque interfiere en la capacidad de experimentar realmente el acontecimiento. Acabamos con una fotografía de algo que en realidad no podemos recordar o con una transcripción de una clase a la que no «asistimos» en realidad.

Nadie quiere que le digan que deje el móvil. Sin embargo, los resultados del estudio fueron muy claros: las personas que documentaron sus experiencias recordaron mucho menos. Es sencillo y no hay una solución mágica para evitarlo: si no «escribimos» una experiencia en la pizarra mental, donde la podemos organizar y sintetizar y donde podemos integrar los distintos elementos que la componen, no pasará a la memoria a largo plazo. No tiene la menor posibilidad.

EL PORTAL A LA MEMORIA A LARGO PLAZO

Cuando aún era una estudiante de grado, me hablaron de un paciente famoso en la historia de la neurociencia y al que en los manuales se conoce como «H. M.». En 1953, H. M. se sometió a una cirugía cerebral experimental para tratar su epilepsia. Sufría crisis desde que tenía diez años y, a los veintisiete, se habían vuelto tan frecuentes y eran tan incapacitantes que no podía trabajar. Sus médicos le habían prescrito dosis cada vez más elevadas de anticonvulsivos, pero nada funcionaba, así que dieron un paso drástico: le extirparon la mayoría de los lóbulos temporales, donde estallaban las «tormentas» epilépticas, en una intervención experimental llamada lobectomía temporal-medial bilateral.[7] La intervención fue un éxito y las crisis epilépticas de H. M. se redujeron drásticamente. Sin embargo, los lóbulos temporales contienen múltiples estructuras cerebrales que intervienen en la memoria a largo plazo. ¿En qué medida afectaría la intervención a la memoria de H. M.?

Al parecer, H. M. conservó todos sus recuerdos a largo plazo hasta unos pocos años antes de la intervención. Su memoria de trabajo también parecía haber salido indemne: en las pruebas de laboratorio, podía mantener secuencias de números en mente siempre que siguiera centrado en ellas. Sin embargo, cuando los investigadores lo distraían y apartaban brevemente su atención de lo que fuera que estuviera manteniendo en su memoria de trabajo, la información se desvanecía para siempre.

Mi profesora asistente había trabajado en el laboratorio que estudió el funcionamiento de la memoria de H. M. Una noche, estaba en el laboratorio trabajando con H. M. y le encargaron que lo llevara en coche a su casa, de vuelta a su piso en una comunidad de viviendas asistidas. Estaban en el coche, charlando, cuando se dio cuenta de que no tenía ni idea de dónde vivía H. M., así que siguió las indicaciones que él le fue dando y lo llevó a su casa..., a la casa de su infancia, situada en la otra punta de la ciudad.

Hasta su muerte, acaecida en 2008, H. M. fue objeto de décadas de estudios sobre la memoria y la formación de recuerdos. Los investigadores descubrieron que los recuerdos anteriores a la intervención eran exquisitamente vívidos, probablemente porque no había recuerdos nuevos que compitieran con ellos. Sin embargo, un estudio tras otro confirmaron que solo podía acceder a la memoria de trabajo y que no podía formarse recuerdos a largo plazo (ni para episodios ni datos nuevos). En la lobectomía temporal-medial bilateral que le había curado la epilepsia, H. M. perdió la conexión entre la memoria de trabajo y la memoria a largo plazo. Podía mantener la información nueva en la pizarra mental durante un tiempo, como cualquier otra persona, pero le era imposible recordarla de un modo más duradero.

La memoria de trabajo es más que un tablero temporal donde llevamos a cabo el pensamiento creativo, la ideación, la concentración y la búsqueda de objetivos. También es el portal de entrada (¡y de salida!) de la memoria a largo plazo. Lo que queremos recordar entra en la memoria a largo plazo a través de la memoria de trabajo y, cuando recuperamos información de la memoria a largo plazo, la plasmamos en la memoria de trabajo. De hecho, «recordar» son estas dos funciones (codificar y recuperar) juntas: codificamos algo y luego lo recuperamos. Cada uno de estos procesos necesita que usemos de un modo efectivo tanto la atención como la memoria de trabajo. Y, como sabemos, nos topamos con mil y una oportunidades para que esos sistemas fallen, sean secuestrados por algo más saliente o relevante, pierdan de vista el objetivo, se queden en blanco o se distraigan con otra información que compite por el foco atencional.

PROBLEMAS PARA ENTRAR: CUANDO LA INFORMACIÓN NO SE CODIFICA

Hace poco, mi suegra me llamó, algo asustada por su memoria. Los lapsus de memoria la afectan cada vez más a medida que se hace mayor, porque cree que podrían ser indicadores de problemas más graves y eso la angustia. Le pedí que me explicara exactamente qué había pasado.

Me explicó lo que le había sucedido el día anterior, cuando fue de compras. Estaba en el coche, de camino al supermercado, cuando se dio cuenta de que se había dejado la lista de la compra en casa, así que empezó a repasar mentalmente lo que tenía que comprar. Aparcó en el supermercado, salió del coche y tomó una nota mental de dónde había aparcado. Entró, compró lo que tenía que comprar y llevó el carro hasta el coche y, mientras metía la compra en el maletero, vio un arañazo en la pintura del coche. Se irritó consigo misma. ¿Cuándo diantres se había dado con algo? ¡Ni siquiera se había dado cuenta!

Fue a dejar el carro en su sitio, preocupada por el arañazo, y se sentó al volante. Entonces se dio cuenta de que ese automóvil tenía cambio de marchas. El suyo era automático.

Estaba en el coche equivocado.

Encontró el suyo, del mismo modelo y color, sin el arañazo en la pintura, y trasladó, avergonzada, la compra. Nos reímos juntas mientras me lo explicaba. ¡Se había metido en el coche de un desconocido! Le expliqué que no creía que lo sucedido tuviera nada que ver con un problema de memoria ni, de hecho, con su cerebro en proceso de envejecimiento. Sí, el cerebro envejece, como lo hace el resto del cuerpo. Algunas partes del cerebro, como el hipocampo y otras estructuras temporales-mediales que necesitamos para formar recuerdos explícitos, pierden grosor y densidad. Y esto puede provocar problemas de memoria. Sin embargo, este episodio había sido un caso de sobrecarga de la pizarra mental. Mientras aparcaba, estaba repasando la lista de la compra olvidada. Pensó que se fijaba en dónde aparcaba, pero en realidad estaba reteniendo muchísima información en la pizarra. Ya no le cabía nada más. Tan sencillo como eso.

Muchas de las cuestiones relacionadas con la memoria y el envejecimiento se atribuyen a causas erróneas. El problema no es que «estemos perdiendo la memoria», sino que «no prestamos atención y no hemos codificado la información».

Un apunte: saber dónde hemos aparcado el coche no es algo que queramos recordar a largo plazo. De hecho, es un ejemplo de una de esas ocasiones en que queremos poder olvidar. Imagina si pudieras recordar todos los lugares en los que has aparcado a lo largo de tu vida y tuvieras que repasar todas las ubicaciones cada vez que salieras por las puertas automáticas de un supermercado. Al igual que la atención, la memoria ha de servir como filtro y seleccionar entre lo que es relevante y lo que no, qué hay que destacar y que hay que eliminar. De hecho, solo uso esta anécdota para ilustrar que intentar mantener demasiada información en la memoria de trabajo puede impedir que nada llegue a la memoria a largo plazo de manera eficaz.

Y, lo que es más, si tu memoria de trabajo está sobrecargada, el conocimiento ya almacenado en la memoria a largo plazo no siempre podrá salir cuando lo necesites. Esta fue la causa de uno de los incidentes de «fuego amigo» más letales en la historia reciente de Estados Unidos.

PROBLEMAS PARA SALIR: CUANDO LA INFORMACIÓN NO SE RECUPERA

Corría el año 2002, el punto álgido de la guerra en Afganistán, y un soldado estadounidense estaba usando un sistema por GPS para guiar una bomba de 900 kilos hacia su objetivo, un enclave de la insurgencia. En este sistema, el soldado en tierra introducía las coordenadas del objetivo del ataque aéreo en un dispositivo GPS manual y la bomba caía en la ubicación precisa, pero, una vez introducidas las coordenadas del objetivo, justo antes de lanzar el ataque, el soldado se dio cuenta de que las pilas del dispositivo GPS de mano se estaban agotando, así que las cambió por unas nuevas. Entonces, envió las coordenadas de la pantalla para ordenar el lanzamiento de la bomba. Cayó sobre su propio batallón.

¿Qué había pasado? Este sistema se reinicia cada vez que se cambian las pilas y muestra en la pantalla las coordenadas de su propia ubicación. El soldado que lo estaba usando lo sabía perfectamente. Había recibido una formación exhaustiva acerca del procedimiento. Cuando se cambian las pilas, hay que volver a introducir las coordenadas del objetivo. Tenía este conocimiento almacenado en su memoria a largo plazo, lo había practicado en múltiples ocasiones. Sin embargo, por algún motivo, no se «cargó» cuando lo necesitó. Miró las coordenadas erróneas y las envió. Ese día murieron muchas personas. Y todo por un problema entre la memoria a largo plazo y la memoria a corto plazo de un soldado. Solo puedo intentar adivinar la explicación, pero es posible que sea trágicamente sencilla: si la memoria de trabajo está abrumada por la información de una mente que divaga como consecuencia del estrés, es más que probable que el conocimiento no aparezca cuando más se necesita.

Aunque este es un ejemplo extremo, cualquiera de nosotros puede sufrir crisis como esta durante los procesos de codificación y de recuperación de recuerdos. Tanto un proceso como el otro constan de muchos pasos y todos ellos exigen atención y memoria de trabajo.

CÓMO SE CREAN LOS RECUERDOS

Para recordar, hacemos tres cosas fundamentales. La primera es ensayar. Repasamos la información: el nombre que acabamos de oír cuando nuestro nuevo compañero de trabajo se ha presentado; los datos más importantes de la formación de trabajo a la que hemos asistido; los detalles de una experiencia positiva que acabamos de tener. En la escuela, cuando estudiábamos con fichas, eso era ensayar; cuando repasamos los matices de un momento feliz (la boda de nuestros hijos, los brindis, el sabor de la tarta nupcial), eso es ensayar también; cuando revivimos un momento doloroso o que nos avergüenza, también se convierte en un ensayo (por desgracia).

Luego viene la elaboración: se parece al ensayo y consiste en relacionar las experiencias o los datos nuevos con el conocimiento o los recuerdos que ya tenemos. Los recuerdos que almacenamos son mucho más potentes si ya contamos con una base de conocimiento previo. Por ejemplo: imagina un pulpo. Ahora te diré algo: los pulpos tienen tres corazones. Si no lo sabías, ahora, en el mismo instante en que acabas de leer esto, estás anclando ese nuevo conocimiento a tu imagen mental de un pulpo. La próxima vez que veas uno en un acuario o en un documental de televisión, es posible que de repente te acuerdes de ello y le digas a la persona que tengas al lado: «¿Sabías que los pulpos tienen tres corazones?».

Y, para terminar, consolidamos. Esto sucede mientras llevamos a cabo las dos funciones anteriores y permite que la información quede almacenada. Mientras el cerebro repasa la información, tiende nuevas vías neuronales y las repasa, de modo que se refuerzan. Básicamente, es así como la información pasa de la memoria de trabajo a la memoria a largo plazo. La estructura del cerebro cambia para solidificar una representación neuronal concreta y, para poder hacerlo, necesita tiempo para el pensamiento espontáneo y sin restricciones. Creemos que ese es el motivo por el que el descanso y el sueño son tan importantes: ofrecen la oportunidad de consolidar los recuerdos. También es este parte del motivo por el que divagamos: la actividad neuronal asociada al repaso de experiencias pasadas es una de las cosas que puede alimentar esos viajes mentales. Cuanto más las repasamos, más se desvanece el ruido y más clara queda la señal, que es lo que comprende el recuerdo que trazamos en el cerebro. Si la atención está ocupada constantemente y no disponemos de descanso mental para experimentar la emergencia del pensamiento espontaneo consciente, podríamos estar degradando la conexión entre la memoria de trabajo y la memoria a largo plazo. Deshabilitamos procesos de consolidación vitales.

El proceso de recordar (que ya está sujeto a nuestras estructuras, sesgos, experiencia y conocimiento previo) es frágil y se altera con facilidad. Se desajusta cuando la atención se desvía a otro sitio y se interrumpe cuando algo distinto a lo que queremos recordar se apodera de la memoria de trabajo. Irónicamente, ese «algo» es, con mucha frecuencia, la propia memoria a largo plazo.

LA «MATERIA PRIMA» DE LA DIVAGACIÓN MENTAL

La memoria puede fallar si, durante el proceso de codificación, la atención hace lo que suele hacer: divagar. Si es captada por algo saliente. Si se desvía a los temas y preocupaciones candentes que se han convertido en estados de conflicto... Estos pensamientos que asaltan la atención tienen como materia prima trazas de la memoria a largo plazo.[8] Se trata de conceptos y de experiencias que se pueden reconfigurar de maneras nuevas para crear una nueva preocupación o también pueden ser recuerdos ya plenamente formados. Se convierten en el contenido de la divagación mental.

Antes, cuando he hablado del viaje mental en el tiempo, me refería a que somos secuestrados por contenido creado por nuestra propia mente a partir de materia prima procedente de nuestra memoria a largo plazo. Este contenido puede interferir en nuestra capacidad para prestar atención a lo que sucede en el momento presente. Y eso complica la formación de recuerdos nuevos relativos a la experiencia actual.

¿Recuerdas la red neuronal por defecto, la red neuronal que se ha encontrado en estudio tras estudio sobre la divagación mental? Pues resulta que esa red está compuesta de subredes. Una de esas subredes tiene nodos que abarcan el sistema de memoria a largo plazo temporal medial del que hemos estado hablando. Yo pienso en esta subred como en una bomba de pensamientos. Bombea contenido como trazas de memoria y otra cháchara mental generada por material de la memoria en bruto.[9] Y lo hace sin que ni siquiera seamos conscientes de ello.

A veces, la bomba extrae información destacada que provoca que nuestra linterna atencional se desvíe. Es como cuando estímulos amenazantes, novedosos, llamativos o relativos a nosotros suceden en nuestro entorno externo y la linterna los enfoca. De hecho, una segunda subred de la red neuronal por defecto funciona como una linterna para el paisaje interno. A veces, se la denomina «red neuronal por defecto nuclear». Y me parece un término muy apropiado, porque esa autorreferencialidad está en el núcleo de lo que capta nuestra atención por defecto.

La información saliente en nuestro paisaje interior se caracteriza por ser:

- autorreferencial,
- emocional,
- amenazadora y
- novedosa.

Esta información no solo capta nuestra atención, sino que también la puede retener y llenar la memoria de trabajo con ella, para elaborarla. A diferencia de otras capturas atencionales que nos atrapan y nos sueltan rápidamente, el contenido saliente de la «bomba de pensamientos» tiende a atraparnos con fuerza. Se convierte en la puerta al bucle de la desdicha. E informa a otros tipos de divagación mental: las experiencias pasadas que usamos para decidir por qué nos deberíamos preocupar y para qué nos deberíamos preparar.

La gran ironía de la memoria a largo plazo es que nos proporciona la materia prima para lo que nos puede impedir formar recuerdos nuevos.

Eric Schoomaker era el cirujano general del ejército de Estados Unidos cuando su padre falleció súbitamente. Fue algo completamente inesperado: el hombre estaba sano y lleno de energía, nadie se lo esperaba. Además, sucedió en un momento en el que Eric estaba frenéticamente ocupado en su carrera profesional.

Dos años después, en plena cena, alzó la mirada y le dijo a su mujer: «Mi padre ha muerto».

Ella se lo quedó mirando. «Sí, hace dos años.» A lo que él respondió: «Bueno, supongo que no lo he asimilado hasta ahora».

Ahora ya sabes que necesitamos mantener el dedo en el botón del *play*. Uno de los motivos es que solo podemos «grabar» si estamos en el modo *play*. El momento de elaboración de pensamientos comienza en el momento presente. Sí, luego el cerebro tiene que hacer más cosas para transformar algo en un recuerdo, pero todo comienza con la entrada de los datos en bruto (ya sea desde el entorno externo o desde nuestra propia mente) que obtenemos del ahora. No lo podemos hacer luego y no lo podemos demorar. Ahora es el único momento que podemos grabar.

Tenemos muchísimas cosas en las que pensar: acontecimientos del pasado que procesar; acontecimientos futuros que planificar y anticipar... Nuestro tiempo es precioso, muy valioso... y, con mucha frecuencia, se nos escapa entre los dedos, como si fuera arena. Estamos en medio de algo que necesitamos o queremos recordar y pensamos «Ya volveré a retomar esto luego, lo pensaré luego, lo recordaré luego...», pero no podemos guardar la atención. La tenemos que usar ahora. Y, cuando por fin nos damos cuenta de eso, cambia la manera en que nos orientamos a las experiencias... y cómo las recordamos.

Si crees que no participas en los recuerdos compartidos (como le sucedía a Richard, del Centro de Investigación Militar) o si te sientes desconectado de lo que sucede en tu vida (como le pasó a Eric Schoomaker, que necesitó dos años para asimilar la muerte de su padre), es posible que se trate de un problema físico de atención. Los recuerdos están íntimamente relacionados con los sentidos. Por tanto, una de las maneras de aumentar la probabilidad de recordar las cosas que nos importan es usar el entrenamiento en *mindfulness* para anclarnos en el cuerpo.

RECORDAR MEJOR

Los recuerdos de las experiencias (o memoria episódica) incluyen detalles contextuales vívidos: detalles sensoriales como sonidos y aromas o qué sentíamos y qué pensábamos en ese momento. La memoria episódica lleva asociado un estado de conciencia muy específico, al que se conoce como *conciencia autonoética*.[10] Este término describe la plenitud de sensaciones corporales (la riqueza, el detalle, la profundidad tridimensional) que experimentamos cuando recordamos de un modo consciente algún episodio de nuestras vidas. Pruébalo: piensa en algún recuerdo preferido de tu infancia. Quizá sea el recuerdo de ir a comprar helado con tu abuela un caluroso día de verano o de lavar el coche de la familia junto a tus hermanos. La conciencia autonoética es esa sensación de haber experimentado el acontecimiento desde dentro. Quizá recuerdes los sabores, los sonidos, los aromas o las expresiones en el rostro de los demás. Quizá recuerdes la sensación de alegría o de felicidad. Y es probable que el recuerdo te provoque un pequeño chispazo de felicidad ahora.

La manera como recordamos la memoria episódica también nos da una pista acerca de cómo codificarla. Para conseguir recuerdos más detallados y ricos, llenamos la pizarra con todos esos elementos granulares.

La memoria de trabajo es una herramienta fantástica para recordar, pero también un punto débil importante: si está ocupada con contenido ajeno a la experiencia que queremos codificar o a la información que queremos aprender, el proceso de producción de recuerdos no será efectivo. Estar físicamente presentes en una situación no basta para que la integremos. Es necesario que orientemos de forma intencional la atención (la linterna) sobre lo que queramos codificar. Y aún más: nos tenemos que asegurar de que tanto la mente como el cuerpo estén ahí para lo que queremos recordar.

En el siguiente ejercicio fundamental te anclarás en las sensaciones físicas. Es posible que te sientas incómodo o que incluso te empiece a doler algo. Quizá sea la brisa sobre la piel o un picor en la frente. O quizá tengas hambre. Quizá sea incluso una ausencia total de sensación. Sea lo que sea, orienta la linterna hacia allí. Úsala como un foco de búsqueda y recorre poco a poco el cuerpo con ella. Al hacerlo, practicarás estar en el cuerpo en el momento presente. Practicarás estar físicamente en el momento presente.

Ejercicio fundamental: El escáner corporal

1. Como en los otros ejercicios, comienza por sentarte cómodamente, cierra los ojos y encuentra tu linterna: dirige la atención a las sensaciones asociadas a la respiración.

2. Sin embargo, ahora no la mantendrás ahí, en la respiración. La harás avanzar por todo el cuerpo. Mantendrás ese foco, ese haz de atención, concentrado, aunque lo moverás, poco a poco, como un foco de búsqueda que hiciera un barrido por tu cuerpo.

3. Comienza por dirigir la atención a un dedo del pie. Fíjate en las sensaciones que detectes allí. ¿Frío? ¿Calor? ¿Cosquilleo? ¿Te aprieta el zapato? ¿Nada? Toma conciencia de ello y pasa uno a uno por el resto de los dedos, primero un pie y luego el otro.

4. ¡Avanza poco a poco! Si lo intentas durante tres minutos, como con el último ejercicio, divide el cuerpo en tercios y dedica un minuto a cada sección. Traslada gradualmente la atención desde la parte inferior del cuerpo (pies y pantorrillas y luego los muslos) a la parte central (la zona pélvica, el abdomen, el tórax) y a la parte superior (los hombros, la parte superior del brazo, los antebrazos y las manos). Por último, desplaza la atención al cuello, la cara, la parte posterior de la cabeza y, para terminar, la parte superior de la cabeza.

5. Presta atención a todas las sensaciones (o falta de sensación) a medida que surjan y se desvanezcan momento a momento, pero no te enganches a ellas. Sigue avanzando con la linterna.

6. Durante todo el ejercicio y mientras desplazas lentamente la atención hacia la parte superior del cuerpo, cuando la mente empiece a divagar, devuelve la atención a la zona del cuerpo en la que estuviera antes de distraerte y continúa.

Mientras haces este «barrido con la linterna», empezarás a notar cómo se manifiestan en el cuerpo el estrés, las preocupaciones y las emociones. Podrás observar tus emociones e identificar cómo se presentan en el cuerpo. Si te resulta difícil —por ejemplo, si ves que te cuesta mantener la atención durante este ejercicio—, siempre puedes volver al ejercicio «Encuentra tu linterna» de la página 114 y usarlo como ancla. Esa es la base. Es un buen colchón de seguridad si ves que te desestabiliza tener un objetivo móvil con el que guiar la atención por el cuerpo. Una vez hayas vuelto a estabilizar la atención en la respiración, reanuda el escáner corporal, si puedes. Este ejercicio es especialmente adecuado para la forja de recuerdos, porque te ancla no solo en el presente, sino también en el cuerpo.

Cuando entrenas la mente para que preste atención de esta manera, allanas el camino a la adquisición y la retención de más datos y de mejor calidad. Puedes codificar experiencias más ricas. Puedes aprender información nueva en mayor profundidad. Quizá no puedas recordarlo todo, pero sin duda alguna sí que puedes recordarlo mejor.

VIVE DE UN MODO CONSCIENTE PARA MEJORAR LA MEMORIA

Mi hija es bailarina. La primera vez que fui a uno de sus recitales y me informaron de una norma sin excepciones («¡Ni vídeos ni fotos!»), me molestó mucho. Volví a meter el móvil en el bolso, algo enfadada porque no podría grabar la actuación de Sophie para la posteridad. Luego, mientras estaba allí sentada, mirándola sobre el escenario, sentí que mi atención se empezaba a enfocar y a intensificar. Enfoqué a Sophie e hice un *zoom* mental en ella. Recuerdo que intenté esforzarme en sentirla bailar.

En fijarme en cómo se movía, en el sonido sordo de los pies al volver a caer sobre el escenario por detrás de la música, en la tensión en su rostro al comenzar y en la satisfacción que transmitió al terminar sabiendo que lo había hecho bien. La plenitud de la experiencia me hizo sentir muy bien. En esa ocasión, no tuve otra opción que prestarle toda mi atención. Y el recuerdo de ese recital sigue vivo en mi mente.

Al comienzo del capítulo, hemos hablado de que usar dispositivos como móviles o portátiles para conservar lo que queremos recordar puede ser muy contraproducente y, en realidad, reducir la probabilidad de que recordemos lo que tanto anhelamos recordar. Entonces, ¿tenemos que guardar el móvil?

No necesariamente. Las primeras conclusiones de otro estudio en el que los participantes tuvieron que hacer fotografías de obras de arte en un museo[11] fueron idénticas a las del estudio que he mencionado anteriormente: fotografiar las obras de arte hizo que los participantes recordaran menos. Como antes, cuando «descargaron» la atención en la cámara, olvidaron el contenido. Pero, entonces, sucedió algo más. Les pidieron que usaran el *zoom* de la cámara para elegir y fotografiar segmentos concretos de los cuadros. En esa situación, su capacidad para recordar detalles de la experiencia se disparó. El mero acto de tener que hacer *zoom* (de decidir en qué centrarse y, entonces, hacerlo) permitió a los participantes recordar la experiencia en mayor profundidad y detalle.

No digo que no debas fotografiar lo que sea importante para ti. Lo que digo es que, la próxima vez que saques el móvil para capturar algo que quieras recordar, esperes un momento. Fíjate en la escena más allá del rectángulo del móvil. Mantén en la mente lo que quieras recordar. Fíjate en los detalles, en las imágenes, en los olores y en los colores; fíjate en tus emociones. Así, maximizarás e integrarás los elementos de tu experiencia en la memoria de trabajo y podrás codificar la experiencia en toda su plenitud. Imagina ver una escena en color en lugar de en blanco y negro o en tres dimensiones en lugar de en dos. Los ejercicios de *mindfulness* te ayudan a entrenar la atención para estar plenamente presente en el momento mientras sucede, lo que puede añadir esa plenitud a los recuerdos episódicos.

Tampoco es necesario que conviertas cada fotografía que tomes en un enorme ejercicio de *mindfulness*. Hay veces en que una foto es una foto, sin más. Pero es demasiado fácil vivir la vida detrás de esos dispositivos y crear un mar de recuerdos digitales en lugar de recuerdos reales. Y tampoco hace falta que inviertas muchísimo tiempo en combatir esa necesidad. Basta con que inviertas unos instantes en fijarte de manera consciente y en experimentar plenamente acontecimientos o entornos que podrían marcar una gran diferencia en tu capacidad para recordarlos. Cuando haya algo que quieras recordar de verdad, haz *zoom*.

Y, por último, si quieres recordar lo que experimentas y lo que aprendes, has de dejar espacio al pensamiento espontáneo para que pueda volar libre. Si tus días requieren una gran concentración todo el tiempo, estás omitiendo un paso crucial del que hemos hablado antes: las oportunidades para consolidar.

Estás en el supermercado, llenas el carro y te diriges a la línea de cajas. ¡Vaya!, hay mucha cola en todas las cajas. Te pones en la menos larga y sacas el móvil. Te encuentras con un correo electrónico de trabajo y con otro personal. Lees los dos y empiezas a redactar la respuesta al de trabajo con el pulgar. Te salta una notificación y la lees; el correo se guarda automáticamente en borradores y pasas a Twitter, donde alguien de tu sector ha respondido a algo que has publicado hace un rato. Quieres demostrar apoyo, así que clicas en el corazón, retuiteas y miras las publicaciones. Te llama la atención un artículo de prensa sobre el cambio climático y lo abres. Estás a media lectura en diagonal cuando la cajera te dice lo que debes, sales y, cuando cargas las bolsas de plástico llenas en el maletero, te das cuenta de que llevas las bolsas de tela ecológicas bajo el brazo.

¿Te suena? A mí sí. Vivimos vidas muy ajetreadas y estamos sometidos a la presión de intentar meter tanto como podamos en cada franja temporal. Si no hubiera escrito ese correo de trabajo mientras estaba en la cola, lo habría tenido que hacer después, en el laboratorio, cuando podría haber estado haciendo... otra cosa.

Muchas veces, nos parece necesario usar así el tiempo porque lo entendemos como un bien de consumo. Tiene un precio y, por lo general, es muy caro. No lo queremos desperdiciar. Y no nos parece que el descanso mental, cuando desconectamos deliberadamente del hecho de encontrar, aferrar y apuntar firmemente la linterna atencional a una tarea urgente que nos ocupa tiempo, sea algo valioso. Lo que sucede es que la mayoría de nosotros no nos damos cuenta de lo críticamente necesario que es. ¿Alguna vez se te ha ocurrido una idea magnífica en la ducha? No es porque el aroma del champú sea especialmente inspirador; es porque la ducha es un momento obligado de descanso mental. Allí no puedes usar el móvil, el portátil ni el libro electrónico. Estás atrapado en una caja pequeña y húmeda sin que nada en concreto exija tu atención. Se puede convertir en un momento creativo y generativo, en el que estableces conexiones, tienes ideas o, quizá, sueñas despierto, algo que tiene la vital función de ayudar a formar recuerdos y consolidar el aprendizaje.

Necesitamos espacio en blanco para reflexionar acerca de lo que oímos y experimentamos. Esto puede suponer un gran reto para las personas que ocupan cargos de liderazgo, pero también ofrece la oportunidad de hacer algo innovador. La creación de recuerdos y el aprendizaje son dos de los beneficios del entrenamiento en *mindfulness*, sí, pero para obtenerlos necesitamos: primero, estar mentalmente presentes en el momento y, luego, tener espacio para que la mente vague libremente, sin los límites que imponen las tareas o las exigencias.[12]

Entonces, ¿la solución reside en ducharnos con más frecuencia? Bueno, si dispones del tiempo y del agua, ¿por qué no? Sin embargo, ahora que lo sabes, puedes crear micromomentos (¡o incluso nanomomentos!) para el pensamiento espontáneo libre a lo largo del día. Prueba esto: deja el móvil en el bolsillo o en el bolso. Si puedes, déjalo en el coche. En el trabajo, mientras vas de una reunión a la siguiente, centra la atención en la sensación de los pies al caminar y deja que los pensamientos vengan y vayan libremente. Recuerda que estos momentos de libertad mental son muy valiosos. Mucho más que llenar todos los segundos del día con una tarea u otra.

QUÉ RECORDAR ACERCA DE RECORDAR...

No recordamos cuando no prestamos atención a lo que hace nuestra atención. Cuando no llevamos la atención al momento presente. Cuando nos olvidamos de apuntar con la linterna. Cuando no mantenemos esa selección de datos durante el tiempo suficiente en la memoria de trabajo, porque las distracciones, ya sean del paisaje externo o del interno, nos asaltan. Damos prioridad a hacer cosas todo el tiempo.

La práctica de la atención plena como gimnasia mental nos ayuda a tomar conciencia de cuándo no estamos en el momento que queremos recordar. Ahora estamos en disposición de elegir y podemos elegir intervenir. Tomamos conciencia de que hay un contenido muy saliente y muy «pegadizo» circulando por la memoria de trabajo e intervenimos volviendo al momento presente de una manera física. Esto puede ser muy importante cuando nos encontramos con un «bucle de la desdicha» especialmente potente y lleno de recuerdos que son verdaderamente perjudiciales o dolorosos, como sucede con el trauma.

Puede dar la impresión de que los recuerdos traumáticos están escritos en tinta indeleble o grabados a fuego.[13] ¿Constituyen un fenómeno único? Al igual que sucede con muchos temas importantes, esto sigue siendo objeto de debate. Lo que sí sabemos es que el trauma lleva a revivir el acontecimiento estresante, evitar todo lo que recuerde al trauma e hipercativar el sistema de alerta. Los síntomas se alivian y se resuelven con el tiempo, pero cuando esto no sucede y las personas siguen sufriendo, se transforma en un trastorno clínico: el síndrome de estrés postraumático (TEPT). Cada vez hay más pruebas que indican que los tratamientos clínicos que incluyen la atención plena pueden ayudar a los pacientes con TEPT.[14] Y aquí quiero añadir una advertencia muy importante: el autoentrenamiento en *mindfulness* NO sustituye al tratamiento clínico. El trauma puede ser extraordinariamente complicado y las personas que sufren niveles clínicos de TEPT deberían ponerse en manos de un terapeuta competente.

Yo no tengo formación clínica, soy neurocientífica e investigadora, por lo que no trato el TEPT. Sin embargo, muchos de nosotros hemos pasado por experiencias traumáticas o tenemos recuerdos o pensamientos que se pueden volver intrusivos o distraernos, aunque no tengamos un diagnóstico de TEPT. En mi opinión, es muy difícil vivir sin acumular algunas de estas experiencias. Y todos necesitamos herramientas para afrontarlas. Gran parte de ello consiste en saber cuándo y cómo abordar las cuestiones que aparecen una y otra vez en la pizarra. Hemos practicado el tomar conciencia de los tipos de contenido mental que pueden surgir (pensamientos, emociones, sensaciones) y, luego, el dejarlos pasar en lugar de interactuar con ellos. Esta habilidad puede ser muy útil a la hora de gestionar recuerdos intrusivos o perturbadores. En los capítulos que siguen, añadiremos más ejercicios a nuestra caja de herramientas.

Algunas cosas «se pegan» a la pizarra debido a la generalización. Generalizamos la conducta y las intenciones de los demás («Nunca me apoya») o las nuestras («Nunca llegaré a nada»). Un incidente en el que cometimos un error se convierte en «Siempre lo hago todo mal. ¡Soy imbécil!». Lo que ocupa el espacio central de la pizarra no es el incidente en sí, sino la generalización que producimos a partir de él. El formato hipersimplificado nos permite mantenerlo en la memoria de trabajo con el mínimo esfuerzo: es corto, es claro y, probablemente, no es cierto.

Generalizamos, porque es un recurso que puede ser útil y nos permite condensar de un modo eficiente información que necesitamos recordar. Sin embargo, las generalizaciones pueden ser perjudiciales cuando son erróneas. Y suelen ser erróneas cuando tienen que ver con estados emocionales complejos. O, como mínimo, son incompletas. Y esto es crucial cuando usamos la materia prima de la memoria a largo plazo para hacer simulaciones, algo que hacemos todo el día, cada día, cada minuto que estamos despiertos.

La mente es una increíble máquina de realidad virtual. La mejor que existe. Puede crear mundos enteros a partir de los recuerdos y del conocimiento, mundos llenos de imágenes, de sonidos e incluso de emociones, tanto experimentadas como imaginadas. Creamos simulaciones constantemente, necesitamos hacerlo. Es así como planificamos, desarrollamos estrategias e innovamos. Imaginamos el futuro. Sopesamos varias posibilidades. Nuestro conocimiento y nuestras experiencias nos permiten prever eventos futuros, prepararnos y lograr un desempeño elevado.

El problema es que estas simulaciones detalladas que creamos son, necesariamente (y como toda la realidad virtual), historias increíblemente cautivadoras generadas por nuestra propia mente. Atrapan nuestra atención y nos mantienen allí. Entonces, ¿qué pasa cuando esas historias no son ciertas?

Capítulo 7
NO TE MONTES PELÍCULAS

Afganistán, 2004. Walt Piatt, entonces teniente coronel, y su unidad recibieron información acerca de un grupo numeroso de talibanes que se habían congregado en una montaña próxima. Se trataba de un grupo al que llevaban siguiendo desde hacía meses. Habían recibido imágenes de la ubicación, habían visto el campo y todo parecía correcto. Era el campo de los insurgentes. Piatt ya había recibido la autorización para bombardear y los aviones estaban en posición. Todas las partes habían recibido información de los niveles más altos de Inteligencia que confirmaban que sí, que ese era el campo. Todo lo que Piatt tenía que hacer era dar el visto bueno y el campo desaparecería de la faz de la Tierra.

Sin embargo, Piatt y sus soldados ya estaban en la montaña. Estaban tan cerca que podían escalarla. Sería un ascenso duro, porque el campo estaba a más de tres mil trescientos metros de altura y acababa de empezar a nevar. Aun así, Piatt creía que alguien cercano debería echar un vistazo físico al campo antes de hacer nada. Por tanto, en esa fría mañana y con el aire cargado de nieve blanca, un equipo de exploradores inició el ascenso para confirmar que, efectivamente, se trataba de la célula talibán.

Durante el ascenso del equipo de exploradores, Piatt recibió múltiples mensajes de sus superiores que le recordaban una y otra vez que tenía autoridad para lanzar el ataque, que los exploradores eran innecesarios. Sin embargo, esperó. Por fin, la radio chasqueó y el líder de los exploradores dio el parte de lo que veía. Estaban lo bastante cerca para comprobar por sí mismos que todo coincidía: un campamento, tiendas de campaña, un joven con barba dando vueltas al campamento, obviamente haciendo guardia. Luego otro, caminando junto a él: un par de patrullas.

«Así que ya estaba, podíamos pasar a la acción», recuerda Piatt. «Teníamos un campamento, un par de guardias... Todo ello confirmaba lo que ya sabíamos.»

Piatt estaba a punto de lanzar el ataque por tierra cuando la voz del explorador volvió a sonar por la radio.

«Un momento, un momento —dijo—. No van armados. Repito. ¡No van armados!»

Hubo un momento de silencio helado.

«Estamos muy cerca de ellos —dijo—. ¡Los podemos derribar directamente!»

Los soldados salieron corriendo de entre la niebla y la nieve y derribaron a los dos guardias. El resto de la patrulla se abalanzó detrás de ellos, con las armas en alto y preparados para enfrentarse a un alud de talibanes procedentes de las tiendas. En lugar de eso, una imponente mujer, alta e iracunda, salió de una de las tiendas, vociferando. No la entendían, pero el significado era evidente: «¡Soltad a mis hombres!».

La información era errónea. El «campamento de insurgentes» era en realidad el campamento de invierno de una tribu beduina. Las tiendas estaban llenas de familias. Hacía siglos que recorrían el camino hasta ese lugar, para que su ganado pudiera pastar. No tenían la menor relación con los talibanes.

En esta situación, lo que se conoce como «sesgo de confirmación» hubiera podido matar a toda una tribu de personas. El sesgo de confirmación es muy común[1] y sucede cuando vemos, básicamente, «lo que esperamos ver» y descartamos toda información que no sea congruente con la expectativa. Los soldados que ascendieron la montaña esperaban ver un campo talibán, por lo que, al principio, eso es lo que «vieron». Bastó con que una persona pudiera ver las cosas con claridad para evitar el desastre.

Años después, Walt Piatt seguía pensando en los acontecimientos de ese día en la montaña. Reflexionaba acerca de lo valiosa que era la habilidad de abandonar rápidamente las expectativas y de ver lo que sucede en realidad delante de uno. No era algo que tratara el entrenamiento militar convencional y pensó que eso era un gran problema. Se preguntó cómo había podido ese soldado ver la situación de un modo tan preciso cuando todos los que lo rodeaban la veían a través de una lente sesgada. ¿Había algún modo de entrenar a otros miembros del servicio para adquirir esa habilidad?

EL PODER DE LAS PELÍCULAS

Uno de los motivos por los que había querido trabajar con miembros del ejército había sido precisamente ese: quería saber si los podía ayudar no solo a mejorar su atención, sino también a aumentar su capacidad de discernimiento y su conciencia situacional. La conciencia situacional (el estado mental de saber constantemente qué sucede a nuestro alrededor) es fundamental para personas que desempeñan profesiones como la de policía o para el personal de emergencias. Me pregunté si el entrenamiento en *mindfulness* podía ayudar a los soldados (o a cualquiera) a llegar a situaciones siendo menos susceptibles a los sesgos cognitivos, de modo que pudieran ver con más claridad, ser menos reactivos y responder de un modo adecuado y proporcionado.

Nuestra predicción era que sí podía ser de gran ayuda, puesto que sabíamos cómo la práctica de *mindfulness* nos guía para usar la atención: en el momento presente, sin juicio, elaboración o reactividad. En otras palabras, sin crearnos historias ni montarnos películas acerca de lo que estamos experimentando.

A veces, se nos entrega una historia y la aceptamos rápidamente, como los soldados y el campamento de insurgentes que esperaban encontrar. En otras ocasiones, llegamos a la historia sin ayuda de nadie, a través de nuestra propia simulación mental. Elaboramos sin cesar narrativas[2] acerca de lo que podría suceder dentro de una hora o mañana, acerca de lo que otros piensan o sienten o acerca de sus motivaciones. Visualizamos opciones y vías de acción. Imaginamos cómo se podrían suceder los acontecimientos, para prepararnos mejor; anticipamos cómo resolveríamos posibles problemas en las distintas posibilidades: «Si me dice X, ¿respondo Y o Z?», «Si cierran esa carretera, ¿qué desvío tomaré?», «Si las escuelas vuelven a abrir mientras sigue habiendo muchos casos de COVID y aparecen nuevas variantes, ¿llevaremos a los niños?». Para visualizar las posibles respuestas a cada una de estas preguntas, creamos mentalmente un mundo entero, con detalles sensoriales, personajes, argumentos y, en ocasiones, incluso diálogos. Experimentamos emociones en respuesta al mundo que hemos creado (tristeza, ansiedad, satisfacción...) y esas emociones nos ayudan a tomar decisiones acerca de lo que queremos hacer en realidad.

Usamos simulaciones para llegar a modelos mentales que guían nuestro pensamiento, nuestra toma de decisiones y nuestras acciones.[3] Y esto es a lo que me refiero cuando hablo de «historias» o de «películas». Elaboramos estos modelos mentales a gran velocidad y de un modo constante. Simulamos, llegamos a una historia, la usamos y pasamos a la siguiente. O recibimos información nueva que nos lleva a actualizar o a abandonar esa historia y a simular otra distinta. ¿Cuáles son los ingredientes clave de estas simulaciones? Los recuerdos de episodios pasados de nuestra vida, fragmentos de esos recuerdos y todo lo demás que hayamos aprendido o recordado por el camino. Si a todo eso le añadimos la capacidad para pensar, razonar y prever, *voilà*, ¡ya tenemos una película de estreno!

El proceso de simulación es vívido, rico en detalles y cautivador, y el modelo mental necesita atención y memoria de trabajo para cobrar vida. Sin embargo, también somete a mucha presión a estos sistemas, cuya capacidad es limitada. Eso explica en parte la enorme potencia de las historias: se pueden convertir en una especie de «atajo» para encuadrar y mantener en mente una situación, un problema o un plan. Y esta eficiencia ayuda a liberar recursos cognitivos para hacer otras cosas. Pero (siempre hay un pero) las historias limitan el procesamiento de la información. Capturan y retienen la atención centrada en un subgrupo de datos. Ahora, lo que percibimos, lo que pensamos e incluso lo que decidimos está limitado. Por tanto, cuando una de las películas que nos montamos es errónea, las acciones y decisiones que la siguen también pueden estar equivocadas, debido a cómo la historia interactúa con la atención.

¿Recuerdas el famoso experimento con el gorila bailarín del que te he hablado antes en el libro? Te refrescaré la memoria: hay dos equipos en una cancha de baloncesto, uno lleva camisetas blancas y el otro, camisetas negras. A los participantes en el estudio se les pide que cuenten los pases entre los jugadores del equipo blanco. A mitad del «partido», un tipo disfrazado de gorila camina entre los jugadores, hace un bailecito y se va. Y las personas que cuentan los pases no lo ven. ¿Cómo es eso posible? Porque se les ha pedido que se fijen en los jugadores con la camiseta blanca y, en consecuencia (y con razón y gran habilidad), han fundido a negro todo lo demás, gorila incluido.

Te presenté el estudio para ilustrar el increíble poder de la atención, y realmente lo es. Sin embargo, también pone de manifiesto un punto débil potencialmente catastrófico. Las personas en el estudio tenían una misión sencilla y clara: desatender el color negro y centrarse exclusivamente en el blanco. Sin embargo, en nuestro día a día, no acostumbramos a saber por adelantado en qué nos deberíamos centrar y qué deberíamos descartar. Y, en la vida real, las consecuencias de «no ver al gorila» pueden ser mucho más graves.

POR QUÉ CUESTA TANTO NO MONTARSE PELÍCULAS

La misión de la mente cuando entra en «modo simulación» es transportarnos.

Piensa en las cosas que te transportan de tal modo que te quedas completamente absorto en otro mundo y pierdes la noción del tiempo: películas, libros, videojuegos... ¿Qué caracteriza esos medios? Nos arrastran por lo emocionante de su narrativa, por el realismo de los detalles y por la riqueza de su significado emocional. El resultado es que cautivan la atención, que queda fija allí. Eso es lo que consigue una buena historia. Nos consume. Lo mismo sucede con las simulaciones que creamos en nuestra propia mente. La mente es un simulador extraordinario. Es capaz de crear historias igualmente intensas, envolventes y absorbentes.

La mente es un generador de simulaciones increíblemente versátil: podemos proyectar «películas» en la pantalla de nuestra pizarra y revivir experiencias pasadas, predecir eventos futuros y mucho más. Estas simulaciones nos permiten revivir y previvir. Se cree que es una capacidad única de la mente humana, la capacidad de «probar» múltiples posibilidades y cronologías distintas y de imaginar situaciones antes de entrar en ellas. No necesitamos conducir por cinco rutas distintas para decidir cuál es la mejor: las simulamos mentalmente, elegimos una y conducimos por ella, en función del tráfico esperado y, quizá, incluso del paisaje. La capacidad de producir (con detalles vívidos) un futuro imaginado a partir de las experiencias pasadas y del conocimiento que poseemos es extraordinariamente útil y potente. Es una característica deseable del cerebro, no un fallo. Lo último que querríamos es perderla.

Las simulaciones nos permiten:

- probar distintas opciones,
- proyectarnos al pasado, al futuro o incluso a la mente de otras personas y
- crear versiones vívidas de la realidad que orientan nuestra toma de decisiones.

Veamos esto último. Durante la última semana, ¿cuántas veces has imaginado un resultado potencial solo para ver cómo te sentirías? Una postura ya desfasada (pero aún habitual) es que las emociones son una molestia, una distracción que interfiere en la toma de decisiones lógica y eficiente. De hecho, la realidad es que es indispensable tener una reacción emocional durante el proceso de toma de decisiones. Sin emoción, estaríamos perdidos. La emoción es lo que permite al cerebro determinar el valor de algo[4] (un evento o una opción, por ejemplo). Si elegimos A en lugar de B, ¿sentiremos ira, felicidad, asco, tristeza, miedo? La simulación (y las emociones que suscita) nos permite tomar una decisión.

En el periodo previo a las elecciones a la presidencia de Estados Unidos en 2020, es muy probable que votantes de todo el mundo simularan qué sentirían ante la victoria de los distintos candidatos. Y las simulaciones continuaron a medida que el escrutinio iba avanzando lentamente, a medida que las predicciones cambiaban, que las redes sociales opinaban y que se presentaban denuncias. Las simulaciones pueden ser muy potentes no solo a la hora de tomar decisiones, sino también como ayuda para aceptar emocionalmente resultados concretos.

Es muy posible que el cerebro sea la máquina de «realidad virtual» mejor y más robusta que existe. Puede crear mundos enteros. Nos permite proyectarnos en el tiempo, en el espacio y en la mente de otros. Necesitamos esta capacidad para todo lo que podemos hacer en tanto que seres humanos: imaginar, diseñar estrategias, planificar, tomar decisiones, resolver problemas, innovar, crear, conectar... y mucho más.

¿Cuál es el problema? Que nuestra habilidad para la realidad virtual es un arma de doble filo: las simulaciones pueden ser demasiado buenas.

Para que la simulación pueda informar las decisiones, planes y acciones que llevaremos a cabo en el futuro, tenemos que sentirnos como si ya estuviéramos allí: verlo, oírlo, sentirlo. Para ello, el cerebro moviliza su capacidad de percepción, conceptualización, elaboración y narración y crea el mundo más vívido, detallado y realista que le es posible. Y, en el paisaje mental interno, «vívido» es lo mismo que «saliente» en el paisaje externo: piensa en ello como en un ruido fortísimo. Capta la atención y la retiene. La linterna se reorienta hacia allí sin el menor esfuerzo.

¿Recuerdas el desacoplamiento perceptivo? Hemos hablado de ello antes en el libro, cuando hacíamos referencia a la mente errante. Cuando la mente divaga, «desconectamos» del entorno inmediato real. Pues bien, eso es exactamente lo que sucede cuando nos sumergimos en una simulación. La simulación es saliente y ruidosa y amortigua todo lo demás. Los estímulos sensoriales se degradan y pierden consistencia. Y este efecto se intensifica aún más en situaciones de estrés, amenaza, estado de ánimo negativo o fatiga. Cuando estamos absortos en una simulación (ensimismados), es posible que alguien nos llame por nuestro nombre y ni siquiera lo oigamos. Incluso el tacto puede verse afectado.

Las simulaciones son tan efectivas que nos envuelven y nos fundimos con ellas, nos persuaden. Los estudios sobre el impacto de la publicidad han demostrado que es la vivacidad lo que capta la atención y convence a los consumidores para comprar.[5] Con las simulaciones, creamos nuestro propio contenido persuasivo. De hecho, es tan persuasivo que el cuerpo reacciona físicamente ante él: cuando vemos la imagen de un pedazo de tarta, salivamos; cuando un fumador ve una imagen de un cigarrillo, experimenta un ansia intensa. Con un recuerdo o una simulación estresante, liberamos cortisol, una de las hormonas del estrés. La mente y el cuerpo empiezan a creer que realmente experimentamos el evento simulado.

Y, por último, un dato importante: simulamos constantemente.

SIEMPRE HAY UNA SIMULACIÓN EN ACCIÓN

De momento, he hablado de la simulación como de algo que hacemos de forma deliberada, para tomar decisiones y planificar de manera activa. Sin embargo, en realidad simulamos sin cesar.

¿Recuerdas ese cincuenta por ciento del tiempo en el que estás divagando? Tal y como hemos comentado ya, cuando la mente divaga, se activa la red neuronal por defecto. La red neuronal por defecto participa muy activamente en la simulación: la atención y la memoria de trabajo se orientan hacia dentro y empezamos a simular versiones de la realidad, a proyectarnos en el pasado o en el futuro e incluso en la mente y la vida de otros. La mayoría del tiempo que divagamos, simulamos.

Me quedé impactada ante una cita del actor Jim Carrey que leí hace poco: «Los ojos no son meros espectadores, sino que también son proyectores que reproducen constantemente una segunda historia sobre la imagen que vemos delante de nosotros».[6]

Desconozco si Carrey tiene algún conocimiento de neurociencia básica, pero dio en el clavo. Y en el problema. Las simulaciones suceden incluso cuando no decidimos activamente implicarnos en ellas. Pueden constreñir el procesamiento de la información de maneras que nos confunden y nos entorpecen, que afectan al bienestar, que perjudican el criterio y dificultan la toma de decisiones.

Esta simulación incesante que llevamos a cabo (básicamente por defecto) se convierte rápidamente en un problema cuando:

1. *Simulamos «kriptonita».* Si nos transportamos a una situación triste, negativa, amenazante o estresante (ya sea recordada o imaginada), ocupará ancho de banda de la atención y de la memoria de trabajo, por lo que aumentará la probabilidad de que cometamos errores y nuestro estado de ánimo se hunda aún más. La reiteración de simulaciones de este tipo, a las que se denomina «pensamientos desadaptativos repetitivos»,[7] se considera una «vulnerabilidad transdiagnóstica», lo que significa que es una característica de múltiples trastornos clínicos, como la depresión, la ansiedad o el TEPT.

2. *La simulación nos lleva a tomar decisiones que no son congruentes con nuestros objetivos a largo plazo o con nuestro concepto de civismo.* Nos comemos el trozo de tarta aunque nos habíamos comprometido a cambiar nuestros hábitos de alimentación; fumamos un cigarrillo cuando estamos desesperados por dejar el tabaco; enviamos un mensaje de texto hiriente acusando e insultando a alguien sin conocer todos los detalles; acumulamos papel higiénico y nos colamos en la fila del supermercado en plena pandemia global. Todas estas conductas pueden tener su origen en simulaciones mentales que nos impulsan a actuar.

3. *Las simulaciones nos llevan a la creación de un modelo mental totalmente erróneo... que hace que erremos el rumbo también en nuestras acciones.*

Recuerda que las simulaciones limitan la percepción. Amortiguan la información que no se alinea con ellas. Literalmente, hacen que resulte mucho más difícil ver, oír y sentir lo que no sea congruente con la situación imaginada. Esto significa que, si nuestra simulación es errónea, nuestros pensamientos, decisiones y acciones también lo serán.

CUANDO LA PELÍCULA SE EQUIVOCA

Hace poco, mi familia y yo viajamos a casa de mi madre para celebrar un cumpleaños importante para ella. El día de su gran fiesta de cumpleaños, la casa estaba llena de amigos de toda la vida, la mayoría de ellos mujeres y hombres indios de sesenta y setenta y tantos años. A medida que la fiesta avanzaba, mi hermana y yo nos apresurábamos a sustituir bandejas de comida y a servir bebidas. Cuando llegó la hora de servir el pastel, la situación me superó. No veía a mi hija por ninguna parte y mi hermana estaba atareada cortando y sirviendo la tarta, mientras yo corría de un lado a otro cargada con dos platos, intentando llegar a todos los invitados. Al final, sentí una mano en el brazo. Mi marido, Michael, estaba allí, junto a mi hijo y mi sobrino.

«¿Necesitas ayuda?», me preguntó, con aspecto de no acabar de entender por qué no se la había pedido ya.

Sentí una sacudida e inmediatamente me sentí tonta. ¡Claro que necesitaba ayuda! Habían estado ahí sentados, frente a mí, todo el rato. Les pedí que entre los tres me ayudaran a repartir los platos y en cuestión de minutos todos los invitados tenían su trozo de tarta.

¿Por qué no se me había ocurrido pedirles ayuda? Reflexioné acerca de ello luego, molesta por mi incapacidad de ver a los varones del salón como ayudantes. ¿Por qué solo había pensado en mi hija y en mi hermana como en mis posibles «asistentas»?

¡Porque los hombres no sirven comida en los hogares indios!

Me quedé estupefacta al constatar el sexismo de mi propio modelo mental. Sin embargo, era innegable que mi atención se había sesgado exclusivamente sobre la base del sexo. Mi linterna solo había buscado mujeres que me pudieran ayudar. Había sido como si los hombres hubieran desaparecido de mi campo de visión. En consecuencia, mi conducta también había estado sesgada: al no ver a ninguna mujer, me había sentido obligada a servir la tarta yo sola. Necesité que Michael me hiciera esa pregunta para salir de mi propia historia. Ahora que me había quitado las anteojeras de repente, mi atención se amplió y pude ver con facilidad opciones adicionales acerca de cómo maniobrar en la situación.

Como mujer de ciencias, soy muy consciente de las maneras casuales y constantes en que se pueden manifestar a diario los sesgos inconscientes. Con frecuencia, recibo correos electrónicos dirigidos a un «Estimado doctor» o contesto el teléfono y me preguntan si el doctor Jha está disponible o cuándo llegará. Aún oigo a familiares mayores explicar que los ha atendido una «mujer médico».

Cuando reflexiono acerca de mis sesgos, quiero gritar a los cuatro vientos que no soy sexista. Sin embargo, la realidad es que los sesgos mentales dependen de la información que almacenamos en nuestros recuerdos y en nuestro conocimiento. Por tanto, si el sexismo existe en el mundo, existe en mi experiencia vivida del mundo. Y esto significa que también existe en mi cerebro, en las trazas de memoria de esa experiencia vivida. Aceptar que esto es así me libera de un modo muy útil. Me permite estar alerta y detectar influencias sexistas en mis propios modelos mentales. Y cuando las detecto, puedo intervenir, porque sé que sesgan mi atención y mi conducta. Puedo construir un modelo nuevo y mejor informado.

Sin embargo, cuando no somos conscientes de los modelos mentales que nos guían, es posible que no nos podamos alejar de ellos. Las decisiones que tomamos y las acciones que emprendemos, por sensatas que parezcan según nuestro modelo, pueden no adecuarse a la realidad y tener consecuencias para nosotros y para los demás. La ciencia del sesgo y la atención tiene implicaciones evidentes para la formación de policías y personal de emergencias, para los médicos, maestros, abogados y jueces..., bueno, para todos nosotros. Todos tenemos una esfera de influencia en el mundo. Y todos tenemos sesgos con raíces profundas que pueden influir en nuestros modelos mentales, lo que significa que tenemos la responsabilidad de ser más conscientes de los modelos mentales desde los que operamos.

Un modelo mental erróneo nos puede afectar de múltiples maneras. El sesgo es una de las más notables, pero cada vez que simulamos un resultado concreto y lo reforzamos una y otra vez, esto nos puede acabar perjudicando. Si entablamos una conversación con alguien esperando una discusión, ese modelo mental puede garantizar que nos centremos exclusivamente en los aspectos de la interacción que refuerzan nuestras expectativas y pasemos por alto la información que la contradice y que nos podría ayudar a que la conversación tome otro rumbo.

Como los modelos mentales se construyen a partir de fragmentos de nuestro propios conocimiento y experiencia sumados a nuestras observaciones en el momento, pueden estar limitados de maneras que acaban por estorbarnos en lugar de ayudarnos. Hacer predicciones basadas en nuestra experiencia pasada nos puede ayudar a planificar y a prepararnos. Sin embargo, las cosas no siempre suceden de la misma manera que ocurrieron en el pasado o ni siquiera de la manera que creemos que van a suceder a partir de la información que se nos ha dado, como los soldados que ascendieron la montaña en Afganistán después de haber recibido información errónea. Ese día, cuando la situación se calmó, Walt Piatt recibió una invitación para ir a la tienda del líder de la tribu y sentarse junto a los ancianos para compartir el té que acababan de preparar. El intérprete del ejército no hablaba el dialecto de esa tribu, pero se pudieron comunicar a un nivel básico. Mientras sorbía la bebida caliente, Piatt miró a su alrededor, entre la penumbra de la tienda, para observar a todas esas personas, que hubieran perdido la vida de no ser por el miembro de su equipo que pudo «soltar su historia» y procesar la información contradictoria: el guardia no iba armado. Es posible que, si hubieran aniquilado el campamento, nunca hubiesen sido conscientes de su error. Quizá hubieran seguido adelante, convencidos de la veracidad de la historia de que habían bombardeado con éxito un campamento talibán y de que habían cumplido su misión.

La materia prima que alimenta las simulaciones es, con frecuencia, contenido sesgado, erróneo e incompleto procedente tanto de la memoria a largo plazo como del mundo que nos rodea y la neurociencia actual sugiere que tenemos entre poca y ninguna conciencia de ello.[8] Ese es el contenido que apalanca lo que simulamos en las historias que generamos. Por tanto, ¿qué podemos hacer al respecto? ¿Cómo podemos usar nuestras increíbles capacidades de realidad virtual para imaginar, planificar y diseñar estrategias sin límites ni restricciones?

DESACTIVA LOS SESGOS MENTALES

Has practicado el ejercicio de encontrar tu linterna. El propósito de dicho ejercicio era identificar hacia dónde dirigía el «haz de luz» el sistema de orientación atencional de tu cerebro, para luego reorientarlo hacia donde tú querías. También has practicado observar tu pizarra, para tomar conciencia de qué ocupa tu memoria de trabajo, y etiquetar el contenido, cuya utilidad reside en que cuando «categorizamos» el contenido mental, dejamos de estar perdidos en él.

Las habilidades específicas que has practicado hasta ahora ya te han preparado para «soltar la historia». Y mantener la atención en modo consciente, es decir, en el momento presente y sin elaboración conceptual, aumenta la conciencia situacional: tu capacidad para observar y ver claramente qué sucede en cualquier situación en que te encuentres. No elaboras lo que ves, piensas o sientes. No analizas ni extrapolas a partir de pensamientos o de emociones. No partes de lo que sucede y lo usas para viajar al futuro, imaginando qué sucederá a continuación, o al pasado, conectando con situaciones similares que ya has experimentado y que esperas que ahora sean iguales. En este modo consciente, no intentas predecir, diseñar estrategias o analizar. Te limitas a observar con conciencia.

No simulas.

Es posible que te hayas dado cuenta de que hay muchos libros, aplicaciones y programas de formación y talleres basados en la atención plena. Describen las cualidades específicas del «modo consciente» y muchas de ellas van precedidas de un «sin»: sin proyectar, sin juzgar, sin narrar. Durante muchos años, me pregunté cómo encajaban juntas esas cualidades. Sin embargo, si nos fijamos en qué hace falta para crear simulaciones vívidas y ricas, es fácil verlo. La simulación necesita de la actividad de la red neuronal por defecto. Por el contrario, la atención plena inhibe la actividad de la red neuronal por defecto.

En pocas palabras: la atención plena se convierte en un «antídoto» contra la simulación incesante.

Es posible que, cuando veas la tabla que sigue, te preguntes por qué querrías estar en la columna de la izquierda. ¡La de la derecha parece mucho más divertida!

Mi respuesta es que no hay por qué vivir toda la vida en un «ahora perpetuo», no es eso lo que te propongo. Sin embargo, entrenar la mente para poder pasar a un modo consciente frente al modo de simulación tan prevalente nos ofrece una red de seguridad muy necesaria, porque la mente tiende a hacer todo lo que aparece en la columna de la derecha.

«Modo consciente» frente a «Modo de simulación»

Mindfulness	Simulaciones
Centrada en el presente (este momento)	Centradas en el pasado y en el futuro (viaje mental en el tiempo)
Experiencia directa (no imaginada)	Imaginadas, recordadas, hipotéticas o proyectadas en la experiencia de otro
Corpórea, sensorial	Conceptuales
Curiosidad, ausencia de expectativas	Planificar, esperar, anticipar
Sin elaboración (sin asociaciones ni «hipervínculos»)	Elaboración, asociación, riqueza conceptual
Sin narración (sin historias)	Narración (historia potente)
Sin evaluar, sin juzgar (sin evaluar en términos de bueno o malo, sin etiquetas)	Evaluación emocional (positivo o negativo; satisfactorio o insatisfactorio)
Sin (o con muy poca) reactividad emocional	Mucha reactividad emocional (inmersión)

Si no intervenimos, vivimos casi toda la vida en modo de simulación. Lo activamos por defecto, constantemente, sin esfuerzo y, con frecuencia, sin ni siquiera darnos cuenta. Nos resulta muy difícil no simular, no elaborar o no generar historias, que es exactamente lo que tenemos que entrenar para esta capacidad. Tenemos que ser capaces de pasar del modo de simulación a un modo consciente, de modo que podamos abrir los ojos y ver qué sucede en realidad a nuestro alrededor, en lugar de la realidad virtual que hemos generado. Esta capacidad es cada vez más esencial en un mundo cada vez más impredecible. En los últimos años, nos hemos enfrentado a retos sin precedentes, desde pandemias hasta crisis políticas y mucho más, y el futuro se vislumbra aún más incierto. No podemos superarlo en modo de simulación. Para ser fuertes y capaces, para preservar nuestras habilidades atencionales y cognitivas, tenemos que ser capaces de acceder al modo consciente.

Cada columna de la tabla te llevará a un modelo mental distinto y ambos tienen su utilidad. La diferencia es que el modelo mental al que llegarás usando el modo consciente en lugar del modo de simulación tiene muchas más probabilidades de carecer de sesgos.

De todos modos, en última instancia, el objetivo no es usar un único modo siempre. Ambos son valiosos. Podemos obtener información importante de ambos. El objetivo es tener la capacidad de pasar al modo consciente cuando lo necesitemos. Tenemos que ser capaces de alternarlos, de soltar la historia durante al menos unos minutos, para crear modelos mentales que reflejen la situación real de un modo más preciso. Si nos entrenamos para poder pasar a un modo consciente con más rapidez y efectividad, haber salido brevemente del modo de simulación nos permitirá volver a él con una idea más clara de cuál de las múltiples posibilidades entre las que podemos elegir podría ser la mejor. A continuación, tienes una «chuleta» acerca de cómo usar algunas de las habilidades que ya has practicado, y una más, para lograr una mente en plena forma.

1. *Sé consciente de que te montarás una película.* Sea cual sea la situación, llegarás a ella con alguna expectativa. Una historia, un plan, una estructura, un modelo mental... El primer paso consiste en ser consciente de ello y en detectarlo siempre que puedas. Preguntarte «¿Qué película me he montado acerca de esto?» es un buen hábito.

2. *Mantén el dedo en el botón del* play. Esta ya la has aprendido, ¡ahora ya deberías ser todo un profesional! Es broma, necesita mucha práctica. Sin embargo, la cuestión es que las habilidades en las que ya has empezado a trabajar te ayudarán aquí también. Cuanto más estés en el presente y más puedas extraer la mente del modo de predicción o de revisión, más ágil serás cuando llegue el momento de soltar una historia y cambiar. Que en el pasado hayas vivido una situación que tiene un ochenta por ciento en común con la actual no es motivo para descartar el veinte por ciento de información nueva.

3. *Recuerda: ¡los pensamientos no son hechos!* Cuando repasamos las películas mentalmente, las «grabamos». Se parece mucho a lo que sucede cuando rumiamos o le damos vueltas a algo. Cosificamos la historia. En la mayoría de las situaciones, piensa que todos los pen-

samientos, predicciones u otras simulaciones que tengas no son más que una de muchas posibilidades, no datos inmutables. Para ello, has de poner cierta distancia entre el contenido actual de tu mente y tú.

TOMAR DISTANCIA

En psicología, además de en la práctica de *mindfulness*, llamamos «descentrado» a esta práctica de salir de nuestras simulaciones y modelos mentales.[9] El descentrado destaca una perspectiva en la que el «yo» experiencial no está en el centro. Desde una perspectiva descentrada, es más fácil determinar lo bien o mal que nuestras simulaciones representan la realidad. Solo son una suposición, uno de los múltiples modelos mentales posibles. Cuando salimos de un modo de pensamiento limitado, podemos reconocer que la historia no nos ayuda y soltarla con rapidez y flexibilidad en lugar de aferrarnos a ella.

Durante la primavera de 2020, en los primeros meses de la crisis de la COVID-19, llevamos a cabo un estudio que ofrecía entrenamiento en *mindfulness* a personas mayores,[10] una de las principales poblaciones de riesgo durante la pandemia, específicamente para ayudarlas a gestionar el miedo, el estrés y la soledad. Cuando iniciamos el estudio, queríamos saber si los participantes consideraban que sus pensamientos y temores acerca de la pandemia interferían en su vida y, de ser así, hasta qué punto.

Para responder a este interrogante, usamos una «escala de intrusión de la COVID». Preguntamos a los participantes (52 personas de entre sesenta y ochenta y cinco años) con cuánta frecuencia pensaban acerca de la COVID y, cuando lo hacían, cuán perturbadores eran los pensamientos. ¿Surgían de la nada? ¿Eran no deseados? También les preguntamos acerca del estado de ánimo, del nivel de estrés y de su capacidad para descentrarse, en referencia a su capacidad para ver sus pensamientos y sus emociones como entidades distintas a ellos mismos. ¿Se distanciaban natural y automáticamente de los pensamientos intrusivos o no deseados? ¿O se identificaban (fusionaban) mucho con ellos? ¿Disponían de la capacidad de dejar pasar las emociones desagradables o quedaban atrapadas en un bucle de rumiación?

Descubrimos que las personas con las puntuaciones de descentrado más elevadas informaban de menos pensamientos intrusivos, un mejor estado de ánimo, mejor calidad del sueño, menos sensación de soledad y más bienestar. Su capacidad para distanciarse de su contenido mental (para ver sus reacciones a los acontecimientos y sus historias mentales como contenido mental que aparece y se va) les aportó todos estos beneficios tan importantes.

Quiero subrayar que no guiamos de ninguna manera a los participantes durante la recolección de datos y tampoco les proporcionamos ningún tipo de formación o de clases en *mindfulness*. Nos limitamos a evaluar las tendencias mentales con las que entraron por la puerta. De todos modos, muchos otros estudios que sí dieron a los participantes instrucciones específicas acerca de cómo descentrarse hallaron los mismos efectos beneficiosos y más.[11]

En un estudio, los investigadores pidieron a los participantes que evocaran recuerdos negativos,[12] algo que hubieran vivido en primera persona y que pudieran recordar vívidamente. A cada recuerdo se le asignó una palabra clave. (Por ejemplo, si un recuerdo tenía que ver con ser acosado en la escuela, la palabra clave podría haber sido «acoso»). Entonces, durante una resonancia magnética funcional del cerebro, se mostraron a cada participante pares de palabras mientras los investigadores registraban la actividad cerebral. Una de las palabras era la palabra clave del recuerdo negativo («acoso») y la otra mostraba la actitud cognitiva que debían adoptar respecto al recuerdo:

1. *Revivir:* Simula el evento sumergiéndote en el recuerdo. Revive el acontecimiento viéndolo con tus propios ojos. Revisita los pensamientos y las emociones que tuviste entonces.
2. *Analizar:* Recuerda el evento y piensa en todos los motivos posibles por los que te sentiste como te sentiste.
3. *Descentrar:* Adopta una postura distante, de observador. Observa cómo se desarrolla el recuerdo desde el punto de vista de un «espectador». Acepta las emociones que puedan surgir junto al recuerdo, deja que aparezcan y se desvanezcan.

Después de cada par de palabras, los participantes puntuaron la intensidad de su estado de ánimo negativo en una escala de 1 (en absoluto) a 5 (muy negativo). Como era de esperar, la instrucción que hizo que se sintieran peor fue la de revivir, seguida de la de analizar y, por último, la de descentrar. El descentrado fue la actitud que protegió mejor su estado de ánimo. Lo más interesante es que sus autoinformes coincidieron con los resultados de las resonancias magnéticas funcionales, en concreto, con el nivel de actividad de la red neuronal por defecto.

El estudio mostró que el descentrado reducía la actividad de la red neuronal por defecto, que es la que más interviene en la mente errante y en la simulación. También reveló con cuánta potencia influye en nuestro estado de ánimo el modo en que nos relacionamos con nuestros recuerdos. La interpretación de las imágenes obtenidas fue que las personas presentaban menos actividad de la red neuronal por defecto y menos estado de ánimo negativo durante el descentrado porque no se transportaban en el tiempo al recuerdo negativo. No simulaban.

DEBILITAR LA «ATRACCIÓN» DE LAS SIMULACIONES

Me han preguntado en alguna ocasión por qué no insisto en la «reducción del estrés» cuando hablo de la atención plena. Mi respuesta es que estudio la atención y que el entrenamiento en *mindfulness* entró en mi laboratorio de investigación cuando buscábamos herramientas de entrenamiento cognitivo efectivas para mejorar la atención. El interés principal de la mayoría de los grupos a los que nos dirigimos no es reducir el estrés, ese no es su objetivo. Su objetivo es, como el nuestro, reforzar la atención y optimizar el desempeño asociado a la atención. De todos modos, lo bueno es que el entrenamiento en *mindfulness* logra las dos cosas: reduce el estrés y mejora la atención. Y ser capaz de debilitar la atracción de las simulaciones mediante el descentrado es crucial a la hora de acceder a esos dos beneficios.

Algunos ejercicios de *mindfulness* se centran en prestar atención de forma intencional, en detectar la mente errante y en redirigirla cuando sea necesario (como el ejercicio «Encuentra tu linterna»), mientras que otros apuntan a la capacidad de descentrado (dentro de poco aprenderás este ejercicio). Controlar mejor la linterna y aumentar la conciencia de adónde la dirigimos nos permite reorientar la mente errante con más frecuencia y redirigir la atención hacia donde queremos que esté. Y, si aumentamos la capacidad de descentrado, podemos reducir la fuerza con que nos arrastran las divagaciones mentales, sobre todo las que están cargadas de simulaciones potentes, con carga emocional negativa y llenas de preocupaciones. Estas son las que no solo nos arrastran, sino que nos enganchan. Capturan nuestra atención y la mantienen allí en bucle, como en la rumiación.

El descentrado es una técnica potente, porque debilita la fuerza con que los episodios de divagación mental captan nuestra atención. Podemos «soltar la historia» cuando no nos ayuda o cuando nos causa malestar. Al desenganchar la atención de este modo, el descentrado reduce el estrés e incluso los síntomas de trastornos como la ansiedad y la depresión.[13]

DESCENTRADO A DEMANDA

Aunque he tenido la oportunidad de dar muchas conferencias a lo largo de los años, me sentí algo abrumada cuando me pidieron que diera una charla en el Pentágono.

Me preparé meticulosamente y trabajé la presentación con antelación. Me aseguré de que incluyera los datos científicos más recientes y mejoré el paso de una pantalla a la siguiente. Estaba preparada. Metí en la maleta el portátil con la presentación cargada y preparada (con copias de seguridad de todo, por si acaso) y volé a Washington D.C., la noche anterior a la charla. Llegué, cené bien y me empecé a preparar para acostarme, para estar descansada y lista por la mañana. Sin embargo, cuando abrí el portátil para echar un vistazo a la bandeja de entrada del correo y asegurarme de que no hubiera nada urgente del laboratorio, un mensaje me llamó la atención. Era de un colega, coronel del ejército y profesor en el Army War College. Le había enviado la presentación en PowerPoint el día anterior y le había preguntado si tenía alguna idea o algún consejo acerca de cómo optimizarla para un público compuesto por líderes de la estrategia militar. Pensé que, si tenía tiempo para echarle un vistazo (dado que la docencia le dejaba muy poco tiempo libre), me podría sugerir algún cambio menor. Sin embargo, cuando abrí el correo se me cayó el alma a los pies. Había mostrado la presentación a un grupo de alumnos y había muchísimos comentarios en casi todas las diapositivas.

Las sugerencias eran arrolladoras: cortar por aquí, detallar por allá, eso no les gustaba, eso otro tampoco... La mente se me aceleró, intentando determinar cómo podría aplicar todos esos cambios en el ultimísimo momento. Estaba agradecida por el tiempo y por la reflexión que habían invertido para darme su opinión, pero con tan poco tiempo de reacción, también me sentía abrumada y preocupada. Podía sentir cómo los pensamientos negativos y nada útiles me inundaban la mente. «¡Es imposible que lo pueda hacer todo! ¡Me la voy a pegar!»

Cerré el portátil y decidí dedicar cinco minutos a un ejercicio breve. Sabía que necesitaba alejarme de la situación para verla desde la distancia. Como siempre, empecé por conectar con la respiración. Y luego:

Ejercicio a demanda: «A vista de pájaro»

1. *Obtén los datos.* Obsérvate a ti mismo y a la situación desde la distancia. Recaba la información bruta de lo que estés experimentando, sin analizarla.
2. *Sustituye.* Observa tu diálogo interior y distánciate de él. Para ello, te resultará útil sustituir el «Yo...» por «Tú...» o tu nombre. Aún mejor, limítate a observar lo que surja: «Amishi cree que no podrá hacerlo. Está asustada por si no va bien».
3. *Recuerda que los pensamientos vienen y se van.* A medida que los pensamientos surjan, recuerda que no son más que productos de tu mente. Aparecerán, pero luego se desvanecerán. Imaginé cada pensamiento como una burbuja, que se alejaba flotando en el cielo.

Solo fueron cinco minutos, pero ese ejercicio tan breve me ayudó a desacoplarme de la película que me había empezado a contar; una película de terror, llena de preocupación y de dudas. Ahora observaba desde la distancia qué había en mi pizarra. Tomé conciencia de los pensamientos, de las emociones y de las sensaciones corporales, que aparecían y se desvanecían, sin dejarme abrumar por ellas. Solté rápidamente la historia y dejé de imaginar situaciones catastróficas. Y verme «en tercera persona» me motivó a intentar animar a Amishi en lugar de machacarla. Quería apoyarme a mí misma, como habría apoyado a una buena amiga. Al final del ejercicio, había ganado en claridad y estaba menos reactiva. Descentrarme durante esos breves minutos me permitió volver a conectar con mi intención: ofrecer al público una experiencia de aprendizaje positiva.

Y, para ello, tenía que conectar con los asistentes, que era exactamente lo que los comentarios de mi colega me ayudarían a hacer. Así que volví a la presentación, ahora con curiosidad acerca de las sugerencias en lugar de abrumada y agobiada. Cuando abrí el archivo, pensé: «En este archivo, hay consejos útiles que me ayudarán a educar y a informar a mi público. Veamos qué puedo aprender y aplicar en el tiempo de que dispongo».

El día después de la charla, recibí un mensaje de texto del mismo colega que me había proporcionado el *feedback* acerca de mi presentación. Había visto la retransmisión en directo de la charla. Decía: «¡Lo clavaste!».

«NO TE CREAS TODO LO QUE PIENSES»

Al principio, muchas de las personas con las que trabajo se resisten a la idea de «soltar la historia». Existen en mundos donde planificar, diseñar estrategias, visualizar e imaginar los siguientes pasos es absolutamente crucial para tener éxito. Después de la charla en el Pentágono, durante la que hablé de las conclusiones de mi equipo de investigación acerca de ofrecer un programa llamado Entrenamiento Atencional basado en la práctica de *Mindfulness* (MBAT)[14] a fuerzas de operaciones convencionales y especiales del ejército de Estados Unidos, hubo una breve sesión de ruegos y preguntas del público. Cuando comenzó, el primero en levantar la mano fue el teniente general retirado Eric Schoomaker, el 42.º cirujano general del ejército.

«¿Por qué nos dices que no nos impliquemos en la narrativa? —preguntó—. Tenemos que construir historias para poder prepararnos para el futuro.»

«Por supuesto —respondí—. Y no hay nada en la práctica de *mindfulness* que prohíba construir historias. La cuestión es que debemos ser conscientes, en todas las circunstancias, de que es eso lo que hacemos. Construir historias. Y debemos ser conscientes de que cualquier historia que tengamos en cualquier momento no es más que uno de muchos resultados o interpretaciones posibles. No es la única y no necesariamente es correcta.»

Y le dije algo que les digo a muchas de las personas que me hacen preguntas semejantes: «No te creas todo lo que piensas».

Podemos cultivar la conciencia de qué simulaciones o elaboraciones ocupan la memoria de trabajo sin sacrificar la capacidad de decisión y de acción. De hecho, tener esa conciencia mejora esas capacidades, porque nos otorga la flexibilidad no solo de reformular una situación, sino de «desformularla» a partir de los datos brutos que vayan apareciendo.

«Soltar la historia»

Soltar la historia NO consiste en...	Soltar la historia SÍ consiste en...
Dudar de uno mismo	Reorientarnos al momento presente con agilidad
Estar inseguro	Observar lo que sucede en realidad
No tomar decisiones	Responder con flexibilidad

Volviendo a la importante pregunta que planteábamos antes: ¿puede la práctica de *mindfulness* combatir los potentes sesgos que todos tenemos en nuestro interior, construidos sobre la base del mundo en el que nos hemos criado?

La mejor respuesta que puedo dar en este momento es esta: quizá. Se está investigando si la práctica de *mindfulness* ayuda o no a reducir los sesgos implícitos, lo que tendría consecuencias enormes para todos nosotros y para nuestras instituciones, por ejemplo, el sistema judicial. Aunque la investigación es prometedora, aún no disponemos de suficientes datos. Lo que se ha estudiado es la intersección entre la atención plena y la conducta discriminatoria. Los estudios concluyen que el entrenamiento en *mindfulness* puede, efectivamente, ayudar a las personas a actuar de un modo menos sesgado,[15] quizá porque son más conscientes de los modelos mentales que mantienen y son más capaces de soltar la historia.

OBSERVAR LA MENTE

Un grupo de psicólogos vino al laboratorio para hablar de la incorporación de la atención plena a su propia formación. No eran psicólogos comunes, sino que eran psicólogos de operaciones en el ejército de Estados Unidos, lo que significa que proporcionaban apoyo durante las misiones a las unidades desplegadas y, en ocasiones, viajaban con ellas. Una de sus responsabilidades es apoyar a los soldados que pasan con regularidad turnos de doce horas observando imágenes tomadas por drones. Los psicólogos querían saber qué podían hacer para ayudar a los soldados que desempeñaban esa función.

Para responder a su pregunta, necesité que antes ellos me respondieran una a mí. Cuando estos soldados observan las imágenes tomadas por drones durante doce horas seguidas, ¿cuál es el propósito de esa observación?, ¿por qué lo hacen?

La respuesta: «Forman parte de la "cadena de exterminio"».

Fue una respuesta inesperada, pero entendí inmediatamente lo que quería decir: que tenían la responsabilidad de identificar objetivos y de trasladar esa información a la cadena de mando. Incluso con todo el trabajo que había hecho ya con el ejército, me tuve que parar a respirar. Es fácil asumir que son los altos mandos quienes ostentan el poder y quienes cargan con casi todo el peso de las decisiones que se toman y de las acciones que lleva a cabo nuestro ejército. Sin embargo, todos y cada uno de los miembros del ejército han de cargar con el peso de todas y cada una de las decisiones que toman. Me recuerda por qué hago lo que hago: para ayudarlos a tomar las decisiones correctas. Y en una situación como esta, es absolutamente crucial que estas personas sean conscientes del tipo de sesgos que traen al trabajo. En esta situación, la historia que tengamos en mente influirá en lo que veremos: si creemos que alguien es un terrorista o un civil, interpretaremos todas sus acciones sobre la base de esa idea. Los psicólogos de operaciones me explicaron que a los operadores de drones les cuesta mucho mantener la fortaleza y la flexibilidad mentales durante esos turnos tan prolongados. Su capacidad para conseguirlo se veía afectada por la cantidad de tiempo que pasaban allí y por lo cansados que estaban. Y, mientras, tenían en sus manos la vida de otras personas.

Lo que es tan interesante de este grupo de personas es que tienen una perspectiva a vista de pájaro todo el tiempo. Ven el paisaje a sus pies desde esa distancia. Sin embargo, ¿les confiere eso claridad de visión automáticamente? Solo si son conscientes no solo de lo que ven, sino también de su propio modelo mental.

Obviamente, la mayoría de nosotros no somos operadores de drones. Sin embargo, necesitamos ser capaces de supervisar nuestra propia mente. Las historias que nos contamos acerca de las intenciones y motivaciones de los demás pueden hacer mucho daño. Pueden acabar con una amistad. Pueden provocar divisiones políticas. Pueden incluso desencadenar guerras.

Esto destaca la característica más importante de tomar distancia: lo más importante que debemos incluir en nuestro marco de visión es nuestra propia mente.

Practicar el descentrado en un ejercicio formal es una cosa; ser capaz de hacerlo en la vida cotidiana y en circunstancias complicadas exige que usemos la atención de un modo muy distinto. Para poder intervenir en nuestros propios procesos cognitivos si se salen del camino deseado, es necesario que nos hayamos dado cuenta de que tenemos que intervenir. En otras palabras, el primer paso fundamental para soltar la historia es ser conscientes de que tenemos una. Y esa es una de las habilidades atencionales que más esfuerzo exige.

Capítulo 8
A LO GRANDE

Son muchos los líderes de múltiples ámbitos que creen que, para tener éxito, deben usar la atención de maneras específicas: hacer varias cosas a la vez (multitarea). Planificar constantemente. Tener la vista siempre puesta en el futuro. Simular posibles resultados para diseñar estrategias y prepararse.

También tienden a creer que deberían contener las respuestas emocionales, desconectar y demostrar estoicismo, sobre todo cuando pertenecen a comunidades como el ejército, los servicios de emergencias o las grandes empresas. Hace poco, hice una presentación ante un grupo de líderes de una gran empresa tecnológica durante la que les expliqué por qué el entrenamiento en *mindfulness* para mejorar la atención era tan importante para ellos como líderes e innovadores en una industria tan competitiva. También les expliqué que todas esas premisas tan generalizadas acerca de lo que constituye un liderazgo potente o un pensamiento estratégico claro son erróneas. En lugar de eso:

Si quieres hacer más, haz solo una cosa. Olvídate de la multitarea. Pasar de una tarea a otra te ralentiza.

Si quieres planificar tu futuro, no te limites a simular situaciones posibles: observa y mantente en el presente para recoger datos de mejor calidad.

Si quieres liderar bien, sé más consciente de tus emociones y de las de los demás.

Y, si quieres hacer cualquiera de estas cosas, tienes que estar plenamente en el aquí y el ahora. Tienes que observar. Tienes que ser consciente de lo que sucede justo ahora a tu alrededor, en tu entorno exterior, pero también de lo que sucede en tu mente, en tu entorno interior, que es tan dinámico, distractor y rico en información como el mundo que te rodea.

Estamos acostumbrados a vivir en el modo de acción: pensar y hacer.

La formación en *mindfulness* activa un modo nuevo: detectar, observar y ser.

Esta actitud de observación es un elixir que nos permite hacerlo todo mejor: completar tareas. Planificar. Diseñar estrategias. Liderar. Innovar. Conectar. Todo ello, a partir de la capacidad de acceder plenamente al momento presente y de saber, momento a momento, qué sucede en el interior de tu propia mente.

RODEADO

Cuando se origina un incendio en las regiones silvestres de Australia, es muy probable que se extienda con rapidez, arrase la vida silvestre y se aproxime a toda velocidad a los centros de población. Por tanto, hay que contenerlo antes de que se descontrole. Sin embargo, gran parte de las zonas boscosas remotas australianas (lo que allí se denomina *bush*) son de muy difícil acceso, por no decir completamente inaccesibles por carretera o para cualquier otra forma de transporte terrestre. Hay que enviar en helicóptero a bomberos especializados que descienden a la zona incendiada haciendo rápel. Estos equipos especializados aterrizan en pleno centro de una situación dinámica, peligrosa y rapidísima. Las ofertas de empleo para funciones como esta (bomberos paracaidistas) acostumbran a indicar explícitamente que no solo se ha de estar en una forma física excelente, sino que también se ha de poseer un nivel elevado de estabilidad emocional y de alerta mental.

Steven es un bombero paracaidista australiano que acudió a nuestro laboratorio en busca de ayuda por un incidente que había vivido hacía poco. Él y sus compañeros de equipo descendieron a un terreno especialmente complicado en el *bush* para contener un incendio que amenazaba con descontrolarse. Lastrados con el pesado equipo (cada bombero llevaba un equipo personal que incluía herramientas como palas y rastrillos y material para apagar fuegos), se extendieron sobre el terreno. Un helicóptero de apoyo llegaría pronto para lanzar espuma o agua desde el aire. Steven empezó a trabajar sobre una sección del incendio justo delante de él. Estaba muy centrado y aplicaba la metodología con meticulosidad. De repente, oyó un sonido muy característico a sus espaldas, como si alguien hubiera encendido un aspirador gigantesco. Era el sonido del aire siendo absorbido, el sonido del fuego haciéndose con el terreno. Estaba a punto de quedar rodeado por un muro de fuego que se le acercaba desde atrás.

Los bomberos paracaidistas, como el personal de emergencias, los pilotos, los equipos de atención sanitaria, el personal militar, los jueces, los abogados y una amplia variedad de líderes de múltiples campos, acostumbran a estar muy entrenados en lo que se conoce como conciencia situacional. Por lo general, el entrenamiento en conciencia situacional en estas profesiones adopta la forma de un modelo de toma de decisiones que garantiza que las decisiones que se toman en circunstancias que cambian rápidamente se basen en las observaciones del momento presente y en tiempo real, además de en el conocimiento y en la experiencia y, por supuesto, al servicio del objetivo. El objetivo de Steven era controlar el fuego, algo en lo que había estado trabajando activamente. Sometido a una presión enorme y rodeado de distractores muy relevantes, había logrado una concentración máxima. Había centrado intensamente la atención en el fuego que estaba luchando por controlar. Durante la formación, había simulado y practicado esta misma situación. Sin embargo, en ese momento, le faltaba algo fundamental.

En el capítulo anterior hemos hablado de cómo usamos las simulaciones para llegar a un modelo mental. Percibimos, procesamos y predecimos, y esto nos permite decidir, actuar y comunicar. Normalmente, estas etapas no son lineales, sino dinámicas e interactivas: las simulaciones generan modelos mentales que llevan a decisiones,[1] que a su vez influyen en la siguiente simulación, etc. Es un proceso fluido y cambiante que se despliega constantemente, no es una situación estática. Por tanto, soltar la historia no es una acción aislada, sino un proceso continuado que nos exige que seamos conscientes, una y otra vez, de lo que sucede no solo a nuestro alrededor, sino también en el interior de nuestra mente.

Steven se había centrado tanto en apagar el incendio más pequeño frente a él que había dejado de controlar el incendio global, más grande. En psicología cognitiva, lo llamamos abandono del objetivo:[2] no ejecutamos las demandas de una tarea concreta a pesar de que podemos recordar las instrucciones. Steven sabía que su misión global era controlar una situación impredecible que podía evolucionar de múltiples maneras, pero se concentró demasiado y perdió de vista el objetivo principal.

Obviamente, Steven consiguió escapar y vivir para contarlo. Sin embargo, lo sucedido le hizo mella. Empezó a usar la historia para entrenar a los nuevos bomberos y para transmitir que su conciencia situacional podía ser incompleta incluso si contaban con la preparación más impecable. Ahora les explica que la conciencia situacional no es suficiente. Supervisar el entorno externo no basta, ni siquiera si lo haces bien, con conciencia y con la atención en el presente.

MÁS ALLÁ DE LA CONCIENCIA SITUACIONAL

Steven se había enfrentado a una situación especialmente complicada: una situación de alta demanda que también exigía una atención al campo próximo. Y, sin embargo, no es necesario descender a un incendio para experimentar algo semejante al abandono de tarea y sufrir las consecuencias. Piensa en alguna vez en que te hayas desviado de un objetivo importante (recuerda que los objetivos se manifiestan de distintas maneras). Podría ser algo de trabajo: estamos tan centrados en un aspecto de un proyecto que nos desviamos y perdemos de vista cómo encaja en la misión más amplia de nuestra organización. También podría ser algo relacionado con la crianza de tus hijos.

Una noche, mi hija Sophie me llamó, frustrada, para que fuera a su habitación. Se había quedado atascada en un problema de matemáticas especialmente difícil. Me pidió ayuda.

Me senté junto a ella y leí el problema. Empecé por intentar hablar con ella: «Vale, explícame qué dice el problema», seguido de otras preguntas para hacerla pensar, pero yo también estaba confundida. No recordaba cómo se resolvían esas fórmulas concretas. «¡Tendrías que saberlo!», me dije. Y sentí una oleada de determinación. Durante los siguientes cuarenta y cinco minutos, trabajé furiosamente en el problema, totalmente centrada: «Voy a resolver este problema. Las matemáticas de cuarto de primaria no podrán conmigo».

Y funcionó: ¡resolví el problema! Alcé la mirada, triunfante y... vi a Sophie recostada en la silla, leyendo un libro.

Vaya.

Mi objetivo es, siempre, criar a niños con motivación interna y capaces de resolver sus propios problemas. Cuando me senté junto a mi hija y empecé a hablar con ella acerca del problema de matemáticas, mi misión era esa. Sin embargo, me desvié rápidamente, aunque durante todo el tiempo tuve la sensación de estar concentrada en la tarea.

Uno de los motivos por los que nos desviamos en situaciones como esta es que nos hacen sentir bien. Vemos un objetivo pequeño que podemos conseguir (apagar ese fuego; resolver ese problema de mates) y perdemos de vista el propósito más amplio: controlar el incendio forestal; criar a una pensadora independiente. Resolver ese problema de matemáticas fue muy satisfactorio para mí, pero, en cuanto alcé la mirada, me di cuenta de que esa no había sido la mejor manera de usar mi energía con mi hija. Sí, sin duda fue positivo que me diera cuenta de ello, pero ¿no habría sido mucho mejor que me hubiera dado cuenta antes de invertir casi una hora en la tarea? ¿Antes de que una pared de fuego se alzara a espaldas de Steven?

Evidentemente, tenemos que poder concentrarnos. Y comenzamos este libro trabajando en esa habilidad fundamental. Sin embargo, también tenemos que ser capaces de salir de ese estado de concentración cuando sea necesario, tenemos que poder ser intencionales acerca de cómo y cuándo nos centramos y en qué. En ese momento, estaba muy concentrada, completamente inmersa en el problema, de hecho. Si hubieras entrado en la habitación, habrías pensado que no tenía ningún problema de atención. Sin embargo, el problema era que ese no era el momento para estar tan concentrada. Lo perdí de vista y, con ello, perdí de vista qué hacía mi mente. Me había desviado y no era en absoluto consciente de ello.

Entonces, este es el siguiente gran error que cometemos: prestamos atención, sí, pero es una atención demasiado focalizada o demasiado amplia, demasiado estable o demasiado inestable. Prestamos atención y, en cierto modo, lo hacemos muy bien; sin embargo, lo hacemos de un modo que no es adecuado para el momento.

Para corregirlo, necesitamos lo que se conoce como *metaconciencia*.

PRESTAR ATENCIÓN AL ENTORNO INTERIOR

La metaconciencia es la capacidad de ser consciente y de controlar los contenidos o procesos actuales de nuestra experiencia consciente.[3] Básicamente, es la capacidad de ser consciente de la conciencia. Cuando te digo «presta atención a tu atención», lo que te estoy pidiendo es que apliques la metaconciencia. Ese día en el *bush* australiano, Steven estaba concentrado en el fuego frente a él. Sin embargo, prestar atención a su atención le habría proporcionado algo más: se habría dado cuenta de que estaba absorto en ello y de que tenía que ampliar su foco atencional.

Si la conciencia situacional en profesiones de alta demanda significa «presta atención al entorno exterior», podemos pensar en la metaconciencia como la conciencia situacional del entorno interior.

Mi colega y amigo Scott Rogers, con quien trabajo desde hace diez años para llevar la formación en *mindfulness* a todo tipo de poblaciones distintas, es un mago en la descripción de la metaconciencia. Es un concepto que puede ser difícil de aprehender, pero Scott tiene el don de explicarlo con frases muy accesibles. Cuando trabajó con el equipo de fútbol americano de la Universidad de Miami, se lo explicó así: «Estáis escaneando el campo».

Pidió a los jugadores que imaginaran el campo de juego y todos los elementos dinámicos que incluye: las líneas laterales, las líneas de gol, los jugadores en movimiento, el balón en juego, el rugido de los espectadores, los chasquidos constantes de los jugadores del equipo contrario, las pantallas gigantescas en las esquinas..., todo. Los invitó a que pensaran en cómo gestionan ese paisaje tan complejo, repleto de elementos salientes que compiten por su atención. Entonces, les pidió que visualizaran su mente de la misma manera: como un campo, con las mismas piezas salientes en movimiento que pueden atrapar la atención y arrastrarla. Les sugirió que, de la misma manera que decidían cómo avanzar por el campo de juego y cómo y cuándo enfrentarse a otros jugadores, pensaran así en su «campo mental».

Podemos sobrevolarnos a nosotros mismos, observarnos desde la distancia, como hemos practicado en el capítulo anterior, con el ejercicio de descentrado «A vista de pájaro». Y hay otras señales importantes que podemos detectar a medida que desarrollamos la «conciencia de la conciencia» y que nos darán la información que necesitamos.

Algunas de esas señales son corporales. Cuando entré en la habitación de Sophie para ayudarla a entender el problema de matemáticas y, en lugar de eso, salí una hora después como la heroína de mi propia batalla épica contra las mates de primaria, me hiperconcentré. Luego, me pregunté cómo había podido suceder si había entrado con un objetivo tan claro en mente. Cuando reflexioné acerca de lo sucedido, recordé que me había sentido asaltada por un deseo de ganar, de «derrotar» el problema de matemáticas. Entendí que la satisfacción que siento cuando «gano» había motivado mi conducta y alimentado mi hiperconcentración. Para mí, esa sensación de «asalto» es una señal de alarma. Ahora soy mucho más consciente de ella y, cuando la detecto, me detengo y me pregunto: ¿está mi atención donde debe estar?

No siempre es una sensación de «satisfacción». A veces, lo que nos atrapa y nos arrastra a la hiperconcentración (u otro estado atencional no indicado en el momento en cuestión) es la ansiedad, el miedo o la preocupación. A veces, «ver» la mente es, en realidad, sentir estados mentales en el cuerpo. Estos estados mentales se pueden manifestar como hormigueo en las piernas, nerviosismo en el estómago o tensión en la mandíbula. ¿Eso que me sucedió hace ya tantos años, cuando perdí la sensación de los dientes? No era en absoluto consciente. Por eso llegué hasta ese punto. Carecía de metaconciencia, no tenía ni idea de qué sucedía en mi mente o en mi cuerpo, por lo que no pude corregir el rumbo hasta que estalló la crisis.

Ahora soy más consciente de mi estado interior, por lo que puedo intervenir antes y de un modo más efectivo cuando detecto problemas atencionales. Estoy sintonizada con cómo el cuerpo y la mente se relacionan entre ellos cuando estoy hiperconcentrada o estresada. Me doy cuenta de cuándo empiezo a apretar la mandíbula; hago un ejercicio de tres minutos, salgo a pasear, relajo la boca..., cualquiera de las estrategias que interrumpen la tensión bucal no intencionada. La última vez que tuve que rellenar una solicitud de financiación con una fecha límite imposible, supe que no iba a ser capaz de mantener la metaconciencia, así que me puse una férula de descarga. (¡A veces solo nos queda aceptar nuestras limitaciones!)

Cuando, en el laboratorio, hablé con Steven acerca de su incidente de «abandono de objetivo», explicó que había quedado «cautivado» con el proceso de apagar el incendio pequeño y eso lo llevó a hiperconcentrarse. Ahora, está atento a (en sus palabras) «esa deliciosa sensación tan satisfactoria» en la parte superior de los brazos y en el abdomen. Esa es la señal que le indica que es posible que se esté hiperconcentrando. Entonces, puede responder ampliando el foco atencional si es necesario.

Desde su perspectiva como bombero, describió la metaconciencia como «montar guardia»: adoptar una posición desde la que puedes ver con claridad qué sucede. Esto es una parte muy importante de lo que significa tener una mente en plena forma: ser capaz de adoptar esa perspectiva desde lo alto y abarcar todo el paisaje mental. Con la metaconciencia, somos conscientes del contenido actual de nuestra experiencia consciente y estamos atentos para determinar si esos contenidos se alinean con nuestros objetivos. Nos preguntamos lo siguiente:

¿Qué estoy percibiendo?

¿Cómo lo estoy procesando?

¿Está alineada con mis objetivos la información que estoy integrando?

Es fácil confundir la metaconciencia con la metacognición, otro proceso cognitivo. La diferencia es que la metacognición consiste en pensar acerca de cómo pensamos. Consiste en saber que tenemos unas tendencias mentales determinadas. La metacognición es, en parte, metaconciencia. «Tiendo a pensar lo peor» es un ejemplo de metacognición, como también lo es «Me cuesta mucho tomar decisiones». La metacognición es muy útil, y ser consciente de nuestras tendencias cognitivas nos puede ayudar muchísimo. Sin embargo, no es lo mismo que la metaconciencia y tampoco la puede sustituir. Saber que tendemos a pensar de cierta manera no significa que seamos conscientes de los problemas cuando suceden. Cuando la mente se pone a divagar y a simular, da igual que seamos la persona más sabia «metacognitivamente» hablando. Nos quedamos atrapados en los procesos mentales del momento.

NO SOMOS CONSCIENTES DE QUE NO SOMOS CONSCIENTES

Hicimos un experimento en el laboratorio con 143 alumnos de grado para evaluar en qué medida eran conscientes de su mente errante.[4] Ya sabíamos que la mente divaga aproximadamente la mitad del tiempo; lo que no sabíamos era si la gente era consciente de ello. Les asignamos una «tarea de memoria de trabajo» estándar: recordar dos caras, compararlas con un rostro de prueba y repetir el proceso durante un periodo de veinte minutos. Registramos la velocidad y la precisión, como siempre, pero en esta ocasión los interrumpimos a mitad de la prueba en varias ocasiones para hacerles dos preguntas: «¿Cuán "centrado en la tarea" estabas: mucho, algo o nada?» y «¿Cuán consciente eras de ello en ese momento?».

¿Conclusiones? Las respuestas se repartían en cuatro tipos principales: (1) el participante informa de que estaba centrado en la tarea y era consciente de ello; (2) informa de que estaba centrado en la tarea y no era consciente de ello (esto sería estar muy absorto en un «estado de flujo»); (3) informa de que no estaba centrado en la tarea y era consciente de ello (decidir no prestar atención porque la tarea es aburrida, algo a lo que los investigadores nos referimos como «desconectar»), o (4) informa de que no estaba centrado en la tarea y no era consciente de ello («ausencia»).

Además de estos cuatro tipos de respuesta, descubrimos que el desempeño de los participantes empeoraba gradualmente, que la mente divagaba cada vez más y que fueron perdiendo metaconciencia a medida que pasaban los veinte minutos que duraba la tarea.

El deterioro del desempeño durante los veinte minutos no nos sorprendió, ya hemos hablado del menoscabo de la atención: el desempeño empeora a lo largo del tiempo cuando hay que prestar atención continuada a una tarea. Cuando te he empezado a hablar de la mente errante, te he explicado los motivos evolutivos por los que el cerebro podría estar «programado para divagar», como el coste de oportunidad, el escaneo, buscar algo mejor que hacer, etc. Es posible que el cerebro humano esté diseñado para desconectar periódicamente de la tarea que tenga entre manos.[5] Estamos diseñados para seguir estos patrones atencionales cíclicos. Y, si nos diéramos cuenta de que nos desviamos, no pasaría nada. El problema es que acabábamos de comprobar que no nos damos cuenta.

Esto es lo que transmitían las respuestas sobre la metaconciencia: a mayor divagación mental, menos metaconciencia.[6] A medida que pasa el tiempo, la mente divaga más y más y nosotros somos cada vez menos capaces de darnos cuenta de lo que sucede. Y, si no nos damos cuenta, no podemos corregirlo y volver a centrarnos en la tarea.

He comenzado el libro diciéndote que pasas el cincuenta por ciento del tiempo divagando. Y es verdad. La estadística se ha mantenido en múltiples estudios. Por tanto, mirando ese número, parece fácil concluir que la mente errante es el origen de nuestros problemas atencionales. Sin embargo, la sorpresa (a partir de este estudio y de otros) es que parece que es posible que la mente errante no sea la verdadera culpable. Al fin y al cabo, hay muchas situaciones en que dejar que la mente vague no es un problema. Piensa en cómo la dejas correr mientras ves por tercera o cuarta vez la película preferida de tu hijo o de tu nieto o mientras haces algo automático y fácil, como pasar el aspirador. Me refiero aquí a la «desconexión», no a la «ausencia».

¿Cuál es la diferencia? La metaconciencia.

Cuando desconectamos, la metaconciencia de la situación nos permite garantizar que nuestra conducta actual sea congruente con los objetivos de la tarea antes de decidir desplazar la atención a otro lugar. No será necesario hacer ningún ajuste atencional. Sin embargo, si las exigencias de la tarea aumentan súbitamente y el desempeño se empieza a resentir, reconduciremos los recursos atencionales a la tarea en cuestión. La mente nos alertará de ello,[7] no necesitaremos señales externas que, de todos modos y como ya sabemos, acostumbran a llegar tarde. Sin la metacognición, no estamos atentos a la situación, no nos damos cuenta de que las demandas de la tarea aumentan, no nos damos cuenta del estado actual de la atención y, por tanto, no la podemos redirigir.

Las personas con TDAH tienden a presentar niveles elevados de divagación mental, hasta el punto de que pueden dar lugar a resultados negativos en la vida real. Un estudio reciente concluyó que, aunque la divagación mental es más elevada en estas personas que en las que no tienen TDAH, el «coste» de la divagación mental se redujo en las que eran más metaconscientes de cuando su mente divagaba en comparación con las que lo eran menos.[8] La metaconciencia las «protegió» de cometer errores asociados a la divagación mental.

El problema no es la divagación mental, sino la divagación mental sin metaconciencia.

El jovencísimo campo de la neurociencia contemplativa nos está empujando hacia la nueva ciencia de la atención: es posible que la metaconciencia sea la clave para mejorar el desempeño atencional.

A POR LA META

Chris McAliley, jueza federal en el estado de Florida, se sintió impelida a empezar a practicar *mindfulness*, «como tanta otra gente, cuando me vi asediada por eventos no deseados en mi vida». Se estaba divorciando y sus hijos eran adolescentes, «con todo lo que eso conlleva», dice ahora con un suspiro.

«Estaba inmersa en una batalla campal con mi "ahora" —explica—.

No lo quería. Me criticaba a mí misma y a los demás. Estaba furiosa con el universo. Estaba a merced de pensamientos repetitivos. Y, entre todo eso, intentaba trabajar. Tenía que ir al tribunal y tomar decisiones. Decisiones que afectaban a otras personas. Y, mientras tanto, los pensamientos corrían desbocados en mi mente. Estaba agotada.»

Chris y yo nos conocimos en una conferencia para juezas en las que ambas habíamos sido invitadas a hablar en una mesa redonda sobre la atención plena y la judicatura. Nos dimos la mano antes de salir al escenario. Chris bromeó con que quizá habría muy poca gente y que nuestro único público sería el resto de las integrantes de la mesa redonda. ¿Quién estaría interesado en hablar de la atención plena en los tribunales? Quizá fuera un tema demasiado restringido para el mundo judicial. Sin embargo, cuando salimos al escenario para ocupar nuestras respectivas posiciones, nos encontramos con que la enorme sala estaba llena. Ni una sola de las quinientas butacas estaba vacía. Había mujeres en pie al fondo de aquel enorme salón de baile. Parecía que sí, que la judicatura necesitaba *mindfulness*.

De hecho, un tribunal es el ejemplo perfecto de un espacio en el que se necesita tanto conciencia situacional como metaconciencia. Cuando Chris se sienta en el estrado, tiene que activar y mantener distintos tipos de atención. Como jueza, ha de atender a las preguntas que los abogados hacen a los testigos y a las respuestas de estos. Al mismo tiempo, ha de recordar los testimonios que ya ha escuchado, las leyes aplicables a los hechos que se juzgan y las normas y los principios que rigen lo que el abogado dice en cada momento: escucha lo que se dice al tiempo que ha de estar dispuesta a responder si el abogado de la parte contraria presenta objeciones (¿acepta la objeción o la rechaza?). Al mismo tiempo, ha de controlar la atención de otros: ¿se ha dormido ese miembro del jurado en la segunda fila?, ¿sigue el ritmo el taquígrafo judicial? La jueza McAliley se ha de asegurar de que se registren todas y cada una de las palabras, por lo que si parece que el taquígrafo tiene dificultades, ha de pedir que los intervinientes vayan más despacio. Quizá también haya de prestar atención a un intérprete. O al bebé que ha empezado a llorar entre el público.

«Hay tantas cosas a las que atender —explica—. Y, por si todo eso no fuera suficiente, también hay que atender a la propia mente. Si el abogado está en plena argumentación y yo me pierdo en los pensamientos acerca de mi divorcio o de lo que quiero para comer, no estoy haciendo mi trabajo. ¡No estoy ahí! Y tiene consecuencias.»

Necesita ser consciente tanto de lo que sucede en la sala como de lo que sucede en su mente. El entrenamiento en *mindfulness* ha ayudado a Chris a ser más consciente de las cosas que la hacen divagar. La frustración, la ansiedad, la preocupación..., todas ellas se manifiestan en el cuerpo. Acostumbra a hacer un ejercicio muy breve cuando preside el tribunal: estar quieta, sentir el cuerpo, sentir la respiración.

«Tengo que bajar del cuello —dice—. Es tan asombroso darse cuenta de lo que sucede en el cuerpo cuando tenemos sensaciones emocionales... Muchas veces las pasamos por alto, pero contienen muchísima información.»

Para ella, esas emociones se manifiestan como ansiedad o frustración: parece que los abogados no se han preparado; se da cuenta de que empieza a alzar la voz; se da cuenta de que ha estado rumiando. «¿Debería llamarles la atención por no haberse preparado? ¿Cómo afectará eso a ellos, al caso o al acusado?» La práctica de *mindfulness* la ha ayudado a usar sus propias emociones como fuente de información.

«Se supone que este es un sistema racional, por lo que no quiero que mis emociones (no entendidas ni conscientes) me lleven a tomar una decisión. Sin embargo, soy una jueza, no un robot. Necesito ser capaz de sentir las emociones y dejarme informar, no gobernar, por ellas.»

La metacognición le otorga conciencia y comprensión no solo de sus propios pensamientos y emociones, sino también de sus sesgos implícitos. Es algo acerca de lo que tiene que pensar en relación con todos los casos. Si un policía va a testificar contra un delincuente con antecedentes, Chris se pregunta a sí misma qué prejuicios tiene. ¿Cuáles de sus sesgos en cuanto a género, profesión, clase o raza se podrían activar? ¿Puede detectarlos y no dejarse llevar por ellos?

«Gran parte de la práctica en *mindfulness* consiste, sencillamente, en identificar nuestros sesgos y prejuicios —dice—. Cuando les prestas atención, lo entiendes: se suceden a la velocidad del rayo.»

Para ella, la gran revelación fue la de prestar atención sin juzgar. Sin juzgarse a sí misma, a los demás ni a las circunstancias. Y es irónico, porque Chris se gana la vida juzgando, literalmente. Sin embargo, la capacidad de prestar atención al momento presente, sin juicio ni elaboración, es lo que ahora le permite ser más efectiva a la hora de tomar decisiones que modelan la vida de otras personas.

«Ser juez es un gran privilegio —afirma—. Nuestra sociedad elige a personas como yo para resolver disputas. Estoy aquí, sentada, escuchando el testimonio de personas que dan versiones completamente opuestas de lo sucedido y mi trabajo consiste en determinar quién es creíble. Y en algunas ocasiones es evidente, pero en otras no. Tengo que esforzarme en acertar.»

POR QUÉ FUNCIONA

En el laboratorio, cuesta mucho «ver» la metacognición directamente solo a partir de la conducta manifiesta. Por tanto (como en el estudio sobre la memoria de trabajo que he mencionado antes), tenemos que asignar a los participantes tareas de atención y de memoria de trabajo y luego pedirles autoinformes. Un estudio tras otro han demostrado que, cuanto más conscientes son las personas de dónde está su atención, mejor es su desempeño.[9] También sabemos que, cuando son más conscientes, se dan cuenta de que la mente ha empezado a divagar (sin que se les pregunte). Y sabemos que hay cosas que hacen que la metaconciencia se desplome, como el deseo de fumar o el consumo de alcohol.[10]

Cuando se trata de personas habituadas a practicar *mindfulness* (o incluso de personas que han hecho un curso de ocho semanas de duración de reducción del estrés basada en la práctica de *mindfulness*), vemos aún otra cosa: descenso de la actividad de la red neuronal por defecto.[11] ¿Recuerdas lo que es? Es la reducción de la actividad de la red neuronal que interviene más en la atención interna, el ensimismamiento, las simulaciones mentales y la divagación mental. ¿Por qué el entrenamiento en *mindfulness* reduce la actividad de la red neuronal por defecto en comparación con no llevar a cabo ningún entrenamiento o con un entrenamiento alternativo? Tal y como hemos comentado con anterioridad, cada vez hay más evidencias de que el entrenamiento en *mindfulness* aumenta la atención y el descentrado y reduce la divagación mental. Las simulaciones mentales que pueden secuestrar la atención son menos frecuentes y menos capaces de mantenernos cautivos. Sin embargo, es posible que todo eso se deba a la capacidad de la atención plena para aumentar la metaconciencia.

Cuando somos metaconscientes, nos miramos a nosotros mismos. ¡Somos el objeto! Es imposible estar inmersos en pensamientos autorreferenciales (divagación mental, simulaciones) al mismo tiempo que reflexionamos acerca de nosotros. Por eso, a medida que la metaconciencia aumenta, la divagación mental desciende. Tiene mucho sentido que sean procesos antagonistas: no podemos estar dentro y fuera de nosotros mismos al mismo tiempo. Recuerda la técnica de descentrado que has practicado en el capítulo anterior y en la que tenías que dar un paso atrás o desligarte del yo durante un momento. Cuando lo has hecho, has practicado la metaconciencia. Ahora, el objetivo es que lo hagas con más frecuencia y lo conviertas en un hábito mental.

Queremos más metaconciencia... y la práctica de *mindfulness* es lo que nos la puede proporcionar.

DARSE CUENTA: EL POTENCIADOR DE LA ATENCIÓN

Piensa en tu primer ejercicio de *mindfulness*, que quizá haya sido «Encuentra tu linterna». Tal vez te sorprendiera lo mucho que se movía tu atención. La atención es como una pelota en constante movimiento. Para poder botarla con efectividad, tenemos que reconectar con ella una y otra vez. Si nos «ausentamos» (divagamos sin darnos cuenta), la pelota se alejará rodando. Y la pelota se aleja rodando con mucha frecuencia. Solo somos metaconscientes cuando la perdemos por completo: salimos de una reunión importante y nos damos cuenta de que no tenemos ni idea de lo que se ha dicho. Durante una conversación importante, el otro nos pregunta «Pero ¿me estás escuchando o no?» y nos damos cuenta de que hemos ido asintiendo, pero que en realidad no hemos oído nada. Nos oímos gritar enfadados «¡Que NO estoy enfadado!», para acto seguido darnos cuenta: «Ay, pues va a ser que sí que lo estoy».

En cada uno de estos ejemplos, ese momento en el que nos hemos dado cuenta de dónde está la atención en realidad y de qué hace nuestra mente es un momento de metaconciencia. Es eso, son momentos así. Y lo que queremos son esos «metamomentos». Sin embargo, los queremos antes, cuando pueden ser verdaderamente efectivos y protectores.

El objetivo del entrenamiento en *mindfulness* es aumentar la cantidad de metamomentos, de modo que podamos llevar a cabo los pivotes atencionales que tan importantes son para el éxito y para el bienestar. Incluso si contáramos con el sistema atencional más potente del mundo, podríamos enfocarlo en el lugar equivocado. Para poder aplicar cualquiera de los ejercicios que hemos visto hasta ahora, antes te has de dar cuenta de que necesitas hacerlo.

En *El arte de la guerra*, que he citado en la introducción del libro, Sun Tzu nos da otro consejo si nos encontramos en una lucha desigual:

La fuerza aplicada es diminuta, pero los resultados son enormes.[12]

No te des cabezazos contra la pared. Encuentra el modo de aplicar la mínima fuerza con el máximo impacto. La habilidad que queremos cultivar va más allá de la capacidad de prestar más atención, de concentrarnos más y de concentrarnos mejor. Esto es el equivalente de ir al campo de batalla y de entrenarnos para el combate; es útil, pero incompleto. Tenemos que construir algo más allá. Necesitamos un multiplicador de fuerzas, como los potenciadores de los videojuegos. El multiplicador de la fuerza atencional que hemos de adquirir es la capacidad de ser metaconscientes, de darnos cuenta.

Darnos cuenta de cuándo estamos desconcentrados o demasiado concentrados.

Darnos cuenta de cuándo tenemos la cabeza en otro sitio y no en el aquí y el ahora.

Darnos cuenta de qué sucede a nuestro alrededor y en nuestro interior.

Darnos cuenta es lo que libera nuestra capacidad para intervenir ante estos problemas atencionales tan generalizados.

> Es muy sencillo: para saber si algo te ha secuestrado y necesitas intervenir, tienes que estar mirando.

La buena noticia es que ya llevas todo este tiempo practicando. La metaconciencia forma parte de todos los ejercicios que has hecho hasta ahora.

META-TACIÓN

En el ejercicio «Encuentra tu linterna», cada momento en el que te has dado cuenta de que la linterna se había alejado de las sensaciones asociadas a la respiración ha sido un momento de metaconciencia. Durante el ejercicio «Observa tu pizarra» con las etiquetas, cada vez que has identificado un pensamiento, una emoción o una sensación y los has etiquetado ha sido un momento de metaconciencia. Durante el ejercicio de descentrado, cuando has adoptado la perspectiva a vista de pájaro y has escaneado la mente en busca de sesgos, simulaciones y modelos mentales, has ejercitado la metaconciencia. E incluso durante el escáner corporal, cada vez que has dirigido la atención hacia una sensación corporal concreta, has identificado qué sensaciones estaban ahí y has tomado conciencia de cuándo la mente empezaba a divagar.

Hasta ahora, nuestro objetivo ha sido garantizar que mantuvieras la atención en un objeto, como la respiración. Ahora, el objeto de tu atención será... tu atención.

En última instancia, todos los ejercicios que has practicado a lo largo del libro desarrollan la metaconciencia, y practicar cualquiera de ellos con regularidad reforzará tu capacidad para observar y atender a tu propia mente. El ejercicio que encontrarás a continuación está concebido específicamente para que detectes el contenido momento a momento de tu experiencia consciente, sin quedar atrapado en los pensamientos, las emociones y las sensaciones que surjan.

Se trata de una variación del ejercicio tradicional de «monitoreo abierto» que nos pide que observemos el contenido de la experiencia consciente momento a momento sin interactuar con él. Mientras que el objetivo de las prácticas formales anteriores era cultivar el foco atencional, este apunta a la atención receptiva, amplia y estable.

Ejercicio fundamental: El río de pensamientos

1. *Preparados...* Esta vez, ¡levántate! Si lo prefieres, puedes permanecer sentado, como en los ejercicios anteriores, pero acostumbro a recomendar hacer este ejercicio en lo que se conoce como postura de la montaña. Ponte de pie en una postura cómoda, con

los pies separados a la anchura de los hombros. Deja caer los brazos a los lados, relajados y con la palma de las manos hacia afuera. Cierra los ojos o baja la mirada.

2. *Listos...* Encuentra tu linterna y, durante varias respiraciones, dirige la atención a sensaciones salientes asociadas a la respiración. Siempre empezaremos los ejercicios de este modo. Y, si en cualquier momento a lo largo del ejercicio te das cuenta de que empiezas a desconectar (por ejemplo, quedas atrapado en un bucle de rumiación), siempre te puedes volver a anclar en la respiración. Orientar la linterna a la respiración es tu base segura. Regresa a ella siempre que lo necesites y reconecta.

3. *¡Ya!* Ahora, amplía tu conciencia de modo que no estés seleccionando ningún objeto concreto. En lugar de eso, usa la metáfora de la mente como río. Estás junto a la orilla, observando el discurrir del agua. Imagina que los pensamientos, los recuerdos, las sensaciones, las emociones..., todo lo que surja, son agua que pasa frente a ti. Fíjate en lo que aparece, pero no interactúes con ello. No lo pesques, no lo persigas ni lo elabores. Deja que fluya río abajo.

4. *Sigue*. A diferencia del ejercicio anterior «Observa tu pizarra», ahora no «etiquetarás» activamente lo que detectes en tu pizarra y tampoco regresarás a la respiración cuando lo detectes. Ahora, la tarea no consiste en distinguir entre el contenido útil y relevante y las divagaciones mentales. Ni siquiera intentarás impedir que la mente divague. El río seguirá fluyendo. No hay nada que puedas o debas hacer al respecto. Esta es la clave del monitoreo abierto: permites que la mente haga lo que sea que haga. La tarea consiste, sencillamente, en observar el caudal desde la distancia, sin intervenir ni participar.

5. *Resolución de problemas*. Si te cuesta dejar pasar las cosas, vuelve a la respiración. Imagina que las sensaciones asociadas a la respiración son una gran piedra en el centro del curso de agua. Descansa la atención en ese objeto estable y sólido. Cuando estés preparado, vuelve a ampliar la atención y reanuda el monitoreo.

Te seré sincera: con frecuencia, los participantes informan de que el monitoreo abierto es el ejercicio fundamental más difícil. Así que, a continuación, te presento una manera de pensar acerca de lo que hacemos en este ejercicio, a partir de una experiencia que viví practicando yo misma.

Me había preparado para hacer el ejercicio en mi salón. Era un maravilloso día de otoño, con una brisa cálida, y había dejado las ventanas abiertas. Mi perro estaba en el salón conmigo, tendido frente a la ventana y mirando a la calle. Tashi es un Lhasa Apso. Si no conoces la raza, los Lhasa Apso son perros pequeños de largo pelo blanco que barre el suelo si no se les corta. A mí me encanta el mío, pero puedo entender que haya quien diga que parecen fregonas. Los Lhasa Apso proceden del Tíbet, donde originalmente vivían en monasterios. Su trabajo consistía en vigilar las áreas comunes de los monasterios y ladrar para avisar a los monjes si detectaban algún intruso. De hecho, son ladradores excelentes.

Hacía solo unos minutos que había empezado el ejercicio cuando Tashi empezó a ladrarle a algo. Lo hace continuamente. Le encanta mirar por la ventana y, cuando ve a alguien pasar, ladra. De hecho, ni siquiera tiene que ser «alguien»: puede ser un coche, una ardilla, una ramita que cae de un árbol..., cualquier cosa lo pone en marcha. Intenté seguir adelante con el ejercicio. Al fin y al cabo, pensé, los ladridos son una sensación como cualquier otra. Pero no se callaba. Me estaba poniendo de los nervios. Y entonces me di cuenta: estaba haciendo exactamente lo mismo que él. Estaba ahí sentada, observando lo que era distinto en mi pizarra. Y él estaba mirando lo que era distinto en el rectángulo de ventana a su alcance. ¡El monitoreo abierto es precisamente eso! Sí, claro, yo no me pongo a ladrarle a nada, pero al final viene a ser casi lo mismo. Tashi ladra cuando ve algo y yo me bloqueo y me vuelvo reactiva emocionalmente ante algo que he identificado. Me levanté y cerré la cortina. Dejó de ladrar y se tendió en el suelo.

No podemos «cerrar la cortina» a nuestros pensamientos, tampoco nos podemos sentar frente a la ventana y ladrar a todo lo que pase, pero sí que podemos aprender a observarlo y dejarlo pasar.

Mi perro no tiene esa habilidad, pero tú sí. Piensa en ello de esa manera: ¿saldrías de casa a todo correr para hablar con todas y cada una de las personas que pasaran frente a tu puerta? No. Pues haz lo mismo con los pensamientos que surjan en tu mente a lo largo del día. No puedes impedir que aparezcan, del mismo modo que no puedes impedir que la gente camine por tu calle. Pero sí puedes cambiar cómo te relacionas con ellos. Puedes decidir cuándo interactuar con ellos y cuándo no y dejarlos pasar.

USAR «PUNTOS DE DECISIÓN» PARA MEJORAR LA PRÁCTICA

Cuando impartimos al rector de la Universidad de Miami y a su gabinete de liderazgo el programa de MBAT para profesionales de alta demanda que mi colega Scott Rogers y yo habíamos desarrollado conjuntamente, nos instalamos en una sala de reuniones. Después de un debate inicial, comenzamos los ejercicios. Hacía tiempo que trabajábamos con este grupo y llegamos a la parte del programa que trataba del ejercicio de monitoreo abierto.

Adoptamos la postura de la montaña sentada y les hablamos de «observar cómo pasa el contenido mental, como las nubes en el cielo». En un momento dado, antes de comenzar la práctica formal, una de las participantes suspiró sonoramente.

«¡El ruido me está volviendo loca!», exclamó. Efectivamente, la máquina del aire acondicionado emitía un traqueteo persistente e irregular. «Creo que no podré hacer el ejercicio con eso en marcha. ¡Es muy molesto!»

Tenía razón. Era muy difícil ignorar el ruido que hacía el aire acondicionado. También era una oportunidad magnífica para explicar por qué la práctica del monitoreo abierto puede ser útil precisamente en situaciones cotidianas irritantes, molestas o exasperantes: nos permite reconocer los puntos de decisión.

Comuniqué al resto del grupo que, aunque desconocía su experiencia directa en ese momento, yo también había acabado irritada por ruidos molestos durante mi práctica en otras ocasiones. Si hubiera podido observar su pizarra mental, o la mía, en esos momentos, probablemente habría visto algo así: se detecta un ruido y la experiencia sensorial se registra en la pizarra mental. Luego, aparece un concepto, el pensamiento («Es muy molesto»). A continuación, una emoción (irritación por la molestia). Y, finalmente, la manifestación de la emoción en voz alta: «¡Es muy molesto!».

Sé que presentarlo como una secuencia lineal (detección, pensamiento, emoción, acción) puede parecer algo artificioso, sobre todo cuando todo sucede tan rápidamente, como una gran maraña de irritación. Sin embargo, cuando aprendemos a observar lo que sucede en nuestras mentes con un ejercicio como el del monitoreo abierto, vemos con más precisión y definición la secuencia de eventos mentales que fluyen. Y, entonces, es posible que percibamos los pequeños espacios entre los eventos, los espacios en los que tomamos las decisiones. Asociar la experiencia sensorial del ruido con el concepto «molesto» es una decisión. Sentirse molesto es una decisión. Y expresar esa emoción también es una decisión.

Con la práctica, cada vez se nos da mejor tomar conciencia de los eventos mentales e identificar oportunidades para intervenir y tomar decisiones distintas. Piensa en momentos de tu vida en los que reaccionaste explosivamente tras un evento detonante, como que te cortaran el paso en la carretera y empezaras a proferir improperios contra el otro conductor. Quizá te parezca muy difícil descomponer estos episodios hasta encontrar los puntos de decisión. Sin embargo, podemos aprender a hacerlo, y practicar el monitoreo abierto ayuda mucho porque activa la metaconciencia. Con la práctica, es posible que incluso lleguemos a experimentar estos eventos como espaciosos y seamos capaces de apreciar la infinidad de posibilidades que nos ofrece cada uno de ellos. Mi descripción preferida de este descubrimiento es la del cantante de Velvet Underground, Lou Reed: «Entre el pensamiento y la expresión hay toda una vida».

No podíamos hacer nada respecto al sonido, no podíamos ajustar el termostato para apagarlo y tampoco teníamos tiempo para intentar encontrar a alguien que viniera a arreglarlo. El sonido iba a estar allí durante todo el ejercicio. Sin embargo, pensar acerca de cómo lo experimentábamos en términos de puntos de decisión, observar el espacio entre el pensamiento y la expresión, nos ofreció una oportunidad: cuando surja el pensamiento «Esto es muy molesto», podemos decidir algo distinto. En lugar de sentir ira y manifestarla, podemos elegir no aferrarnos a ella. Podemos dejar que se desvanezca y permitir que la pizarra siga «receptiva» a lo que sea que surja a continuación.

Podemos usar la misma estrategia tanto si es un pensamiento asociado al traqueteo de una máquina de aire acondicionado como si se trata de un temor o de una preocupación que se manifiestan con fuerza en nuestra mente. Es muy posible que surjan pensamientos, recuerdos o preocupaciones espontáneos. Entonces, podemos recordar que podemos decidir qué hacer a continuación. Podemos pensar en Tashi y decidir otra cosa. No es necesario ladrar: podemos dejar que sigan caminando.

Hay un concepto budista extraído de una parábola famosa conocido como la «segunda flecha»:[13] Buda preguntó a uno de sus discípulos: «Si te alcanza una flecha, ¿te duele?».

«¡Claro!», respondió el discípulo.

«Si entonces te alcanza una segunda flecha, ¿te dolerá aún más?», volvió a preguntar Buda.

«Sí», respondió el alumno.

Buda lo explicó: en la vida, no podemos controlar si una flecha nos alcanza o no. Sin embargo, la segunda flecha es una reacción ante la primera. La primera flecha nos duele y la segunda flecha es el malestar que expresamos acerca del dolor.

Esta parábola me encanta, porque encapsula de un modo muy sencillo la relación entre la práctica de *mindfulness* y la atención: la primera flecha sucede. Cada día nos alcanza una flecha tras otra. Sin embargo, la segunda (nuestra respuesta ante la primera) es lo que acapara el ancho de banda atencional. Y eso sí que lo podemos controlar. Es otro punto de decisión al que podemos acceder... si somos conscientes de nuestra propia mente.

Los puntos de decisión son especialmente importantes en otro contexto: el de las relaciones.

Tanto si se trata de una interacción con un ser querido, con alguien a quien acabas de conocer o con tu némesis, la historia «precargada» que lleves en la memoria de trabajo acerca de esa persona o del resultado de la interacción determinará lo que suceda... no solo entre tú y la otra persona, sino también con otros. El alcance de las reacciones en cadena que originan nuestras relaciones y de que sean efectivas, compasivas y comunicativas o cerradas y llenas de malentendidos puede ser enorme.

En la corteza prefrontal, que forma parte de la red neuronal para las conexiones sociales, hay un nodo importante que media también la metacognición.[14] Se activa cuando somos metaconscientes, pero también cuando conectamos con otros simulando su realidad y viendo las cosas desde su punto de vista. La metaconciencia abre una ventana a nuestras propias mentes, como si las viéramos desde la perspectiva de otro, pero también nos permite atisbar la mente de los demás. La atención no solo nos permite viajar en el tiempo, sino también viajar a otras mentes.

Capítulo 9
CONECTA

Cuando el congresista Tim Ryan de Ohio me invitó a viajar a Washington D.C., para que le presentásemos nuestra investigación acerca del entrenamiento en *mindfulness* para militares en servicio activo, pensé inmediatamente en el mayor Jason Spitaletta y el mayor Jeff Davis, los marines a los que conocí cuando aún eran capitanes durante nuestro primer estudio sobre la atención plena en el ejército. Jason era el que nos había advertido «esto no va a funcionar», pero luego se lanzó de cabeza a los ejercicios. Jeff, que había sido víctima del secuestro atencional sobre aquel puente en Florida, afirma que la práctica de *mindfulness* le ha «salvado la vida». Les pedí que me acompañaran a la reunión con el congresista Ryan.

Nos encontramos junto a una estación de metro cerca del National Mall. Hacía años que no los veía, pero seguían tan joviales como los recordaba y, en cuanto me vieron, comenzaron a ponerme al día acerca de sus vidas. Jason, que había dejado a medias un doctorado en Psicología cuando lo enviaron a Iraq, había quedado tan impactado por el estudio sobre *mindfulness* en el que había colaborado con nosotros que, a su vuelta, cambió el tema de su investigación. Ahora estaba estudiando la tolerancia al distrés, es decir, la capacidad de soportar estados mentales aversivos. Jeff, que ya se había retirado del ejército, estaba estudiando un MBA en la Universidad George Washington. Sus dinámicas historias, que zigzagueaban entre el entrenamiento en Florida, la escuela de posgrado en Washington D.C. y el despliegue en Bagdad, me cautivaron y me transportaron. En lo que me pareció un abrir y cerrar de ojos, nos plantamos frente al icónico edificio blanco, el Capitolio de Estados Unidos. Y, entonces, me di cuenta de algo extraño. La gente nos miraba. En un momento dado, dos hombres trajeados que caminaban a toda velocidad hacia nosotros se detuvieron en seco para mirarnos desde la otra acera. ¿Qué estaba pasando?

Llena de curiosidad, me giré para ver quién había detrás de nosotros. Nadie. Jason se rio y dijo: «Creen que somos tus guardaespaldas». Jeff también dijo la suya: «Amishi, están intentando averiguar quién eres». Al parecer, dos tiarrones con abrigos anchos y flanqueando a una mujer india que no llegaba al metro sesenta ofrecían una imagen lo bastante peculiar como para llamar la atención, incluso en la capital. Durante el resto de la caminata por Independence Avenue, ni Jason ni Jeff desaprovecharon la oportunidad de comentar mi «conciencia situacional casi inexistente». Y tuve que callar.

Llegamos al despacho del congresista en el edificio Rayburn y nos llevaron directamente a verlo.

«Llámame Tim», me dijo el congresista Ryan mientras se inclinaba para darme la mano.

Desde el mismo momento en que nos sentamos, quedé sorprendida por la atención completa y constante que Tim demostraba. Era directo e incisivo, preguntó acerca de la experiencia militar de Jason y Jeff, de su experiencia con la práctica de *mindfulness* y sobre cómo creíamos que esta se podría hacer más accesible a los militares, tanto a los que aún estaban en servicio activo como a los ya retirados. Comentamos los resultados del estudio con su unidad y la investigación que habíamos seguido llevando a cabo en mi laboratorio. Veinte minutos después, una de sus asistentes llamó a la puerta.

«Han convocado una votación», dijo.

Poco después de haber desaparecido por la puerta, Tim reapareció en la pantalla de televisión colgada de la pared y pronunció un discurso breve pero apasionado acerca de cuestiones comerciales. Entonces, en cuestión de segundos, volvió junto a nosotros, impaciente por reanudar la conversación.

Lo más destacable del día fue cuando Tim describió lo que la práctica de *mindfulness* aportaba a su propia vida. Reconoció humildemente que las batallas a las que se enfrentaba en Washington no tenían nada que ver con lo que Jason y Jeff habían vivido durante sus despliegues militares y nos explicó que había llegado a depender de la práctica diaria de la atención plena, que para él era como una armadura mental. Y se notaba. Su compromiso con servir al bien común era contagioso.

Los pensamientos se me agolparon durante el vuelo de regreso a Miami. La capacidad del congresista para hacer que nos sintiéramos motivados, escuchados y comprendidos (incluso mientras atendía a otras responsabilidades importantes) era extraordinaria. Hasta ese momento no había tomado conciencia de que, tal y como les sucede a los soldados y al personal de emergencias, las presiones y las exigencias a las que se ven sometidos los líderes erosionan las cualidades que, precisamente, les son más necesarias. Tim había aprendido por sí mismo que era posible entrenar la claridad, la conexión y la compasión. Y las entrenaba a diario. ¿Cómo podíamos llevar esas mismas herramientas a otros líderes? ¿Cómo podíamos estudiar sus efectos? El avión aterrizó y me sentí llena de energía. Había llegado el momento de volver a ponerme manos a la obra.

COMPARTIR UN «MODELO MENTAL»

Durante la pandemia de COVID-19, los Centros para el Control y Prevención de Enfermedades animaron constantemente a los estadounidenses a que practicáramos el distanciamiento social y a que nos mantuviéramos a un mínimo de dos metros de distancia de los demás para limitar la propagación del muy contagioso y potencialmente letal virus SARS-CoV-2. Tal y como muchos psicólogos sociales señalaron rápidamente, «distanciamiento social» era un término erróneo. Para proteger nuestra salud física y psicológica, lo más importante era que mantuviéramos la distancia física al tiempo que conservábamos la conexión social.

Los seres humanos necesitamos la conexión social desde el momento en que nacemos y no dejamos de necesitarla durante el resto de nuestra vida: no exagero cuando digo que, sin conexiones sociales, morimos antes. La soledad y el aislamiento social son factores de riesgo para la mala salud y para la muerte prematura.[1] Hace décadas que la conexión social es objeto de investigaciones científicas en múltiples campos y desde múltiples perspectivas, desde el vínculo madre-hijo y el apego romántico hasta las dinámicas de equipo y las redes sociales. Y la atención es uno de los cimientos sobre los que se construyen todas las relaciones sociales: es lo que modela nuestras interacciones momento a momento con otras personas. De hecho, la raíz latina de la palabra «atención» es *attendere*, que significa «tenderse hacia». En este sentido, la atención es conexión.

Imagina que estás hablando con alguien por teléfono. Si la cobertura no es demasiado buena, te perderás detalles perceptivos. Si, además, te distraes, la atención volará a otro lugar. Tendrás un mal modelo mental y una mala conciencia situacional de la conversación.

Las conversaciones dependen de modelos mentales compartidos,[2] que son modelos que los interlocutores cocrean y actualizan de forma dinámica a medida que la conversación avanza. Así, en la llamada telefónica imaginaria: una entrada de información y un procesamiento pésimos pueden haber dado lugar a un modelo compartido pésimo y, muy probablemente, a una experiencia pésima para los dos. ¡Nos ha pasado a todos! Compáralo con la experiencia de una conversación con buena cobertura telefónica y con un interlocutor atento y que no se distrae. Sus palabras son nítidas y claras, su atención está centrada en ti y durante la llamada hay calidez y una historia compartida larga y rica de contenido. Cognitivamente, nos sentiremos sintonizados y transportados a un espacio (mental) que hemos cocreado junto a él o ella.

Las interacciones de buena calidad exigen modelos mentales íntegros. Y, para construirlos, necesitamos todas las habilidades atencionales de que disponemos: apuntar con la linterna a lo que queremos iluminar. Resistir o corregir la atracción de los distractores salientes. Simular, pero también soltar la historia cuando el modelo mental resulte estar equivocado y no encaje con el de la otra persona. (Si alguna vez has usado la expresión «No estamos en la misma onda», ya sabes a qué me refiero.) Y, por último, necesitas la metacognición para ponerlo todo en práctica.

Han de entrar en juego todas las habilidades que hemos practicado hasta ahora: orientar la linterna, simular la realidad del otro y observar para asegurarnos de que la interacción va por donde ha de ir.

DISTRACCIÓN = DESCONEXIÓN

Las interacciones humanas son complejas y tienen muchos matices. Pueden ser divertidas, entretenidas, reconfortantes y productivas y aliviar el estrés, pero también pueden ser tensas, difíciles y antagónicas. Cada día, hay interacciones que aguardamos con impaciencia y otras que, quizá, preferiríamos evitar. Sin embargo, tenemos que estar presentes en todas. Y, cuando las cosas van mal con estas interacciones, nos puede parecer que el problema es irresoluble o fundamental o, quizá, se debe a que «la gente es así».

Al igual que sucede con tantas otras dificultades en la vida, muchos de los problemas con los que nos encontramos en nuestras interacciones tienen su origen en algo más básico y resoluble o, tal y como hemos venido comentando a lo largo del libro, más susceptible de ser entrenado. Piensa en alguna dificultad que hayas experimentado recientemente a la hora de conectar, de comunicar o de colaborar con efectividad. Estoy segura de que la distracción, la desregulación emocional o la desconexión fueron un factor importante para ti, para tu interlocutor o para ambos. ¿Qué tiene esto que ver con la atención y con la memoria de trabajo?

Distracción

- No puedes mantener la linterna atencional enfocada en uno o más de tus interlocutores.
- La pizarra mental está llena, no has dejado que el contenido distractor se borre de la memoria de trabajo.
- Viajas en el tiempo continuamente, incapaz de permanecer en el momento presente de la conversación a medida que esta avanza.

Desregulación emocional

- No puedes regular tus emociones.
- Te muestras reactivo o te comportas con volatilidad durante la interacción.

Desconexión

- Crees, erróneamente, que los pensamientos son hechos.
- No cuentas con un modelo mental compartido de la situación.
- Aplicas el modelo mental erróneo a la situación.

Aunque utilizo el pronombre «tú», no sugiero en absoluto que la culpa sea tuya. En una pareja de baile hay dos personas. Es muy posible (de hecho, es más que probable) que los fallos atencionales momentáneos no sean exclusivamente tuyos.

Muchos de estos problemas surgen como consecuencia de las dificultades que experimentamos cuando intentamos dirigir la atención voluntaria o cuando tenemos la memoria de trabajo al límite. El agotamiento de la memoria de trabajo tiene muchas consecuencias perjudiciales, porque disponemos de menos recursos mentales para activar estrategias de regulación emocional (por ejemplo, para reformular o para reevaluar). Las pizarras mentales funcionan como si fueran más pequeñas, porque somos más susceptibles a la distracción y disponemos de menos recursos cognitivos para desempeñar el trabajo mental que necesitamos hacer en circunstancias complicadas, emocionalmente hablando. Por desgracia, un estudio reciente que estudió la relación entre la conducta de los padres y la memoria de trabajo concluyó que era más probable que los padres con menos memoria de trabajo presentaran conductas de maltrato verbal o emocional con sus hijos (en comparación con los que tienen más capacidad de memoria de trabajo).[3]

Por otro lado, los lapsus de metaconciencia nos pueden causar dificultades en las interacciones con los demás. Podemos hacer suposiciones y elaborar historias (modelos mentales) que los otros no comparten o que son completamente erróneas. Esto puede llevar a una sucesión de errores, como decisiones y acciones que nos llevan en la dirección equivocada. Independientemente de cuál sea la causa de las dificultades en las relaciones interpersonales, el resultado será el mismo: en el mejor de los casos, la interacción será insatisfactoria e incompleta; en el peor de los casos, será aversiva o perjudicial.

LOS BENEFICIOS DE REGULAR Y RESPONDER FRENTE A REACCIONAR

Hay quien oye la expresión «regulación emocional» y entiende «robot». No me refiero a eso en absoluto. A lo que me refiero es a responder de un modo proporcionado. Esto significa presentar respuestas emocionales proporcionadas en relación con los eventos que las susciten. Si alguien rompe a llorar porque lo han despedido, en mi opinión se trata de una respuesta adecuada e incluso proporcionada. Sin embargo, si estalla en lágrimas porque se le ha derramado el café, algo no va bien.

Todos sabemos lo que es. Esos momentos de colapso emocional nos asaltan, a veces cuando menos los esperamos y no estamos preparados para gestionarlos, en el trabajo, con nuestros amigos, con nuestros hijos, con nuestros padres, con nuestras parejas... y hay veces en que respondemos de maneras que luego quizá lamentemos. Perdemos el control y reaccionamos de una manera desproporcionada y no congruente con lo que sea que haya sucedido. Si te sientes así, es porque eres una persona, y es muy probable que algunas de las dificultades a las que te enfrentas tengan que ver, al menos en parte, con la atención y con la memoria de trabajo.

Es una paradoja compleja: las emociones potentes pueden secuestrar la atención e invadir y ocupar la memoria de trabajo; pueden hacer que recuperemos recuerdos y pensamientos que no tienen que ver con lo que sucede y que, en ocasiones, nos hacen daño; alimentan el «bucle de la desdicha». Al mismo tiempo, necesitamos que esos mismos recursos de la memoria de trabajo gestionen proactivamente las emociones que van surgiendo. Hay un efecto de «caída en picado», una especie de espiral negativa: el estado de ánimo negativo deteriora la memoria de trabajo y la memoria de trabajo deteriorada empeora el estado de ánimo. ¿Cómo podemos levantar el vuelo para evitar que el avión se estrelle?

Para empezar, podemos reforzar las capacidades que nos protegen de la distracción, de la desregulación emocional y de la desconexión practicando *mindfulness*. Cualquiera de los ejercicios fundamentales que hemos visto hasta ahora nos será útil. Y, si cultivamos la metaconciencia, de la que hemos hablado en el capítulo anterior, dispondremos de un acceso de mejor calidad a los contenidos y los procesos activos en nuestras experiencias momento a momento. Tenemos que ser conscientes de nuestro estado emocional si queremos intervenir para regularlo cuando sea necesario.

Cuando empecé a practicar *mindfulness*, me di cuenta de que ser consciente de mi estado emocional me ayudaba a contener las reacciones exageradas. Y, cuando reaccionaba exageradamente (por ejemplo, gritando por la frustración), me disculpaba inmediatamente, algo que antes tardaba más en hacer. Quizá no fuera capaz de contener el grito, porque surgía con demasiada rapidez, pero sí que podía observar cómo aumentaba la ira. Podía seguirla y sentir el calor del rubor en las mejillas, el nudo en la garganta, el cosquilleo en los brazos y, entonces, oía la voz (demasiado) alta, gritando. Aunque quizá pienses que ver cómo se desplegaba el proceso no parece una gran mejora, lo era. Sí, claro, no gritar habría sido mucho mejor, ya llegaremos a eso. Sin embargo, disculparme enseguida significaba que tanto mi malestar como el de la persona a quien había gritado desaparecían antes. Además, significaba que me ahorraba tener que pasarme los quince minutos posteriores a los gritos sumida en el malhumor o gritándome (internamente), arrepentida por haber perdido los estribos. Para mí, poder disculparme fue una gran victoria. Significaba que estaba en el buen camino. Que podía romper el ciclo de reactividad.

Puedes cambiar cómo te orientas a una experiencia, incluso si ha dado lugar a una reacción desproporcionada. Te daré un ejemplo: el otro día, llegué a casa tarde después de una jornada larguísima en el laboratorio. Había tenido una reunión detrás de otra y aún tenía pendiente una fecha límite que me aguardaba al día siguiente. Estaba preocupada y agotada. Entonces, crucé la puerta que va del garaje a la cocina y vi algo que hizo que la sangre me subiera a la cabeza inmediatamente: la batidora, aún sucia con el batido de las nueve de la mañana y repleta de moscas.

El rostro me ardía y sentí una oleada de ira. Mis pensamientos se dirigieron inmediatamente hacia Michael, mi marido, que había estado en casa con los niños. No habría tardado ni un minuto en enjuagar la batidora después de usarla. Y ya habíamos hablado del tema en más de una ocasión; me irritaba mucho y él había prometido que se acordaría. Mi mente empezó a sacar conclusiones: «¡Es que no me escucha! ¡No le importa lo más mínimo!». En cuestión de segundos, la situación tenía que ver con mucho más que una batidora sucia.

Llegada a este punto, tenía varias opciones ante mí: (A) irrumpir en el despacho y dejarlo sordo a berridos; (B) reprimir la ira y hacer como si no hubiera pasado nada; (C) reevaluar la situación, o (D) descentrarme.

Todas estas opciones necesitaban de mi atención y de mi memoria de trabajo, pero en distinta medida. Las opciones B y C me habrían exigido muchos recursos. Además, la opción B, la de la supresión, no funciona demasiado bien a largo plazo. La ira provocada por la batidora habría salido en otra situación. La represión emocional necesita atención y memoria de trabajo y exige que ambos recursos sigan reprimiendo la emoción a lo largo del tiempo. Y, mientras estamos ocupados reprimiendo emociones, disponemos de menos ancho de banda cognitivo para todo lo demás.[4]

Lo que me lleva a la opción C: reevaluar. Reevaluar significa cambiar la manera en que pensamos acerca de una situación, ya sea reevaluándola o reinterpretándola para cambiar el efecto que ejerce sobre nosotros. Por suerte, eso es lo que conseguí hacer. Allí, en pie en la cocina mirando las moscas revoloteando por allí, reformulé lo que pensaba de la situación: «Michael se ha ocupado de la casa y de los niños durante todo el día, mientras yo estaba en el trabajo. ¡Ha tenido que hacer muchas cosas! Pero los niños están bien, han comido y están a salvo. Lo de la batidora es insignificante en comparación con todo lo bueno que ha pasado». Al reevaluar, reducimos la intensidad de la emoción negativa, lo que nos permite ver la situación con más claridad y determinar si el impacto es tan negativo como asumíamos al principio. «Tampoco es para tanto. No se ha roto nada, nada se ha echado a perder. Le puedo pedir que friegue la batidora o incluso lo puedo hacer yo.»

Ahora, la opción a la que recurro con más frecuencia es la D: me descentro. Puedes hacer el ejercicio «A vista de pájaro», como antes o puedes hacer algo incluso más rápido: parar, soltar y seguir.

- *Para* la guerra interior que libras contra las circunstancias actuales, acéptalas. Las cosas son como son. Una aclaración: esto no significa que la situación te tenga que parecer bien. No tiene nada que ver con emitir juicios acerca de lo que sea que sucede. Solo significa que aceptas la realidad de lo que ha ocurrido.
- *Suelta* la historia. La evaluación que haces de lo que ha ocurrido no es más que una historia. Solo es una historia entre varias posibles.
- *Sigue*, sigue adelante, sigue moviéndote, ten curiosidad por lo que traerá el siguiente momento.

Hacer esto me mantiene ágil, abierta y receptiva. También me libera memoria de trabajo, porque ya no tengo que reformular la situación ni idear historias nuevas para encontrarme mejor, como sucedía con la reevaluación. Con parar-soltar-seguir, tengo la seguridad de que tendré acceso a más datos acerca de la situación; soy consciente de cuál es mi historia y estoy abierta a la posibilidad de que esté incompleta o sea errónea; y estoy segura de que mi estado emocional cambiará si permito que los pensamientos y las emociones vengan y se vayan sin aferrarme a ellos ni entrar en bucles.

Cuando me acerqué a Michael, que estaba en el ordenador, atareado con una urgencia de trabajo que sin duda ocupaba toda la capacidad de su memoria de trabajo, ya no estaba enfadada. Estaba agradecida por contar con todas esas herramientas.

Nuestros días, nuestras vidas, están llenos de «moscas en la batidora» y situaciones semejantes. Habrá veces en que sean relativamente menores y otras en las que sean más importantes. En ocasiones, serán enormes, unos momentos de crisis o de toma de decisiones en los que hay muchísimo en juego para nosotros y para los demás. Incluso los acontecimientos menores dejan huella, porque muchas ocasiones diminutas de respuestas emocionales desreguladas pueden erosionar las relaciones que más valoramos.

La capacidad de responder proporcionadamente afecta a todas nuestras interacciones. Nuestra capacidad para conectar, colaborar y comunicar también depende de nuestra estabilidad emocional.

A GRANDES MALES, GRAN PRESENCIA

El teniente general Walt Piatt llegó a Kirkuk (Iraq) para negociar una reunión con tres líderes tribales de la región que habían estado en conflicto. En tanto que nuevo general estadounidense recién llegado, le correspondía a él ejercer de anfitrión para las tres facciones y facilitar que encontraran una solución a sus disputas. En el pasado, se habían unido en contra de un enemigo común, el ISIS, pero ahora que el ISIS había desaparecido de la región, se habían vuelto a enfrentar entre ellos y, además, todos estaban furiosos con Estados Unidos. La tensión en la sala era, como poco, elevada.

La reunión prendió como una hoguera, y la tensión y la acritud crecieron rápidamente. Los tres líderes pusieron sobre la mesa tanto las afrentas sufridas a causa de los otros como sus quejas en relación con la intervención de Estados Unidos en su región. Es posible que, para Walt, lo más fácil hubiera sido pasar rápidamente a un modo de resolución de problemas o incluso adoptar una posición defensiva. Sin embargo, decidió dejarlos hablar y limitarse a escuchar. Intentó centrar toda su presencia atencional en el momento, mantenerse enfocado en cada líder a medida que iban hablando y mostrarse completamente abierto a lo que tuvieran que decir.

Cuando todos hubieron acabado, dijo: «Esto es lo que he escuchado». Y repitió, con gran precisión, lo que todos habían dicho.

Walt no resolvió grandes problemas ese día. No ofreció soluciones espectaculares a los problemas complejos y espinosos que se habían planteado en la reunión. Sin embargo, sí que consiguió algo. La dinámica del grupo cambió por completo. Los líderes locales se sintieron escuchados y respetados.

«Se les veía en la cara, se veía que estaban pensando "Con esta persona se puede hablar"», dijo Walt.

La reunión acabó siendo productiva. Las tres facciones hablaron. Y, al final, uno de los líderes se acercó a Walt. En la muñeca llevaba enrollada una sarta de cuentas de oración, decorada con una bella inscripción en plata. Se la desenrolló y se la entregó: «Esto no habría sido posible sin ti». Fue un maravilloso gesto de agradecimiento.

Es fácil entender la «escucha» como una conducta pasiva. Sin embargo, lo cierto es que es una conducta muy activa y muy exigente si se hace bien. Exige control atencional, regulación emocional y compasión. Exige concentración, metaconciencia y descentrado. Es cualquier cosa menos pasiva. Es extraordinariamente activa. Y extraordinariamente valiosa. Escuchar, escuchar de verdad, es, con mucha frecuencia, la «acción» que debemos desempeñar con más urgencia. Esta historia acerca de cómo la atención cambió el curso de un conflicto me da esperanza. Demuestra lo que puede conseguir la presencia, tan sencilla y, al mismo tiempo, tan difícil.

EJERCICIO DE ESCUCHA

La sabiduría convencional nos dice que, si queremos comunicar mejor, tenemos que practicar la comunicación. Sin embargo, te diré algo importante: para ser un gran comunicador, hay que ser capaz de escuchar, pero escuchar de verdad. Cuando se hace, se dispone de más información para decidir qué decir a continuación y qué será lo más adecuado, amable y útil estratégicamente hablando.

Vamos allá:

Preparación: Elige una pregunta que le quieras hacer a un buen amigo o a un familiar. Elige algo como «¿Qué te gustaría hacer este fin de semana?». Ha de ser una pregunta que los mantenga hablando sin interrupción durante dos minutos. (Te aconsejo que, antes de empezar, los informes de que están participando en este ejercicio.)

Paso 1: Hazle la pregunta.

Paso 2: Durante esos dos minutos, centra toda tu atención en la respuesta de esa persona. Ánclate en ella. Si te das cuenta de que tu mente se va, hazla volver, como en los otros ejercicios fundamentales. Este también es un ejercicio fundamental.

Paso 3: Después, durante un minuto, escribe todos los detalles que recuerdes acerca de lo que has oído y repíteselos.

Paso 4: Cambiad de papel y pídele que ahora sea él o ella quien te escuche a ti durante dos minutos.

Análisis: Cuando hayáis terminado, responde a las preguntas siguientes.

¿Cómo te has sentido al centrar toda tu atención en esa persona mientras la escuchabas?

¿Cómo te has sentido al sentir centrada en ti toda la atención de esa persona mientras te escuchaba?

Escuchar es un ejercicio muy potente. Nos ofrece la oportunidad de sentirnos cómodos siendo receptivos. Y lo podemos practicar simplemente observando. En palabras del desenfadado jugador de béisbol estadounidense Yogi Berra, «Se puede observar mucho con solo mirar».

LA ATENCIÓN ES LA FORMA MÁS ELEVADA DE AMOR

Hace poco, mi hija Sophie tuvo una tarde «sin deberes» y, cuando le pregunté qué quería hacer con su tiempo, dijo que quería hacer galletas. Para ser más exacta, dijo que quería hacer galletas conmigo. No quiso que mi marido nos ayudara e incluso le prohibió que entrara en la cocina. Insistió en que iba a ser un proyecto madre-hija. Haríamos las galletas nosotras dos solas.

Buscamos una receta en internet y nos pusimos manos a la obra: dispusimos todos los ingredientes en la encimera de la cocina, engrasamos la bandeja, precalentamos el horno... Era la primera vez que preparaba esta receta, así que la tenía en el móvil para poder comprobar las instrucciones, algo que hice en repetidas ocasiones. Cada vez que tocaba el móvil, Sophie se enfadaba. «¿Por qué estás con el móvil?», exclamaba en cuanto me veía mirarlo, aunque fuera de reojo. Al principio estaba desconcertada, ¿por qué reaccionaba así? Entonces, me di cuenta de que llevaba un tiempo más ocupada de lo habitual y de que había pasado gran parte del poco tiempo de que disponía con su hermano para hablar de las solicitudes para la universidad y las prácticas de verano; además, me había tenido que quedar hasta bastante tarde en el laboratorio varios días. Era obvio que Sophie sentía que no había estado allí para ella.

Sentí una punzada de culpa y de tristeza por cómo se podía haber sentido durante esas semanas, pero entonces volví al presente. ¿Qué había que hacer ahora? ¿Qué era lo importante? Hacer las galletas con ella, eso era lo importante. ¿Qué podía hacer por lo que era importante en ese momento? Prestarle toda mi atención. Era lo único que me pedía. Más tarde, por la noche, después de haber comido juntas demasiadas galletas y de haber acostado a Sophie, reflexioné acerca de lo diferente que podría haber sido la tarde si hubiera coincidido con mi crisis atencional, cuando estaba mucho menos en sintonía y receptiva conmigo misma y con lo que sucedía a mi alrededor. Es muy probable que no hubiera entendido lo que Sophie necesitaba y, en caso de haberlo entendido, no estoy convencida de que se lo hubiera podido ofrecer. Si ni siquiera yo tenía toda mi atención, ¿cómo se la iba a dar a nadie?

¿Qué había cambiado, entonces? Tenía la sensación de que tenía la mente más centrada en el presente y de que era más flexible y estaba más disponible. Sonreí y me dije: «Esto es lo que se siente cuando se tiene la mente en plena forma». Para mí, una mente en plena forma no tiene nada que ver con la perfección o con alcanzar una cima imaginaria, como vemos en esas imágenes de éxito: una mujer en lo alto de la montaña, con los brazos en alto y disfrutando de su logro. Una mente en plena forma no consiste en esforzarse para llegar a otro lugar. Es algo más sencillo, más elegante y más factible. Para mí, es como un triángulo: la base es el momento presente y los dos lados son dos formas de atención. Uno es la atención receptiva, que nos permite detectar, observar y ser, y el otro es la atención concentrada, que nos permite concentrarnos y ser flexibles.

La atención, tanto en su forma receptiva como en la concentrada, es más que un valioso recurso neurológico. Es una moneda de cambio, una de las más valiosas que existen. Las personas en nuestra vida se dan cuenta de en qué, dónde y en quién la invertimos. En muchos aspectos, la atención es nuestra forma de amor más elevada.

Si queremos conectar plenamente con otra persona, necesitamos un conjunto de habilidades únicas y complejas, además de la atención. Muchos de los momentos de conexión en los que queremos estar presentes son positivos y afectuosos, pero también tenemos que estar presentes en las interacciones difíciles o conflictivas. Las interacciones humanas abarcan un espectro muy amplio y algunas de ellas son extraordinariamente difíciles de gestionar.

LA CONEXIÓN NO SIEMPRE ES CÁLIDA Y AGRADABLE

En 2012, Sara Flitner, una asesora de estrategia y de comunicación, tomó una decisión que le cambiaría la vida: se presentaría como candidata a la alcaldía. Disfrutaba dirigiendo su propia empresa y le encantaba poner en práctica sus habilidades, como el pensamiento crítico y la empatía, para resolver problemas complejos. Había identificado muchos problemas en Jackson (Wyoming), una localidad adyacente a las mecas turísticas que son los parques nacionales Grand Teton y Yellowstone. Jackson tenía una de las brechas socioeconómicas más grandes del país y, con ello, unos índices elevados de depresión y de abusos de sustancias, de personas sin hogar, de estrés y un largo etcétera. Sara pensó que su liderazgo podría marcar una diferencia si podía influir en la política. Se comprometió apasionadamente con intentar cambiar las cosas desde dentro. Su objetivo, dice ahora, era «infiltrarme en las posiciones de poder con compasión, civismo, honradez y respeto por todas las personas».

¿Cómo le fue?

Ríe. «Me metí en el ojo del huracán.»

Ganó las elecciones y, una vez nombrada alcaldesa, se enfrentó a la realidad de las divisiones que causa la política, incluso a nivel local. Cuando se presentó nuevamente dos años después, la campaña se volvió especialmente fea. La primera vez, tanto Sara como su rival habían organizado campañas limpias y directas. En esta ocasión, su rival adoptó una postura negativa y Sara tenía que decidir, día sí y día también, cómo responder a los ataques virulentos. Cuando se levantaba por la mañana, lo primero que hacía era un ejercicio de *mindfulness*. Sin teléfono, sin noticias, sin redes sociales. Dice que la atención plena «le daba un respiro al cerebro» y tiempo para anclarse en «lo que me importaba de verdad». Al principio de la campaña decidió que no jugaría sucio. Y no lo hizo, ni siquiera cuando perdió.

Ahora bromea y dice que comenzó los dos años de su mandato afirmando que le encantaba la gente y que salió diciendo lo contrario. Sin embargo, cuando habla en serio, dice que su paso por la alcaldía le resultó muy útil y que, efectivamente, pudo cambiar las cosas desde dentro, por mucho que fuera un periodo doloroso, complicado e incluso decepcionante. Afirma que practicar *mindfulness* fue su «salvavidas», en gran parte porque la ayudó a conectar con los demás y a lograr que las cosas se hicieran, sobre todo cuando las interacciones eran conflictivas y provocaban confrontación.

Los encuentros tensos o espinosos con los demás se pueden convertir en situaciones en las que la reactividad emocional saca lo peor de nosotros. O nos impulsa a escapar y a encontrar la manera más rápida de huir de la interacción. Ninguna de las dos estrategias beneficia la salud psicológica a largo plazo: los problemas sin resolver, las preguntas sin respuesta y las dudas se convierten en estados de conflicto que arrastran los pensamientos a bucles de rumiación. Y los conflictos interpersonales agotan la atención y nos impiden gestionar situaciones complicadas con gracia o de un modo productivo.

«Es desolador ver la desdicha que proyectamos sobre los demás cuando actuamos como si tuviéramos un presupuesto para la compasión o la empatía —dice Sara—. Es como si dijéramos "Tengo compasión, pero solo para quien me cae bien, no para ti". Es una manera de razonar muy primitiva, cuando lo cierto es que tenemos, aquí, dentro de nuestras cabezas, una tecnología mucho más avanzada.»

Ejercicio a demanda: «Igual que yo»

Si te encuentras en una interacción difícil, detente un momento y da un paso atrás. Basta con lo que dura una respiración. O, si anticipas una interacción complicada, dedica unos instantes a pensar en esa persona. Entonces, recuérdate: «Esta persona ha sufrido dolor, igual que yo. Esta persona ha sufrido pérdidas, igual que yo. Ha sentido alegría, igual que yo. Tiene una madre, igual que yo. Morirá algún día, igual que yo». Si estas frases no te resuenan, sustitúyelas por otras con las que te sientas más cómodo y que subrayen la humanidad común que compartimos con los demás.

LA CONEXIÓN ES UNA HABILIDAD FUNDAMENTAL

El mandato como alcaldesa de Sara Flitner llegó a su fin, pero eso no significa que dejara de intentar mejorar su comunidad. Fundó una organización, Becoming Jackson Whole, dedicada a formar a líderes de todos los ámbitos (comunidad, servicio, salud, educación, empresa, policía, etc.) en las habilidades de *mindfulness* basadas en la ciencia que ayudan a desarrollar fortaleza emocional y que permiten a las personas crecer personalmente y lograr más profesionalmente.

Conocí a Sara en 2019, cuando su organización reunió a cien miembros de la comunidad para un congreso de investigación. Yo era una de las investigadoras a quienes se había invitado e iba a presentar lo que habíamos descubierto en mi laboratorio. Durante mi presentación, describí la investigación y la formación que Scott Rogers y yo habíamos llevado a cabo y durante las que habíamos ofrecido MBAT a múltiples grupos: maestros, empresarios, cónyuges de militares, profesionales sanitarios y estudiantes de Medicina. Cuando Sara vio lo adaptable que era el MBAT y que se podía empezar de forma presencial para luego continuarlo a distancia, nos invitó a Jackson para que lo lanzáramos. Sara y su equipo reunieron a líderes de la comunidad y seleccionaron específicamente a personas en distintos niveles de sus organizaciones respectivas, de modo que junto al consejero delegado de un sistema hospitalario hubiera una enfermera; junto al comisario de policía, un agente novato.

Sara lo recuerda así: «El mero hecho de poder centrar la atención en "el otro" facilitó un progreso increíble. Solo estuvieron con nosotros, en persona, durante dos días, pero las conexiones a las que dio lugar la práctica de *mindfulness* no habrían sido posibles de otro modo».

Sara atribuye a la práctica de *mindfulness* no solo la existencia de su organización, sino también su capacidad para reunir en una sala a todas esas personas (muchas de ellas, profesionales de alto nivel y muy ocupadas). Afirma que los ejercicios de conexión y de compasión han cimentado su carrera profesional desde el principio. Cuando quiso lanzar MBAT para los líderes de la comunidad, tuvo que llamar a los consejeros delegados de Jackson y decirles que necesitaba dos días de su tiempo. «Y dijeron que sí, porque mi relación con ellos es positiva. Cuando les pido que den prioridad a algo, porque les irá bien, confían en mí. Saben que no perderán el tiempo.»

Está convencida de que la conexión no es para «blandengues», no es una competencia blanda. Es absolutamente fundamental. No se trata de ser amable ni de llevarse bien con todo el mundo. Se trata de usar la inteligencia emocional y las habilidades sociales. Sara se toma muy en serio las interacciones conflictivas: ¿cuánto quieres aportar?, ¿vas a ser la persona que grita más fuerte o que porta el palo más grande o vas a poner en práctica las habilidades de conexión y de colaboración que necesitas para funcionar al máximo nivel?

«Sin ellas, da igual de qué otras habilidades dispongas. No tendrás éxito —dice Sara—. Da igual que tengas la cura contra el cáncer. Si nadie está dispuesto a escucharte, es inútil.»

El último ejercicio fundamental del libro es una práctica de conexión que, en la tradición de la formación contemplativa, acostumbra a recibir el nombre de «meditación de amor y amabilidad». Sin embargo, el ejercicio no se centra exclusivamente en las personas a las que amas (aunque muchas veces se empieza por ahí). El propósito de este ejercicio es cultivar la habilidad de conectar y de ofrecer buenos deseos a otros y a nosotros mismos. Aquí, empezaremos por alguien próximo a ti y luego iremos ampliando el círculo. Dirigir tu linterna hacia el mundo exterior y enfocarla en otros con tus buenos deseos es la siguiente manera en que practicarás usar la atención.

Ejercicio fundamental: Ejercicio de conexión

1. Comienza este ejercicio igual que has comenzado los demás, sentándote de forma que estés cómodo, pero alerta. Ancla tu respiración y céntrate en las sensaciones asociadas a la respiración.

2. Ahora, visualízate mentalmente a ti mismo, tal y como estás y como eres en este momento.
   Repite en silencio las frases siguientes para enviarte buenos deseos a ti mismo (durante tres minutos). Recuerda: el objetivo es ofrecerte buenos deseos, no pedir o solicitar nada. Decir estas frases te ayudará a ello:
   Deseo ser feliz.
   Deseo estar sano.
   Deseo estar a salvo.
   Deseo estar tranquilo.

3. Ni las frases concretas ni el orden tienen importancia. Hay quien dice *Deseo no sufrir* en lugar de *Deseo estar a salvo*. O quizá prefieras decir *Deseo vivir en paz* que *Deseo estar tranquilo*. Lo que importa es que elijas frases que resuenen en ti y que transmitan tus buenos deseos a quien los reciba.

4. A continuación, haz que la imagen de ti mismo pase a un segundo plano y piensa en alguien que haya sido muy bueno contigo en esta vida, alguien que te haya ayudado y apoyado, alguien a quien describirías como un benefactor. Repite en silencio las frases siguientes y ofréceselas a esa persona.
   Deseo que seas feliz.
   Deseo que estés sano.
   Deseo que estés a salvo.
   Deseo que estés tranquilo.

5. Ahora, deja que la imagen de esa persona pase a un segundo plano y piensa en alguien con quien no tengas una conexión real o que te suscite emociones neutras. Puede ser alguien a quien veas de vez en cuando pero que despierte en ti emociones intensas, ni para bien ni para mal. Quizá algún vecino con quien te cruzas cuando paseas al perro, el vigilante del *parking* que ves cada día o la cajera del supermercado. Ofrécele mentalmente esas mismas frases.

6. Deja que la imagen de esta persona pase a un segundo plano y

piensa en alguien con quien las cosas estén complicadas en estos momentos. Lo que se suele calificar de «persona difícil». No hace falta que elijas a la persona más difícil de tu vida. Recuerda que esto no significa ni que apruebes su punto de vista ni que necesariamente perdones sus acciones pasadas. Sencillamente, le ofreces amabilidad como un ejercicio para reforzar tu capacidad para ponerte en el lugar de otra persona y darte cuenta de que, como tú, desea felicidad, salud, seguridad y tranquilidad. Con esto en mente, ofrécele mentalmente esas mismas frases.

7. Ahora, continúa con todas las personas de tu casa, comunidad, provincia y país y sigue expandiéndote hasta que abarques a todas las personas del mundo. Dedica unos momentos a visualizar cada espacio (tu casa, tu comunidad) y ofrece las frases a todas las personas que lo conforman.

8. Durante todo el ejercicio, fíjate en si la mente se aleja del foco elegido y, si lo hace, reoriéntala con suavidad.

9. Cuando hayas terminado, dedica unos minutos a anclarte en la respiración y termina el ejercicio.

Aunque se trata de instrucciones muy sencillas, pueden causar efectos muy profundos.

Cada vez hay más estudios que confirman los efectos de este ejercicio sobre el cerebro y el cuerpo[5] como la mejora del estado de ánimo y el aumento de la sensación de bienestar, además de una mayor capacidad para ponerse en el lugar de otros, algo imprescindible para cultivar las emociones sociales positivas. Recientemente, varios estudios han informado de que este ejercicio de conexión es un potente antídoto contra los sesgos implícitos. Aunque hay que seguir investigando en este sentido, los resultados iniciales son muy prometedores.

Probablemente ya te hayas dado cuenta de que este ejercicio es bastante distinto a los que hemos hecho hasta ahora. Te lo he presentado por varios motivos, algunos de los cuales van más allá de los beneficios comprobados para el estado de ánimo positivo y la reducción del estrés. Tal y como indica su nombre, este ejercicio aumenta la sensación de conexión y reduce la soledad. ¿Por qué tiene este efecto? ¿No se trata de una actividad solitaria?

¿PODEMOS CONECTAR CON PERSONAS QUE NO CONECTAN CON NOSOTROS?

Recuerda que el cerebro es un simulador fantástico. Algunas de las subregiones de la red neuronal por defecto que usamos para recordar episodios de nuestras vidas también se activan cuando nos proyectamos en el pasado y en el futuro. Y podemos usar esas mismas regiones para proyectarnos en la mente de otros. Hacerlo nos permite simular que experimentamos el mundo desde su punto de vista. Y adoptar puntos de vista distintos nos permite entender qué motiva a los demás y, por tanto, empatizar con ellos. Al enviar buenos deseos a personas en distintos grados de «proximidad», como hacemos en este ejercicio, nos ofrecemos la experiencia de enviar afecto y cuidado. Sí, es cierto que lo hacemos en la intimidad de nuestra mente, pero tal y como hemos comentado en varias ocasiones, la mente es un potentísimo simulador de realidad virtual. Enviar afecto puede aumentar nuestra sensación de conexión con los demás en la misma medida que recibirlo.

Lo viví en primera persona durante un retiro de amor y amabilidad al que asistí. Cuando tuve que elegir a una «persona neutra» como receptora de este ejercicio, elegí a un administrador de mi departamento en la Universidad de Miami, el doctor Richard Williams. Richard era una persona neutra en el sentido de que no sentía nada especialmente positivo ni negativo en relación con él. De hecho, no tenía la menor conexión con él. Lo veía esporádicamente, cuando tenía que revisar mis presupuestos de financiación o cuando tenía que hacer una compra importante. No estoy muy segura de por qué lo elegí a él, pero lo hice.

Antes de seguir, una nota acerca de hacer este ejercicio a diario en lugar de hacerlo en un retiro: el ejercicio de conexión de la página 238 se puede hacer en unos quince minutos, durante los que se pasa por ciclos de unos tres minutos en los que se repiten las frases elegidas para cada uno de los destinatarios de las mismas. Por el contrario, durante un retiro de silencio de una semana de duración, entre cien y ciento cincuenta participantes se congregan a diario para meditar en una gran sala de meditación desde las primeras horas de la mañana hasta últimas de la noche. Los ejercicios se hacen en silencio y no hay nadie que guíe la meditación, a excepción de las instrucciones que el profesor de meditación ofrece al comienzo de cada jornada. Los ejercicios se dividen en sesiones de cuarenta y cinco minutos, con pausas breves entre ellos y descansos más largos para las comidas. Las sesiones alternan meditaciones sedentes de cuarenta y cinco minutos de duración, seguidas de cuarenta y cinco minutos de meditación en movimiento, cuarenta y cinco minutos de meditación sedente y así durante toda la jornada. Por la noche, el profesor de meditación da una charla formal. En mi retiro, en lugar de pasar tres minutos repitiendo las frases para una persona neutra, como haría en casa, lo hacía durante todo un día.

El tercer día de mi retiro de amor y de amabilidad, me puse a repetir las frases y a enviar mis buenos deseos a Richard. *Deseo que estés seguro, deseo que seas feliz, deseo que estés sano, deseo que estés tranquilo.* No me dio la impresión de que estuviera pasando gran cosa. Al fin y al cabo, no conocía mucho a Richard. No tenía ni idea de su vida, de sus intereses, de sus aficiones... Para ser sincera, el día me pareció de lo más anodino. Lo único que recuerdo es que me di cuenta de que mi foco atencional y mi compromiso con desearle el bien se fueron haciendo más fuertes a medida que pasaba el día. Cuando volví a casa después del retiro, reanudé mis ejercicios de *mindfulness* habituales y, en las raras ocasiones en que hacía el ejercicio de conexión, seguí incluyendo a Richard como mi persona neutra, pero no pensé demasiado en ello.

Aproximadamente un mes después del retiro, volví al edificio del departamento de Psicología en el campus de la Universidad de Miami, que es donde Richard tenía el despacho. Había ido a escuchar la defensa de la tesis de un alumno. Cuando la defensa terminó, decidí acercarme al despacho de Richard. Solo quería saludarlo. Se sorprendió al verme y me preguntó si se le había pasado apuntar la reunión en el calendario. Le dije que no, que en absoluto, que solo había ido a saludarlo. Estoy segura de que pensó que todo era un poco raro. Pero lo que fue aún más raro fue mi experiencia interna al verlo. Sentí que me inundaban una especie de alegría y de interés serenos. Me fijé en la amabilidad que transmitían sus ojos, en el cabello blanco que enmarcaba su rostro y en que parecía algo frágil. El contenido de la interacción fue muy ordinario. No quería ni necesitaba nada. Tampoco hubo emociones persistentes.

Durante los años siguientes, vi a Richard en varias ocasiones por temas relacionados con las solicitudes de financiación. Y, cada vez, sentí esa misma conexión gozosa con él. No importaba que él no actuara de un modo distinto conmigo. Era el administrador amable y competente que había sido siempre. Si te parece raro, no me extraña, es algo inusual. Sin embargo, para mí fue un atisbo de lo que quizá suceda en la mente de algunas personas excepcionales, como el Dalai Lama.

Recuerdo que conocí al Dalai Lama en un escenario, durante la presentación de los resultados de nuestra investigación en una reunión organizada por una entidad que ha ayudado a catalizar el campo de la ciencia contemplativa, el Mind & Life Institute. Saludó a todos los oradores y, cuando me llegó el turno, me sentí abrumada por la sensación de que era importante para él, no por nada que yo hubiera hecho, sino solo porque «soy importante». Su atención parecía íntima e interesada, pero no personal ni invasiva. Durante la presentación de nuestra sesión, vi que recorría la sala con la mirada, que establecía contacto visual y que, con frecuencia, sonreía amablemente a personas concretas del público. Y pude ver en sus rostros el impacto de haber recibido su atención compasiva durante ese breve instante. La experiencia me recordó los múltiples estudios recientes que había leído y que informaban de que el sesgo racial implícito se reducía en las personas que habían practicado brevemente la meditación de amor y amabilidad (frente a un grupo de comparación que no la practicó).[6]

No me cabe la menor duda de que el Dalai Lama es un ser humano extraordinariamente especial, por muchos motivos. Sin embargo, es posible que ese ofrecimiento de amor y amabilidad sin sesgo que otorga a todas las personas a las que conoce no sea consecuencia únicamente de su manera de ser. Quizá sea resultado también de la práctica diaria de este ejercicio de compasión. El Dalai Lama, como el congresista Tim Ryan, entrena a diario su mente para la claridad, la compasión y la conexión. ¿Quizá todos podemos hacerlo?

SI QUIERES LOGRAR EL CAMBIO, COMIENZA POR TI

A lo largo del libro, te he pedido que pienses en el cerebro y en los procesos neurológicos no como en algo que está estropeado y que hay que arreglar, sino como en algo que se puede entrenar y con capacidad para un desempeño óptimo. Y ahora que entiendes cómo hacerlo, te formularé una pregunta importante:

¿Qué harás con tu mente en plena forma?

Piensa en ello, pero no uses el pensamiento analítico estándar. Intenta aplicar la metaconciencia para «ver lo que es» e intenta descentrarte para «soltar la historia» mientras mantienes una atención estable y receptiva.

Lamentablemente, Richard Williams falleció hace poco. Y se me partió el corazón. Sumida en el dolor, cuestioné el valor de haber desarrollado esa conexión con él. ¿Acaso no habría sido mejor seguir desconectada? ¿Qué sentido tiene molestarse en conectar con los demás? ¿Acaso no es arriesgarse a sufrir en el futuro? Sé que muchas personas lo creen así.

Ahora que ha pasado un tiempo, mi respuesta es clara: no, no habría sido mejor. Richard no lo sabía, pero me ofreció un regalo magnífico. Me recordó que la vida no es un juego de suma cero. Y que ofrecer amor, cuidado y amabilidad no tiene por qué ser transaccional. Forma parte de lo que da sentido a la vida. Sin ello, como he dicho al comienzo del capítulo, morimos antes y menos realizados.

Es posible que tu motivación para aprender acerca de la ciencia de la atención y de la práctica de *mindfulness* fuera mejorar la vida de otros con quienes te sientes conectado, ya se trate de familiares, de compañeros de trabajo, de miembros de tu comunidad o de las personas a quienes lideras. ¿Cómo puedes hacerlo?

Respuesta: comienza por ti.

«Lo primero y más importante que puedes hacer es practicar tú mismo —dice Sara Flitner, la exalcaldesa de Wyoming—. Mientras fui alcaldesa, siempre meditaba unos minutos antes de todas las reuniones públicas. Cuando la situación se volvió muy conflictiva en nuestra comunidad, era absolutamente esencial que yo pudiera ser la mejor versión posible de mí misma.»

Cuando comienzas por ti, puedes estar presente «en pleno caos», en el estrés, en la incertidumbre..., y eso puede marcar una diferencia enorme no solo para ti, sino también para las personas a las que quieres, para las personas con quienes trabajas e incluso para aquellas con las que interactúas una vez y no vuelves a ver más. Y eso significa que puedes estar plenamente presente en una situación complicada, sabiendo que dispones de los recursos cognitivos suficientes para superarla. Pero eso solo funciona si practicas.

Hay algo de lo que estamos seguros: saber cómo funciona la atención ayuda, pero no es suficiente. Si quieres recoger los frutos de la formación en *mindfulness*, necesitas una «dosis» mínima de práctica. Practicar la atención plena cambia la estructura del cerebro de formas que mejoran la atención... siempre y cuando lo hagas con la suficiente frecuencia.

Pero ¿qué se considera suficiente?

Capítulo 10
SUDA LA CAMISETA

Hoy, en todo el mundo, habrá quien, al levantarse, se calce las zapatillas de deporte y salga a correr para empezar la jornada. Otros reproducirán una clase de yoga en YouTube. Otros sudarán la camiseta en la elíptica. Y habrá otros que levantarán pesas en series y repeticiones que tonificarán y reforzarán su musculatura.

Sea cual sea la actividad física que elijamos, lo hacemos porque sabemos que funciona. Entendemos que el ejercicio físico logra que nuestro cuerpo sea más fuerte, más flexible. Como ahora es algo que damos por supuesto, resulta extraño pensar que no siempre lo supimos. A veces, cuando paso por delante de un gimnasio SoulCycle y veo a todas esas personas en el interior, pedaleando con todas sus fuerzas para ascender por una pendiente imaginaria, me pregunto qué pensaría un viajero del tiempo que viniera del pasado y aterrizara en el Miami de hoy. De hecho, no sabría qué pensar. Hace cien años, la idea de que alguien decidiera subirse a una bicicleta estática y pedaleara a tanta velocidad y con tanta fuerza como le dieran las piernas para no moverse de sitio habría resultado absurda.

En la década de 1960, un médico estadounidense llamado Kenneth Cooper empezó a investigar un tratamiento para las enfermedades cardiovasculares. En concreto, decidió investigar el ejercicio físico. Aunque, hasta entonces, la actividad física no se había considerado una intervención potencial para la salud cardiovascular, Cooper descubrió que había una sólida correlación entre el ejercicio aeróbico y la salud cardiaca.[1] Descubrió que había tipos específicos de ejercicio físico (los que hacen que el corazón empiece a bombear con más fuerza) que reforzaban la respiración y el músculo cardiaco, lo que promovía una mejor oxigenación de la sangre, entre otros beneficios. Aunque ahora no nos parezca un dato revolucionario, en la época sí que lo fue. La investigación de Cooper (cuyos resultados adoptó muy pronto el ejército estadounidense) concluyó que ejercitar el músculo cardiaco lo hacía más fuerte y más sano y que algunos tipos de ejercicio concretos eran más efectivos que otros a la hora de conseguir precisamente eso.

El trabajo de Cooper no tardó en salir del laboratorio y en llegar a las casas, donde muchos se pusieron mallas, calentadores y zapatillas deportivas e hicieron todo lo que pudieron para imitar a Jane Fonda sobre la moqueta del comedor. Cuando se entendió de forma generalizada que practicar actividades físicas concretas mejoraba la salud cardiovascular, la gente tomó las calles y empezó a correr. Ahora contamos con décadas de investigación acerca de cómo y por qué el ejercicio físico nos hace más fuertes y sanos. Y los responsables de la salud pública usan esa investigación para emitir directrices acerca de los tipos de actividad concretos que nos ayudan a estar en mejor forma física.

Entonces, ¿por qué no contamos con directrices similares acerca de cómo mantener en forma la mente?

En la actualidad, la investigación sobre este tema crece a una velocidad vertiginosa. Estamos aprendiendo que hay ciertas formas de entrenamiento mental más efectivas que otras a la hora de entrenar el cerebro, de la misma manera que hay ciertas formas de entrenamiento físico más efectivas a la hora de entrenar el cuerpo. Y, si hablamos específicamente de mejorar la atención para mejorar el desempeño,[2] la regulación emocional, la comunicación y la conexión, el entrenamiento en *mindfulness* es una de las formas de entrenamiento mental cuya efectividad se demuestra una y otra vez. Y ya no es un misterio: los ejercicios de *mindfulness* entrenan al cerebro para que opere de un modo distinto por defecto.

En el caso del doctor Cooper, hacer un seguimiento del corazón, los pulmones, la masa muscular y la salud física mientras los participantes en sus estudios corrían sobre una cinta le dio información acerca de cómo el ejercicio cardiovascular transformaba el cuerpo y mejoraba la salud. Ahora, los laboratorios de neurociencia contemplativa como el mío piden a los participantes que practiquen ejercicios de *mindfulness* (su sesión de entrenamiento mental) mientras están cómodamente tendidos en un escáner cerebral. ¿Y qué estamos descubriendo? Tal y como te he venido explicando a lo largo del libro, durante los ejercicios de *mindfulness* se activan las redes cerebrales asociadas a la concentración y a la gestión de la atención, a percibir y a controlar los acontecimientos externos e internos, así como a la divagación mental.[3] Y, cuando los participantes completan programas de entrenamiento de varias semanas de duración, vemos lo siguiente: a lo largo del tiempo, hay mejoras en la atención y en la memoria de trabajo. La mente divaga menos; hay más descentrado y metaconciencia, y la sensación de bienestar general, así como las relaciones personales, también mejoran.

Y lo mejor de todo es que en la actividad y en las estructuras cerebrales vemos cambios que se corresponden con estas mejoras a lo largo del tiempo:[4] engrosamiento cortical de nodos clave en las redes asociadas a la atención (piensa en ello como en la versión cerebral de un mejor tono muscular de los músculos objetivo que trabaja un ejercicio específico); mejor coordinación entre la red atencional y la red neuronal por defecto, y menor actividad de la red neuronal por defecto. Todos estos resultados apuntan al porqué y al cómo del entrenamiento en *mindfulness*, dos preguntas que debemos responder antes de prescribir el qué, es decir, antes de decirte qué has de hacer concretamente para lograr esos beneficios.

Y eso es precisamente lo que llevó a Walt Piatt a aprobar nuestro estudio sobre la atención plena en el ejército cuando muchos otros nos habían dicho que no: «Hacíamos un mínimo de dos horas de entrenamiento físico diarias, pero no invertíamos ni un minuto en entrenar la mente», dice.

A Walt le preocupaba enviar en misiones de combate o diplomáticas a personas que carecían del menor tipo de entrenamiento mental que las preparara de verdad, que las ayudara a desarrollar las capacidades cognitivas que tan desesperadamente necesitaban para no ser reactivas, para ver con claridad, para observar y escuchar y, en última instancia, para tomar las decisiones adecuadas en el fragor de la batalla. Además, luego, cuando volvían a casa, los soldados tenían dificultades para integrarse de nuevo en la vida civil. En tanto que líder a quien se confiaba el bienestar de soldados y familias militares, Walt era testigo de crisis nerviosas a diario.

«Les decíamos: "No os gastéis todo el dinero, no paguéis la ira con vuestra familia" —explicaba Walt—. Pero no teníamos herramientas que ofrecerles.»

Nuestra investigación ya había demostrado que el entrenamiento en *mindfulness* mejoraba la atención, sobre todo cuando se entrenaba mucho. ¿Recuerdas el estudio con los expertos en meditación, a quienes valoramos antes y después de un retiro de un mes de duración en las montañas de Colorado? Tal y como hemos comentado antes, detectamos mejoras en su capacidad para la atención sostenida y la alerta. Después del retiro, también presentaban mejoras en la codificación de la memoria de trabajo, menos divagación mental y más metaconciencia.[5] Por tanto, doce horas diarias siendo consciente y con muchas de esas horas dedicadas a la práctica de ejercicios formales de *mindfulness* habían tenido muchos efectos medibles. Sin embargo, aún quedaba una pregunta importante por responder: ¿cuánto tenía que durar la práctica de la atención plena? Era evidente que no podíamos pedir a la gente que meditara durante doce horas diarias.

El estudio con los marines de West Palm Beach había demostrado una relación dosis-respuesta para la atención plena respecto a la atención, la memoria de trabajo y el estado de ánimo:[6] cuanto más se practicaba, más beneficios ofrecía. ¿Cuánto había que practicar para empezar a ver beneficios? Aunque les pedíamos que practicaran durante treinta minutos diarios, lo cierto es que hubo una gran variabilidad entre los participantes. De promedio, los que experimentaron beneficios practicaron unos doce minutos diarios durante ocho semanas.

Todo esto (el estudio de Colorado y el de West Palm Beach) era muy alentador: ofrecía pruebas prometedoras que apuntaban a que la relación entre la práctica de la atención plena y la mejora de la capacidad atencional era real. Ahora, lo que necesitábamos era diseñar una solución que tuviera aplicaciones prácticas en el mundo real, en la vida cotidiana.

PROYECTO «STRONG»

Cuando mi equipo y yo volamos a Schofield Barracks, una base del ejército estadounidense situada en Hawái, para iniciar un estudio, tuvimos que superar un par de escollos. La base estaba en el centro de la isla de Oahu y carecía de un laboratorio de ondas cerebrales de última generación como el que usábamos en el campus. Idealmente, lo que necesitábamos para medir las ondas cerebrales era una caja de Faraday: una sala rodeada de una malla metálica conductora que bloquea los campos electromagnéticos que la rodean. Sin embargo, reunir la enorme cantidad de metal que necesitábamos para forrar toda una sala de una base militar en Hawái (habrían sido unos novecientos kilos) no era una posibilidad real. Por tanto, hicimos lo que pudimos y construimos el laboratorio de registro de ondas cerebrales en un cuarto de limpieza, donde colocamos precariamente nuestro equipo para evitar las interferencias electromagnéticas.

Quitamos todos los trastos de en medio (escobas, recogedores, cajas, productos de limpieza, rollos de papel higiénico de tamaño industrial, estanterías metálicas...) y recorrimos Oahu en busca de materiales que aislaran las paredes de la luz y el sonido y que nos permitieran crear un entorno más controlado para nuestros experimentos. Encontramos un Walmart y compramos todos los rollos de fieltro negro que tenían en *stock*. En la base, grapamos capa sobre capa de fieltro negro sobre las paredes del cuarto de limpieza. Arrastramos cajas llenas de material informático, de cables y de amplificadores que habíamos enviado por correo antes. En la sala adyacente, montamos los ordenadores que los soldados usarían durante los test y los separamos lo mejor que pudimos con cartulina que compramos en la papelería más cercana. No era perfecto, pero era lo que había.

Llamamos a este estudio proyecto STRONG (siglas en inglés de Entrenamiento e Investigación sobre Crecimiento Neuroconductual en Schofield Barracks) y fue el primer estudio a gran escala sobre el entrenamiento en *mindfulness* de soldados en activo del ejército estadounidense que habían regresado del campo de batalla y que se estaban preparando para el próximo despliegue, en concreto a Afganistán. Aunque los primeros estudios sobre el entrenamiento en *mindfulness* habían demostrado un efecto medible y eran alentadores, se trataba de estudios muy pequeños. Por el contrario, el proyecto STRONG iba a durar cuatro años y pondría a prueba la atención plena en un grupo mucho más amplio de soldados. Desde entonces, hemos hecho muchos otros estudios a gran escala con soldados, cónyuges de militares, personal de emergencias, líderes de la comunidad y muchos otros grupos.[7] Para estar en disposición de ofrecer una «receta» para grupos sometidos a niveles elevados de estrés y de presión (algo que, en cierto modo, nos incluye a todos), teníamos que responder algunas preguntas clave acerca del contenido y de la dosis:

- ¿Era el entrenamiento en *mindfulness* mejor que otras formas de entrenamiento mental?

- ¿Qué tipo de información debía contener el entrenamiento? ¿Invertir tiempo en aprender acerca del estrés y de los beneficios de la atención plena era tan beneficioso como hacer los ejercicios?
- Por último, pero quizá lo más importante, ¿cuál era la cantidad mínima de tiempo que había que dedicar a la práctica de *mindfulness* para ver beneficios en la atención? (Responder a esta pregunta era crucial para las personas ya sometidas a presiones de tiempo.)

POSITIVIDAD: PEOR QUE NADA

Quisimos comparar la práctica de *mindfulness* con otro programa que el ejército estadounidense ya había empezado a aplicar. Esta forma de entrenamiento ofrecía ejercicios en los que se pedía a los participantes que generaran emociones positivas recordando experiencias positivas o reformulando desafíos actuales mediante una lente positiva.

Conclusión: el entrenamiento en positividad no solo era menos efectivo que el entrenamiento en *mindfulness*, sino que parecía que reducía activamente tanto la atención como la memoria de trabajo de los soldados que aguardaban el despliegue.[8] Como la positividad nos exige reevaluar y reformular, también nos exige atención. Usamos la atención y la memoria de trabajo para, literalmente, construir castillos en el aire. Como son frágiles, impedir que se derrumben exige mucho trabajo, sobre todo en situaciones exigentes y estresantes como las de esos soldados. Aparentemente, el entrenamiento en positividad sometía aún a más presión a una atención ya al límite.

Otros estudios confirmaron lo mismo: el entrenamiento en *mindfulness* reforzaba la atención mejor que otros programas de la misma duración. ¿Recuerdas los jugadores de fútbol americano universitario a quienes ofrecimos entrenamiento en *mindfulness* en la sala de pesas durante el entrenamiento de pretemporada? Elegimos el lugar deliberadamente, para alinear el entrenamiento en *mindfulness* con la idea de «ejercicio». Un grupo recibió entrenamiento en *mindfulness*, mientras que al otro se le enseñaron ejercicios de relajación. La relajación benefició a los participantes, pero los beneficios no fueron exclusivos de este entrenamiento. Los jugadores que se adhirieron más a cualquiera de los dos programas informaron de un bienestar emocional superior al de los que se adhirieron menos, pero solo los que recibieron entrenamiento en *mindfulness* informaron de mejoras en la atención.

Comprobar que el entrenamiento en *mindfulness* era mejor que otras formas de entrenamiento (como la positividad y la relajación) supuso un gran paso adelante. Dejó claro que eran los ejercicios de *mindfulness* (y no cualquier forma activa de entrenamiento) lo que mejoraba la atención y la memoria de trabajo.

CONTENIDO: ¡HACERLO Y PUNTO!

Ahora, a por la siguiente pregunta: ¿qué debía contener el entrenamiento?, ¿era útil ofrecer a los participantes lo que denominamos «contenido didáctico» y enseñarles qué es la atención plena y por qué nos beneficia?

El entrenamiento en *mindfulness* en un contexto de investigación exige dos cosas a los participantes:

1. Asistir a clases semanales, donde un experto les enseña los ejercicios y el material relacionado.
2. Hacer cada día el ejercicio diario de *mindfulness* («deberes») que se les pide que hagan en casa.

El primer estudio del proyecto STRONG (comparar la práctica de *mindfulness* y el entrenamiento de la positividad) asignó a los participantes treinta minutos de práctica diaria durante ocho semanas. Sin embargo, redujimos las horas de clase con el formador de veinticuatro horas a dieciséis. Nos alegró descubrir que el entrenamiento en *mindfulness* seguía siendo beneficioso incluso después de reducir las horas con el formador. Era una noticia fantástica para los participantes, siempre cortos de tiempo. ¿Podríamos reducirlo aún más? ¿Qué pasaría si lo acortábamos a la mitad?

Para acortar tanto el programa, antes teníamos que determinar qué elementos de la formación nos parecían imprescindibles y cuáles podíamos eliminar. Otros estudios llevados a cabo sobre poblaciones sometidas a niveles elevados de estrés habían demostrado que hacer los ejercicios era muy importante a la hora de ver los beneficios. Por tanto, este fue el elemento del programa en el que nos centramos.

En el siguiente estudio, impartimos dos cursos simultáneos:[9] ambos duraban ocho semanas y ambos pedían treinta minutos diarios de «deberes» idénticos y enseñados por el mismo formador. La diferencia residía en que, en uno, el formador dedicó siete de las ocho horas de clase a contenido «didáctico» sobre *mindfulness*: hablaron de la atención plena, del estrés, de la fortaleza emocional y de la neuroplasticidad. Era como ir al gimnasio para una clase de entrenamiento de fuerza y que el entrenador explicara lo fantásticas que eran las máquinas, todos sus beneficios, cómo usarlas y qué posturas había que adoptar, pero sin dejar demasiado espacio para hacer ejercicio durante la clase. En el otro curso, el formador invirtió mucho más tiempo en la práctica de ejercicios de *mindfulness*: en hacerlos y en hablar de ellos, pero sin la información teórica.

Parece muy intuitivo: si no hacemos los ejercicios, lo más probable es que sea una pérdida de tiempo. Y eso es exactamente lo que concluimos. El grupo centrado en la práctica obtuvo resultados mejores que los del otro grupo, cuyos resultados eran iguales que si no hubieran recibido clase alguna. Este descubrimiento fue una gran victoria para nosotros: podíamos reducir la duración del curso a la mitad, de dieciséis horas a ocho, siempre que invirtiéramos gran parte del tiempo de clase en la práctica.

Sin embargo, aún nos quedaba otro obstáculo que superar. Habíamos detectado una pauta perturbadora en todos los estudios del proyecto STRONG: los participantes no hacían, ni de lejos, la cantidad de ejercicios que les asignábamos. No hacían los deberes. ¿Qué pasaba?

Supusimos que practicar durante treinta minutos diarios era demasiado. Era como un levantamiento de pesas imposible: demasiado difícil y demasiado largo. Queríamos que hicieran el esfuerzo y lo notaran, pero tenían miedo de lesionarse. No lo podían encajar en sus apretados horarios, por lo que optaban por no hacer los ejercicios con regularidad. Sí, claro que treinta minutos diarios de *mindfulness* los podían ayudar, pero solo si practicaban ese tiempo. Nada de lo que hacíamos ayudaría a nadie si no era realista.

Además, yo aún me tenía que enfrentar a otro problema: el ejército estadounidense, emocionado con nuestro esfuerzo, me preguntó cuán rápidamente podría ampliar el proyecto para ofrecérselo a muchos más soldados. Querían que enviara formadores a varias bases militares. Y rapidito. ¿De cuántos formadores disponía? Mi respuesta: una. Todos estos estudios contaron con una misma formadora, la colega que había desarrollado el programa a partir de su propia experiencia como veterana y como practicante de *mindfulness*.

Tenía que hacer algo distinto. El programa tenía que ser eficiente en el tiempo y debía ser escalable. Tenía que ser la versión más ligera y compacta y lograr el mayor impacto posible. ¿Cuál era la dosis mínima efectiva para que estas personas con tan poco tiempo y que tan desesperadamente necesitaban el entrenamiento empezaran a ver resultados?

DETERMINAR LA DOSIS MÍNIMA EFECTIVA

Si el entrenamiento en *mindfulness* es beneficioso, pero nadie lo hace, ¿a quién beneficia? A nadie.

Nos propusimos encontrar una «receta» real que pudiéramos ofrecer a la gente. Lo podíamos hacer de dos maneras. La más obvia habría sido la siguiente: reclutar a mil participantes, repartirlos en grupos, asignarles distintas cantidades de tiempo (por ejemplo, el grupo A dedica treinta minutos, el grupo B dedica veinticinco minutos, el grupo C dedica veinte minutos, etc.) y luego pasarles pruebas y comparar los resultados. Lógico, ¿verdad? Muchos estudios de investigación se diseñan así, por ejemplo, los que evalúan la eficacia de fármacos y donde los investigadores quieren determinar una «dosis mínima efectiva». El problema es que este diseño no funciona con la práctica de *mindfulness*. No es como dar una dosis de un fármaco que los participantes se toman y ya. La realidad es que los participantes no hacen lo que se les pide que hagan. Se les puede pedir que dediquen treinta minutos al día, pero no hay ninguna garantía de que lo hagan. De hecho, como aprendimos muy pronto, lo más probable era que no lo hicieran.

Me asocié con Scott Rogers: ya había escrito libros sobre *mindfulness* para padres y para abogados y su estilo era flexible, práctico y accesible. Esa era la ayuda que necesitábamos. Al revisar los datos que ya habíamos obtenido comparando a dos grupos (un grupo había recibido entrenamiento en *mindfulness* y el otro no), vimos que los resultados no eran para tirar cohetes. Después del entrenamiento, no hallamos una diferencia real entre los grupos cuando les administramos el test sobre atención. ¿Por qué? ¿Era porque la atención plena no funcionaba? ¿O era porque los participantes hacían lo que les parecía con los ejercicios que les poníamos como deberes? Algunos dedicaban los treinta minutos a la práctica diaria. Otros no dedicaban ni un minuto.

Por suerte, hallamos un tesoro escondido, datos que podíamos usar, que apuntaban a una respuesta y que nos dijeron qué podría funcionar de verdad. Dividimos al grupo de entrenamiento en dos en lugar de agrupar juntos a todos sus integrantes: un subgrupo con mucha práctica y un subgrupo con poca práctica. Y entonces dimos con algo. El subgrupo con mucha práctica sí que se había beneficiado. Así que nos centramos en ellos. ¿Qué promedio de tiempo había dedicado este grupo a practicar la atención plena? Doce minutos.

Teníamos un número, así que partimos de ahí y diseñamos un estudio nuevo. Pedimos a los participantes (en esta ocasión, jugadores de fútbol americano) que solo practicaran durante doce minutos. Y, para ayudarlos a conseguirlo, Scott grabó ejercicios guiados de doce minutos de duración, para que los pudieran usar. No tenían que programar temporizadores y ni siquiera tenían que pulsar el botón de *stop*. Solo tenían que seguir las indicaciones. Se lo pusimos tan fácil como pudimos.

El estudio iba a durar un mes y les pedimos que hicieran el ejercicio de doce minutos cada día. De nuevo, separamos la muestra en dos subgrupos: mucha práctica y poca práctica. Y, de nuevo, el subgrupo con mucha práctica presentó resultados positivos: beneficios atencionales. En promedio, estos participantes habían completado el ejercicio de doce minutos cinco días a la semana.

Las piezas del rompecabezas empezaban a encajar. Estábamos dando con una receta que las personas escasas de tiempo estaban dispuestas a poner en práctica. Y, cuando lo hacían, su atención salía beneficiada. Hasta donde sabíamos en ese momento, nos estábamos acercando a una receta práctica, a la dosis mínima efectiva para entrenar la atención: cuatro semanas. Cinco días a la semana. Doce minutos al día.

Por fin, pudimos diseñar un programa que podíamos enseñar fácilmente a otros formadores para que lo impartieran de un modo más generalizado a las poblaciones que lo necesitaban. Y lo podíamos enseñar rápidamente. Queríamos seguir centrados en grupos de alto rendimiento y sometidos a mucha presión, como los atletas, así que llevamos a cabo un estudio sobre soldados de élite, las fuerzas de operaciones especiales (FOE). Tuvimos la suerte de poder trabajar con un colega, un psicólogo operacional que trabajaba con las FOE y que estaba certificado como formador en reducción del estrés basada en la práctica de *mindfulness*. Llamamos al programa Entrenamiento Atencional basado en *Mindfulness* (MBAT). Tal y como ya habíamos hecho en el pasado, mi equipo de investigación y yo metimos los portátiles en las maletas y nos dirigimos a otra base militar, para ver si el entrenamiento también funcionaba fuera del entorno académico y dentro del mundo real. Probamos dos variantes del MBAT: una que se impartiría durante cuatro semanas, como lo habíamos diseñado, y otra que solo duraría dos semanas. Los resultados fueron emocionantes y prometedores: el MBAT benefició la atención y la memoria de trabajo de estos guerreros de élite. Los beneficios solo aparecieron tras el programa de cuatro semanas. Dos semanas eran demasiado poco.

La bola había empezado a rodar. Desde entonces, hemos formado a multitud de formadores: *coaches* de desempeño militar que luego entrenaron a soldados; cónyuges de militares que luego entrenaron a otros cónyuges de militares; profesores de facultades de Medicina que luego entrenaron a estudiantes de Medicina; profesionales de recursos humanos que luego entrenaron a empleados. La mayoría de estos formadores carecían de experiencia previa en *mindfulness*, pero, al cabo de solo diez semanas, ya podían impartir MBAT. La clave del éxito residía en que, a pesar de que no sabían mucho acerca de la atención plena antes de participar en el programa, sí que conocían muy de cerca el contexto y las dificultades a las que se enfrentaban los grupos a los que iban a entrenar.

Entonces, ¿qué significa esto para ti? El entrenamiento en *mindfulness* presenta una relación dosis-respuesta, lo que quiere decir que, cuanto más practiques, más te beneficiarás. Sin embargo, tal y como ya sabemos, «Haz lo que puedas» no nos funciona a la mayoría de nosotros. A partir de estos estudios, hemos llegado a entender que, cuando se le pide a alguien que haga demasiado, sobre todo cuando se trata de alguien sometido a mucha presión y que dispone de muy poco tiempo, se desmotiva. La clave reside en tener un objetivo que no solo sea inspirador, sino posible. Doce minutos funcionaban mejor que treinta. Y cinco días funcionaban mejor que siete. Por tanto, esto es lo que te animo a hacer: practica doce minutos al día cinco días a la semana.[10] Si lo haces, obtendrás beneficios reales. Y, mejor aún, si practicas más tiempo, los beneficios también serán mayores.

Una matización importante: si estás muy ocupado y estresado pero también sufres alguna dolencia, enfermedad o trastorno, puede ser que esta receta no te funcione, porque no es ni una terapia ni un tratamiento. Su objetivo no es reducir síntomas, ni siquiera reducir el estrés. El objetivo del entrenamiento es mejorar la atención: ese es el objetivo. Hay otros programas que incluyen la atención plena como parte de un plan terapéutico para trastornos psicológicos, como la depresión, la ansiedad o el TEPT,[11] y se trata de programas muy prometedores. También exigen más tiempo (en algunos casos, hasta cuarenta y cinco minutos de práctica diaria) y otras intervenciones además de la práctica contemplativa. El entrenamiento en *mindfulness* con la dosis que te recomiendo aquí mejorará tu atención. Sin embargo, si has llegado a la atención plena buscando una solución a otras dificultades, quizá necesites la ayuda de un psicólogo o de un médico.

Ahora que sabes qué has de hacer, ¿cómo te puedes asegurar de hacerlo? Te recomiendo que lo incluyas en el calendario o que programes una alarma para que el móvil te lo recuerde. Doce minutos. No es mucho. Pero es la dosis mínima necesaria. Quiero dejar muy claro lo importantísimo que es esto. Estamos ocupados. No tenemos tiempo. Vamos siempre corriendo. Pero trabajar doce minutos más no te ayudará a ponerte al día tanto como lo hará el dedicar ese mismo periodo de tiempo a centrarte con tranquilidad y de forma deliberada en la respiración. Puedes obtener una recompensa enorme a cambio de un pequeño esfuerzo y de una pequeña inversión de tiempo.

Muchos profesionales de alto nivel y que tienen mucho en juego me preguntan acerca de la posibilidad de condensar aún más el ejercicio. Inevitablemente, siempre hay alguien que dice que cuatro semanas es demasiado. «¿No se puede hacer nada en una tarde?» o «Me cuesta mucho sacar doce minutos al día, ¿no se puede hacer menos?».

Les respondo que sí, que claro que se puede. Y es posible que los beneficie momentáneamente, del mismo modo que nos beneficia salir a pasear. Sin embargo, si queremos entrenar para mejorar la salud cardiovascular, tendremos que hacer más que salir a caminar de vez en cuando. Del mismo modo, si queremos proteger y reforzar la atención, tendremos que hacer más. Ahora contamos con un *corpus* de investigación cada vez más amplio. La ciencia lo ha dejado muy claro. Si quieres que funcione, tienes que sudar la camiseta.

HACERLO... Y HACERLE TIEMPO

Paul Singerman es abogado concursal y codirector de uno de los bufetes de abogados corporativos más importantes de Florida. Es una de las personas más ocupadas que conozco y opera en un mundo caracterizado por niveles elevadísimos de estrés: dedica casi todos los días a trabajar y a representar a personas y a empresas que han entrado en concurso de acreedores. Se levanta antes de que salga el sol; luego, se pasa jornadas laborales enteras en reuniones, pegado al teléfono y en los tribunales; para terminar, remata la jornada con papeleo, investigación y redacción de documentos. Durante los meses de confinamiento domiciliario por la crisis de la COVID-19 (que es cuando tuvimos la oportunidad de charlar y de ponernos al día), siguió asistiendo a los tribunales... por Zoom. Fue uno de los periodos de más trabajo de sus treinta y siete años de carrera. Y también uno de los más duros.

«Tenemos la suerte de ir a tope —me dijo—, pero es el "a tope" más triste que he estado nunca. La destrucción del valor de las empresas está siendo inmensa. Gente que lo pierde todo sin haber hecho nada malo. Es un tiempo muy intenso. Muy triste. Y agotador.»

Le pregunté si aún encontraba tiempo para practicar *mindfulness* a pesar de la crisis y de todas las demandas adicionales.

«Por supuesto —me dijo—. Es lo primero que hago por la mañana. Recojo de muchas maneras y a lo largo de toda la jornada los frutos del tiempo que invierto en *mindfulness*. Ya sabes lo que dicen: "Si no tienes tiempo para meditar cinco minutos, medita diez".»

Paul no siempre había practicado *mindfulness*. Conoció esta práctica leyendo un artículo de la sección empresarial de *The New York Times* de los domingos.

«Me llamó la atención, porque estaba en la sección de empresa. Si hubiese estado en la de estilo de vida, lo más probable es que hubiera pasado página sin leerlo. Pensaba que eso de practicar *mindfulness* era un camelo.»

El artículo hablaba de un ingeniero, Chade-Meng Tan, uno de los primeros ingenieros de Google y el 107.º empleado de la empresa, que había empezado a practicar *mindfulness* y que había descubierto que le resultaba útil y que su práctica estaba basada en la evidencia. A Paul se le despertó la curiosidad. Lo probó. Y no tardó en descubrir que, lejos de ser la actividad «blandita y esponjosa» a la que creía haberse apuntado, lo ayudaba a ser más efectivo en el tribunal y en otras áreas de su labor como abogado. Al igual que otros abogados de su campo, antes estaba convencido de que debía su ventaja profesional a la agresividad. Pensaba que la práctica de *mindfulness* lo ablandaría y le haría perder esa ventaja. Por el contrario, descubrió que mejoró su capacidad. Era más incisivo. Más efectivo. Es así porque la atención plena desarrolla competencias clave: la capacidad para estar presente, para permanecer no reactivo y para ser consciente de la mente de uno, de los demás y del entorno.

«Quiero ser más eficiente y efectivo y recopilar datos mejores en tres carpetas, todo el tiempo, todos mis minutos de vigilia —dice—. Esas tres carpetas son las siguientes: yo, el otro y el entorno en el que me hallo... que con frecuencia es el tribunal.»

Para Paul, el proceso comienza por él mismo, con la conciencia de lo que sucede en su propia mente. Y eso incluye no solo la conciencia de los pensamientos ajenos a la tarea, sino también la conciencia de sus emociones y de sus sensaciones en las situaciones de estrés elevado y conflictivas en las que se encuentra con tanta frecuencia. La frustración, la ansiedad, el cansancio, la ira, el hambre... pueden abrumar a cualquier abogado en un juicio prolongado y contencioso. Sin embargo, gracias a la práctica de *mindfulness*, ahora Paul dispone de las herramientas para volver rápidamente al presente. En su línea de trabajo, los lapsus atencionales se pagan muy caros. Muchas veces, después de reuniones, juicios y otras interacciones, dice a su equipo de abogados: «Hace diez años, esto habría sido muy distinto». Sucede varias veces a la semana, porque las capacidades cognitivas que se desarrollan con la atención plena se manifiestan de maneras prácticas y relevantes que cambian la manera como pasan las cosas.

«Básicamente, te da la habilidad de controlar el futuro, de influir en él de forma significativa. Evitas las conductas reactivas, evitas los problemas que se derivan de estas... Antes hacía y decía cosas que luego lamentaba, porque las consecuencias me robaban el tiempo y la energía. Lo veo así: ahora controlo el futuro, porque me concedo la habilidad de hacer cosas más valiosas con mi tiempo», dice.

Paul constató unos efectos tan importantes en sí mismo, en su trabajo y en sus capacidades que quiso que otros se beneficiaran también. Lo conocí cuando me invitó a dar el primer taller de *mindfulness* que organizó para todo su bufete. Ahora, mi colega Scott Roger y yo seguimos ofreciendo cursos allí. Han constatado sus beneficios y los han convertido en una prioridad.

Tanto para Paul como para el resto de las personas extraordinariamente ocupadas y sometidas a una presión colosal que hemos conocido a lo largo del libro (desde el teniente general Walt Piatt, cuyo día está agendado hasta el último minuto, hasta Sara Flitner, que lideró una ciudad y su propia consultoría al mismo tiempo), la práctica de *mindfulness* es lo último que borrarían de un día ajetreadísimo en el que «algo hay que borrar». Estas personas de alto rendimiento al más alto nivel han descubierto que practicar *mindfulness* no roba tiempo, sino que lo crea. En palabras de Paul: «El estudio y la práctica de *mindfulness* han sido la inversión que más rendimiento me ha dado en toda mi vida».

DA EL PASO Y EMPIEZA A BENEFICIARTE AHORA MISMO

Durante la crisis de la COVID-19 se pusieron en contacto conmigo muchas personas que querían saber si el entrenamiento en *mindfulness* las podía ayudar a sobrellevar la situación. La pandemia fue un periodo muy difícil y muy largo. Es exactamente a eso a lo que nos referimos cuando hablamos de «periodos de alta demanda». Cumple con todos los requisitos. Hay un acrónimo que usamos para describir las circunstancias más potentes, de alta demanda y de alta kriptonita que deterioran la atención: VICA.

Volatilidad. Incertidumbre. Complejidad. Ambigüedad.

La pandemia de COVD-19 en 2020 fue un ejemplo extremo de VICA. La situación cambiaba sin cesar. La información era escasa, contradictoria y se actualizaba constantemente. No había ni respuestas ni soluciones fáciles. Fue el tipo de situación a la que tan bien se le da secuestrar y agotar la atención. La gente me decía que no podían pensar en otra cosa, que sus pensamientos eran incesantes. Muchas personas hablaban, simplemente, de niebla mental. Era como si el cerebro fuera a cámara lenta y no se pudiera centrar ni en las tareas más sencillas. Conozco muy bien esa sensación. ¡Yo también la tenía! La tuve cuando recreé mi laboratorio virtualmente, cuando trasladé todas las asignaturas que impartía al aula virtual y mientras ayudaba a mi familia y a mis amigos a adaptarse a un mundo nuevo al tiempo que batallaba con un desasosiego que me decía «Esto es demasiado. Quiero acostarme y dormir hasta que todo haya pasado».

La gente necesitaba saberlo con urgencia: ¿podía la práctica de *mindfulness* ayudarlos y ayudarlos ya?

Mi respuesta era siempre la misma: «Sí, por supuesto que sí. Empieza ahora».

Les decía lo mismo que te voy a decir a ti: puedes empezar a practicar los ejercicios en cualquier momento. Son gratis. Son sencillos. No requieren material específico ni una ubicación especial. Siempre están disponibles. Los puedes usar para empezar a proteger hoy mismo tu atención y tu memoria de trabajo. Podrás proteger tu atención incluso si ya estás «desplegado», es decir, si ya estás inmerso en un periodo de alta demanda.

La lección es esta: comienza allá donde estés. Comienza si estás en pleno periodo de alto estrés y de alta demanda. Comienza si no estás en pleno periodo de alto estrés y de alta demanda. No esperes a que aumente la presión. Comienza a desarrollar tus habilidades ahora mismo.

En cierto modo, todos estamos siempre «preparándonos para el despliegue» y nunca sabemos cuándo nos toparemos con la siguiente gran dificultad que tengamos que superar, así que comienza ahora.

¿CÓMO LO HAGO?

En este libro, has probado dos tipos de ejercicios: los ejercicios fundamentales, o «formales», en los que te has sentado o has permanecido en pie para hacer el ejercicio mental durante tres minutos o más, y los ejercicios «a demanda» y opcionales. Ambos tipos son importantes. El primero es básico, y el segundo te ayudará a anclar el día en momentos conscientes que mejorarán tu atención.

Al final del libro, encontrarás una sugerencia de pauta semanal para estructurar las cuatro primeras semanas de práctica. Sin embargo, la puedes personalizar al infinito. Ejercitar la atención de las maneras que te he explicado te puede encaminar al éxito.

Estamos en un momento apasionante y disponemos de un cuerpo de investigación cada vez más grande. Cada vez sabemos más acerca de lo que funciona y esto no va a hacer más que mejorar durante los años y las décadas que seguirán. Lo que has leído es el conocimiento más actualizado de que disponemos en este momento acerca de lo que te puede ayudar a mejorar la atención y la memoria de trabajo.

¿CUÁNDO LO HAGO?

No hay ninguna hora concreta que considere mejor para hacer los ejercicios formales. Muchas personas prefieren hacerlos por la mañana, porque así comienzan el día con un entrenamiento mental, al igual que otras lo comienzan con un entrenamiento físico. Paul Singerman los hace en cuanto se despierta, con frecuencia cuando aún no ha salido el sol. Sara Flitner también prefiere hacerlos a primera hora de la mañana. Ambos dan prioridad a ese periodo del día antes de mirar el móvil, leer las noticias y ver los mensajes que han llegado a sus bandejas de entrada por la noche. Para ellos, el momento ideal para prepararse mentalmente es antes de tener que acometer las demandas del día.

Por el contrario, Walt Piatt los hace cuando puede. En el ejército es complicado, incluso a pesar de que cada vez se acepta más el valor de la atención plena como «gimnasia mental». Le sigue siendo muy difícil encontrar cinco minutos para «hacer nada».

«En el Pentágono me toman por loco — dice Walt —. "¿Cinco minutos de no hacer nada?", piensan. "¡Yo podría hacer diez cosas en esos cinco minutos!". En mi opinión, esos cinco minutos de no hacer "nada" te permiten hacer cien cosas más después.»

La última vez que estuvo en Iraq, Walt vinculó el entrenamiento en *mindfulness* a la rutina de ejercicio físico. Cuando terminaba el ejercicio, se dirigía a un conjunto de palmeras que se habían secado en el calor del desierto. Se sentaba y las miraba, centraba en ellas su atención y hacía el ejercicio de respiración consciente siempre que le era posible.

Aunque en Iraq tenía menos tiempo para hacer los ejercicios, la práctica era más importante que nunca, así que incluía micromomentos conscientes cuando podía. Aprovechaba los vuelos en helicóptero (que siempre terminaban en un sitio y una situación nuevos, ya fuera con fines diplomáticos o no) para practicar. Desconectaba los auriculares durante unos instantes para silenciar la conversación de los pilotos y, mientras el helicóptero daba sacudidas y avanzaba a 240 kilómetros por hora, bajaba la mirada y hacía el ejercicio de «soltar la historia». Se recordaba:

Probablemente no irá como espero que vaya.

Hay muchas cosas que no sé.

Y, con toda probabilidad, lo que sé está incompleto.

«Estos ejercicios me ayudan a autorregularme —explica Walt—. Te das cuenta de cuándo no tienes la capacidad de tomar una buena decisión, de cuándo careces de la energía mental.»

En Iraq, cuando se empezaba a sentir así, salía y regaba un trocito diminuto de césped. A las diez de la noche, a las once, a medianoche... Estaba en pie desde primeras horas de la mañana y aún le quedaban horas de trabajo por delante, pero sabía que necesitaba revitalizar la atención.

«El agotamiento mental empezaba a poder conmigo —dice—. Las distracciones se acumulaban y me daba cuenta de que no me concentraba, de que no atendía.»

Cuando llegó a la base y plantó ese trocito de césped, nadie pensó que crecería. Pero creció. Cuando por la noche se daba cuenta de que empezaba a perder las capacidades atencionales, salía a regarlo. Abría la manguera y tapaba la salida con el pulgar, para regar el césped con tanta suavidad como le era posible. Uno de los soldados de su unidad quiso ayudarlo y le ofreció instalar un aspersor. «Señor, si necesita regar el césped, nos podemos encargar de ello.» Respondió que no. La cuestión no era regar el césped. La cuestión era que él regara el césped. Aprovechaba el tiempo que dedicaba a regar para ejercitar la atención plena. Casi como en el escáner corporal, llenaba su pizarra mental con la experiencia sensorial de la actividad. El agua fresca que pasaba sobre su pulgar. El aroma del césped. El aroma del desierto.

Entonces, acababa hablando con las personas que pasaban por allí, quizá sorprendidas al ver al general en plena noche, manguera en mano, regando un trocito de césped sediento. Personas que trabajaban con él pasaban a su lado y charlaban con él brevemente, lo que le permitía enterarse de cosas acerca del día a día de sus jornadas que no habría sabido de otro modo. A veces, uno de los generales iraquíes salía a pasear hacia la misma hora y acababan hablando. Hablaban de agricultura. De la pequeña ciudad de procedencia del general iraquí. Acerca de cuántas palmas datileras cultivaba en sus tierras, en casa, lejos de allí.

Practicar te beneficiará también a ti si consigues encontrar tiempo, tiempo tanto para los ejercicios formales como para las prácticas informales que puedes intercalar a lo largo del día. Prueba esto: cuando te despiertes por la mañana, no te recuestes para coger el móvil ni te levantes inmediatamente. Tiéndete sobre la espalda. Respira profundamente diez veces o incluso menos, cinco. Céntrate en la respiración. Y fíjate en los pensamientos a medida que surjan. Te darán información acerca de ti, de tu mente y de tu atención, una información que podrás usar durante toda la jornada.

Prueba a cepillarte los dientes de forma consciente. Mientras te cepillas cada diente, dirige la linterna a esas sensaciones. Cuando estés en el autobús o en el metro, no saques el móvil. Siéntate como lo harías durante un ejercicio formal, con una postura alerta y cómoda; cierra los ojos o baja la mirada, lo que te vaya mejor, e invierte cinco minutos... o todo el trayecto. O también puedes dirigir las frases de amor y amabilidad a las personas que comparten el vagón contigo. Sharon Salzberg, mi amiga y la maestra de meditación en la que tantas personas confían, se hizo el siguiente propósito de Año Nuevo: «Un año sin personas pasadas por alto». Cuando hacía cola esperando lo que fuera o cuando caminaba por las bulliciosas calles de Nueva York, se fijaba en las personas que pasaban junto a ella y les ofrecía, en silencio, un sencillo deseo de felicidad: «¡Te deseo felicidad! ¡Te deseo felicidad! ¡Te deseo felicidad!». Repartía buenos deseos y felicidad en todas las direcciones, como cuando Oprah regaló coches nuevos a todo el público que había en el plató de su programa de televisión. Fijarnos en las personas que nos rodean y dirigir la atención hacia afuera de esta manera ejerce un efecto bumerán y nos beneficia tanto en las interacciones con los demás como en lo que se refiere a nuestro bienestar.

«Lo puedes hacer en una silla o en una alfombra —dice Walt Piatt—. Yo lo hice regando césped.»

EL PUNTO DE PARTIDA: LA MESA DE MEZCLAS DE LA MENTE

Amy, escritora independiente casada con un profesor de secundaria, visitó nuestro laboratorio como parte de una investigación para un artículo sobre *mindfulness* y la atención y me formuló una pregunta muy interesante.

Se había dado cuenta de que parecía que ella y su marido tenían puntos fuertes y débiles muy distintos en lo que a la atención se refiere. Daba la impresión de que su marido tenía una memoria de trabajo terrible y de que la información desaparecía de la pizarra como por arte de magia. Al mismo tiempo, con mucha frecuencia demostraba gran habilidad para permanecer en el momento, incluso cuando se veía sometido a presiones importantes que lo podrían haber arrasado fácilmente al viaje mental en el tiempo y a la rumiación. En múltiples ocasiones, Amy había visto cómo leía un correo electrónico combativo del padre de algún alumno... para a continuación cerrar la aplicación de correo y seguir tan tranquilo con su día. Era como si no le afectara, era capaz de proteger su atención del «bucle de la desdicha».

«Cuando yo abro un correo semejante, ya está. No soy buena para nada. Le empiezo a dar vueltas sin parar hasta que hago algo al respecto o soluciono el problema, por mucho que sepa que ahora no es el momento o que no es algo que se pueda resolver. No puedo evitarlo.»

Sin embargo, había otros desafíos atencionales en los que demostraba ser muy capaz. Por ejemplo, era capaz de mantener muchísima información en su memoria de trabajo.

Quería saber lo siguiente: ¿por qué su marido era por naturaleza tan terrible en un aspecto de la atención y tan fantástico en otro?, ¿de dónde vienen esas habilidades y vulnerabilidades naturales?

Es muy posible que mi respuesta no la satisficiera del todo: no sabemos de dónde vienen. Las fuerzas que modelan el perfil atencional son muy diversas, desde la neuroquímica cerebral hasta la crianza y las experiencias vitales pasando por cómo usamos la atención ahora. Yo lo llamo «la mesa de mezclas de la mente». Al igual que las mesas de mezclas de los estudios de grabación, todos tenemos distintos niveles, distintas programaciones. Cada perfil atencional es drásticamente distinto. Sin embargo, sea cual sea tu «programación», se beneficiará del entrenamiento en *mindfulness*.

ACEPTA QUE EMPEORARÁ ANTES DE MEJORAR

Todo el que ha empezado a hacer ejercicio sabe lo que sucede al principio: es horroroso. Si empiezas a correr, las primeras semanas serán duras, porque serás dolorosamente consciente de las dificultades que tiene el cuerpo para hacer lo que le pides que haga. Lo mismo sucede cuando empiezas a hacer ejercicio con la mente.

Una de las dificultades a las que nos enfrentamos es que, cuando llevan una semana o dos participando en un curso sobre *mindfulness*, hay personas que dicen: «Me encuentro peor, ahora estoy más estresado que antes».

¿Qué les digo? Que es una buena señal. Es señal de que el entrenamiento funciona. Al comienzo te encontrarás peor, porque empezarás a ser más metaconsciente. Antes, es probable que no fueras demasiado consciente de tu mente errante, mientras que ahora te das cuenta de que divagas sin parar. Te das cuenta de que no puedes salir del bucle de la desdicha, de que los pensamientos vuelven una y otra vez al mismo tema y de que no puedes hacer nada para impedirlo. Sin embargo, no es que ahora te pase más. Es que ahora eres más consciente de que te pasa.

Es duro, porque lo primero que sucede cuando empezamos a practicar *mindfulness* es que nos hacemos muy conscientes de todas las maneras en que la mente se rebela contra lo que queremos que haga. Ahora vemos que es inquieta y escurridiza. No quiere dedicar doce minutos a la respiración consciente. Quiere hacer otra cosa. Cualquier otra cosa.

«¡Es muy aburrido!» es la protesta que oigo con más frecuencia de las personas que justo empiezan a practicar *mindfulness*. ¿Qué les digo? Que sí que lo es. Porque ha de serlo.

Es duro. Nos aburrimos muy rápidamente. Sabemos lo rápidamente que la inquieta mente quiere pasar a otra cosa, la velocidad a la que recupera el «modo por defecto» centrada en sí misma. Tu mente quiere divagar; tu tarea consiste en darte cuenta de ello y, entonces (en algunos ejercicios), devolverla a donde quieres que esté... una y otra vez. En eso consiste la gimnasia. Cuando hacemos el ejercicio básico de respiración consciente, cada vez que la mente se aleja, detectamos que se ha ido y la devolvemos suavemente a las sensaciones asociadas a la respiración... Y cada vez que lo hacemos, es como hacer una flexión mental.

Intenta reformularlo así: la atención plena es útil porque es aburrida. En última instancia, el aburrimiento es el origen de nuestra activación las veinticuatro horas del día los siete días de la semana; es lo que nos lleva a coger el móvil y a mirar los muros de las redes sociales cuando estamos inmersos en otra tarea o en cualquier momento de descanso, con lo que nos robamos a nosotros mismos la oportunidad de pensamiento creativo y el tiempo para consolidar la memoria. Y nuestros estudios en el laboratorio nos han demostrado que cualquier cosa se vuelve aburrida si se hace durante el tiempo suficiente. Por emocionante o decisiva que sea la tarea. El menoscabo de la atención (el descenso del desempeño en una tarea a lo largo del tiempo) nos muestra que esto es cierto incluso en situaciones en que la atención es cuestión de vida o muerte. El aburrimiento nos lleva a mirar el móvil y a navegar o incluso a escanear nuestras mentes en busca de contenido. El aburrimiento alimenta nuestra búsqueda incesante de otros tipos de activación cognitiva. Y una de las cosas que sabemos acerca de la activación continuada es que agota los recursos.

Cuando te aburras, cuando te digas que querrías estar haciendo cualquier otra cosa menos el ejercicio de *mindfulness*, es cuando tienes que demostrar curiosidad. Cuando se trata del ejercicio físico, es el momento en el que sentimos que los músculos no pueden más. Ese momento, el momento de «¿De verdad tengo que hacer doce minutos?», «¿Cuánto falta para que suene la alarma?» o «¿Y si hago otro ejercicio?» es el equivalente mental del dolor muscular. Es el equivalente del pinchazo que sentimos cuando hacemos otra sentadilla más, pero ahora lo percibimos como inquietud. Aburrimiento. Malestar. Walt Piatt afirma que sus soldados dicen lo siguiente: «Hay que aceptar que empeorará antes de mejorar».

Te tienes que enfrentar a esta cháchara mental, a la resistencia y al aburrimiento, porque es ahí donde desarrollarás la tolerancia. La próxima vez que estés en una situación de la vida real (no durante un ejercicio formal) en la que te enfrentes a esa misma resistencia mental a concentrarte y a permanecer presente, es muy posible que te resulte más fácil gestionarlo.

EL OBJETIVO NO ES «ENCONTRARSE MEJOR»

Me invitaron a un programa de radio para que hablara de mi investigación sobre la atención plena y la atención en grupos sometidos a un estrés elevado. El programa comenzó con la intervención de otro invitado, una persona que se autodenominaba maestro de meditación y que dirigió un ejercicio allí mismo, en directo. Nos pidió que cerrásemos los ojos y visualizáramos prados verdes llenos de flores, el cielo azul... A continuación, nos guio en una actividad mental centrada en visualizaciones placenteras y en la relajación.

Las señales de alarma sonaban sin cesar. Describió lo que acabábamos de hacer como un ejercicio de *mindfulness*, pero no hubo nada que insistiera en aspectos clave de la atención, como la orientación al presente, la ausencia de juicio y la no reactividad. Y, tal y como hemos repetido a lo largo del libro, esta estrategia no funciona bien en situaciones de estrés elevado: la positividad y la relajación no funcionan cuando estamos sometidos a mucho estrés. Invertimos la energía cognitiva en intentar construir ese maravilloso mundo imaginario en lugar de hacerlo en desarrollar habilidades clave: la habilidad de ser consciente de dónde está la atención y de devolver la mente a donde queremos que esté cuando se aleja; la habilidad de llenar la pizarra con la experiencia del momento presente; la habilidad de resistir la tendencia a contarnos historias para limitarnos a observar; la habilidad de ser consciente de cuándo necesitamos redirigir la mente. Estas son las habilidades que nos ayudarán, sobre todo en circunstancias complicadas.

Una vez finalizado el ejercicio de «*mindfulness*» del otro invitado, la presentadora se dirigió a mí, me presentó con mucha amabilidad y comenzó la entrevista. «Ha sido fantástico – dijo –. Ahora, doctora Jha, ¿nos podría explicar por qué la práctica de *mindfulness* nos ayuda a encontrarnos mejor?».

«Bueno, no..., porque no nos ayuda a encontrarnos mejor.»

Se hizo un silencio sepulcral y lo expliqué: la práctica de *mindfulness* no hace que «nos encontremos mejor». No induce un estado de relajación especial ni hace que nos sintamos especialmente dichosos o alegres. Recuerda que la descripción básica de la atención plena es prestar atención a la experiencia del momento presente sin contarnos historias acerca de esta. Y esa es la promesa: si haces los ejercicios, serás más capaz de hacerlo lo mejor que puedas y demostrarás más habilidad y capacidad en el momento presente... incluso si ese momento presente es complicado.

Querer encontrarse mejor no tiene nada de malo. Sin embargo, tal y como hemos visto en el libro, las estrategias que acostumbramos a usar para intentar encontrarnos mejor (evitar los pensamientos perturbadores, represión de emociones, evitación) son formas de autosabotaje que agotan aún más la atención y que, normalmente, nos dejan peor de lo que estábamos. Es posible que no podamos «encontrarnos mejor» en el momento presente. Sin embargo, lo cierto es que el momento presente es el único en el que nos encontramos, de la manera que sea. Necesitamos desarrollar agilidad mental y estar presentes en las situaciones a medida que surgen, no evitar las dificultades ni protegernos de ellas. Así seremos más capaces de maniobrar entre las dificultades.

En resumen, si practicas *mindfulness* te acabarás encontrando mejor, pero no solo por los ejercicios. Los ejercicios desarrollarán tu capacidad atencional y eso te ayudará a experimentar plenamente los momentos de alegría, a crecerte ante las circunstancias complicadas y superar con éxito momentos de crisis gracias a tu reserva de fortaleza emocional.

Estoy rodeada de personas cuyas vidas han cambiado como resultado de la práctica de *mindfulness*. Desde estudiantes que han trabajado en mi laboratorio hasta mis propios familiares, pasando por algunas de las personas extraordinarias que has conocido en el libro, como el general del ejército que meditaba bajo sedientas palmas datileras en Iraq. Sé que practicar *mindfulness* me cambió la vida: me permitió seguir haciendo todo lo que quería hacer en un momento en el que me parecía que me estaba quedando sin opciones. Ser científica y madre, dirigir un laboratorio y estar presente para mi marido todos los días, tener la vida personal y la carrera profesional que deseaba... Para todo ello, tuve que practicar *mindfulness*. No para encontrarme mejor, sino para experimentar mi vida mejor. Y entonces, casi como un efecto secundario, me empecé a encontrar mejor.

PODEMOS HACER COSAS DIFÍCILES

Hace poco, viajé a India para presentar mi investigación durante un congreso sobre *mindfulness* y educación que el Dalai Lama había organizado en su monasterio. Estaba... inquieta. Me había puesto el cinturón, a punto de emprender el vuelo de dieciocho horas de duración, y estaba preocupada. A esas alturas, aún no sabía qué aspectos quería destacar de todas las transparencias que había preparado. ¿Sería crucial mi charla para la temática del congreso? La mayoría de las ponencias tendrían que ver con la investigación en niños, pero yo había hecho muy pocos estudios con población infantil, que tampoco formaba parte de mi investigación más reciente. De repente, sentí que la preocupación me atenazaba, pero me tranquilicé al pensar que podía usar el largo vuelo para reflexionar sobre lo que me inquietaba y terminar la presentación antes de aterrizar.

Nada más despegar, unas turbulencias empezaron a sacudir el avión.

El asiento contiguo estaba ocupado por una niña de unos once años. Me miraba a los ojos. «¿Tienes miedo? —me preguntó—. Si estás asustada, te puedo dar la mano.»

Aunque me quería centrar en la presentación, le devolví la sonrisa y, entonces, vi que se aferraba a la mano de su madre como si le fuera la vida en ello. Me di cuenta de que la que tenía miedo era ella. Era obvio que estaba aterrada. Tras un par de baches más, estaba a punto de empezar a hiperventilar.

Así que le pregunté: «Oye, ¿qué te parece si te doy la mano yo a ti?».

Y empecé a guiarla en el ejercicio del escáner corporal. Seguramente me salió porque lo había usado con mucha frecuencia con mi propia hija justo antes de que tuviera que participar en convenciones o competiciones de gimnasia o de baile. Le pedí que cerrara los ojos y le pregunté qué sensaciones tenía en el pulgar del pie. En las rodillas. En el estómago. Le pedí que describiera cómo se sentía. «Asustada», dijo. Me dijo que era como tener mariposas en la barriga y un peso en el pecho. Se calmó, a pesar de haber conectado más con el miedo que sentía. El avión se estabilizó y al final se durmió con la cabeza apoyada en el hombro de su madre.

Su madre se inclinó hacia mí, con una mirada dulce y con la niña durmiendo en el asiento que había entre nosotras. Me tendió la mano para mostrarme los dedos. Tenía hendiduras profundas allá donde su hija le había clavado las uñas.

«Le agradezco muchísimo la ayuda —me susurró—. Es la primera vez que se duerme en un avión.»

Tal y como hemos visto antes, el escáner corporal consiste en prestar atención a las sensaciones físicas del cuerpo. Y, aunque es muy posible que la mente esté inmersa en la preocupación o el miedo, hacer un escáner corporal ocupa la pizarra mental con otra cosa, con otra cosa que, además, es más útil y productiva. Sin embargo, no se trata de distraer ni de reprimir nada. No había intentado distraer a la niña de su miedo. El propósito del escáner corporal, como muchos otros de los ejercicios de *mindfulness* que hemos practicado a lo largo del libro, es encarnar el momento presente. En este caso, guie a la niña para que tomara conciencia de la experiencia sensorial del miedo y para que orientara su conciencia hacia esas sensaciones, para que ubicara el miedo en el cuerpo, encontrara palabras para describirlo y se diera cuenta de que las sensaciones cambiaban y se movían a medida que les prestaba atención. También se pudo distanciar del miedo, porque tenía que prestarle atención de un modo distinto si quería informar de las sensaciones que le surgían en el cuerpo durante el ejercicio. Para cuando terminé de guiarla, mis preocupaciones acerca de la conferencia también se habían mitigado.

Una manera de pensar en la atención plena y en su utilidad en momentos como este es que nos ayuda a desarrollar tolerancia a los estados emocionales negativos, así como la capacidad de gestionar el malestar emocional, de mantener la serenidad, de ser efectivos y de demostrar fortaleza emocional en los momentos más difíciles, ya se trate de una dificultad real o percibida.[12] No solo refuerza nuestra capacidad atencional y de memoria de trabajo, sino que también nos ayuda a entender y a confiar en que podremos afrontar lo que sea que suceda. Podemos estar en un momento duro y difícil y estar bien. La atención plena nos guía para que podamos estar presentes en situaciones estresantes, perturbadoras y exigentes, sabiendo que disponemos de las capacidades mentales necesarias para afrontarlas.

Mucha gente cree que la resiliencia es algo que se tiene o no se tiene. Que es algo que tiene que ver exclusivamente con nuestra infancia, con nuestra personalidad o con nuestras habilidades de afrontamiento. Por el contrario, lo que sabemos de la ciencia de la atención nos dice que podemos entrenar y desarrollar la fortaleza cognitiva.

Cuando terminé el escáner corporal con la niña en el avión, pude abrir el portátil. Ahora, con una mente más clara y menos agitada, pude identificar con claridad algunas modificaciones específicas que reforzarían mi presentación. Una vez aplicados esos cambios estratégicos, guardé el portátil y me relajé para disfrutar del largo viaje sintiéndome segura de la presentación que había preparado.

Mi trabajo se centra en investigar cómo entrenar a grupos de alto rendimiento cuando se preparan para periodos de alta demanda. En algunos de estos grupos, sabemos exactamente cuándo serán esos periodos. Para los soldados, es el despliegue. Para los estudiantes, son los exámenes. Para los atletas, son las competiciones o las temporadas de juego. Sin embargo, la mayoría de nosotros no sabemos cuándo ocurrirán los periodos de alta demanda. Lo único que sabemos es que ocurrirán. Los periodos de alta demanda son una parte inevitable de la vida. La atención plena te concede no solo la mente en plena forma que necesitas para gestionar con éxito esos periodos, sino también la seguridad física de que podrás hacerlo. De que puedes estar presente, concentrado y capaz por difíciles que sean las circunstancias. Le dije a la niña del avión que las turbulencias pasarían, como también lo harían el miedo y todas las sensaciones que lo acompañaban. Todo pasaría y el momento cambiaría. Lo único que necesitaba era ser consciente, en cada momento, de que estaba bien en ese momento.

«¿Sabes qué hacen los pilotos cuando el avión entra en este aire con tantos baches?», le pregunté. Negó con la cabeza. «¡Nada! —le respondí—. No pueden derrotar a las turbulencias ni sortearlas. Se limitan a esperar a que pasen y dejan que el avión siga adelante. Se mantienen firmes hasta que la bolsa de aire se desvanece.»

Lo que obtenemos de la atención plena, de la capacidad de mantener la atención donde necesitamos que esté y en la forma que necesitamos que adopte, es la comprensión fundamental de que todo pasa y todo cambia. Este momento pasará rápidamente, pero tu presencia en este momento (si estás aquí o no, reactivo o no reactivo, creando recuerdos o no) tendrá consecuencias que irán mucho más allá. Por tanto, las preguntas son las siguientes: ¿puedes estar presente en este momento?, ¿puedes orientar la linterna a lo que te importa?, ¿puedes dejar que se desvanezca la tiza de lo que no te importa?, ¿puedes abandonar tus expectativas y ver lo que hay delante de ti?, ¿puedes evitar la reactividad, los juicios y las historias y estar en lo que es?, ¿puedes estar aquí para esta experiencia, de modo que puedas sentir, aprender, recordar y actuar de maneras que sean congruentes con tu vida, con tus objetivos y tus aspiraciones y con las personas que te rodean?

No hace falta nacer siendo un experto en estas habilidades. Nadie nace siéndolo. Hay que trabajar para desarrollarlas y perfeccionarlas. Sin embargo, al menos, ahora sabemos cómo hacerlo.

Conclusión
LA NUEVA CIENCIA DE LA ATENCIÓN EN ACCIÓN

El palacio de Westminster es un lugar imponente incluso si no estás allí para presentar el trabajo de toda tu vida ante los miembros del Parlamento británico además de ante los líderes del ejército y de los servicios de emergencias. Se alza en el corazón de Londres a orillas del Támesis, es enorme, tiene torres y algunas de sus partes cuentan con casi mil años de antigüedad. La sala de la Cámara de los Comunes en la que iba a hablar junto a otros expertos en el entrenamiento en *mindfulness* tenía la atmósfera silenciosa y solemne de un tribunal. Era una sala muy larga y de techos muy elevados, con paredes de color verde oscuro y ventanas altas y estrechas que daban al río. Todo era antiguo, pero prístino. El peso de la historia era evidente. Hileras de bancos de caoba oscura y lustrosa recorrían la sala en toda su longitud. Y estaban ocupados por algunas de las personas más importantes e influyentes del país.

Estaba nerviosa. Llevaba semanas preparándome para esa presentación que, a esas alturas, iba a ser una de las de perfil más alto de toda mi carrera. El plan original había sido que Walt Piatt (que entonces era mayor general) y yo hiciéramos la presentación juntos. Él hablaría primero durante diez minutos y yo después, durante quince. Me habían pedido que tuviera las diapositivas preparadas y que estuviera lista para comenzar a hablar en cuanto él hubiera terminado. Había dedicado horas a preparar la presentación, a perfeccionarla y a repasar las diapositivas. Estaba preparada.

Entonces, solo dos días antes del gran día, Walt se tuvo que retirar. (Cuando eres mayor general y «pasa algo en el trabajo», no es negociable.) Así que cambiamos las cosas y los organizadores me pidieron que absorbiera el tiempo de Walt, que modificara mi material y que hablara durante veinticinco minutos. Respiré hondo y volví a revisar el trabajo para adaptar la presentación, pero todo ello me desestabilizó. Cuando llegué a Londres, después del largo viaje en avión, bajo los efectos del *jet lag* y algo mareada, la preocupación empezó a hacer mella en mí: ¿era lo bastante claro mi mensaje?, ¿sería capaz de ceñirme al tiempo?, ¿había representado bien la imagen global ahora que había integrado el mensaje de Walt?

Por otro lado, toda la situación tenía una capa adicional que me tocaba en lo más personal. Iba a entrar en la sede del gobierno del país que había gobernado mi lugar de nacimiento durante casi noventa años. Nací en la ciudad donde Gandhi había organizado su movimiento de resistencia no violenta contra el gobierno británico. Y yo iba a hablar acerca de los méritos de prácticas que promovían la paz ante líderes militares. Sentía mucha presión, tanto personal como profesional. Me senté entre el resto de los ponentes al frente de la sala y sentí el peso de todo: los cambios de última hora, el peso de la historia, la preocupación acerca de la claridad de mi presentación... Y, entonces, el organizador del evento se dirigió a nosotros. Aún había otro cambio.

La noche anterior a nuestra conferencia, la sala en la que nos hallábamos había sido el escenario de una reunión a puerta cerrada acerca de si mantener o no a Theresa May como primera ministra de Reino Unido. Era octubre de 2018, en plena decisión sobre el Brexit. La tensión era palpable y aún no se había decidido nada. Los organizadores acababan de descubrir que alguien había anulado el equipo audiovisual para eliminar la posibilidad de que se grabara en secreto la reunión sobre May. De hecho, lo habían arrancado de la pared. No había manera de ponerlo en marcha. Los organizadores trajeron un sistema de altavoces externo e intentaron encontrar un proyector, pero a tres minutos de mi salida a escena, se rindieron: no había posibilidad de transparencias. Tendría que improvisar.

Recuerdo que, mientras me preparaba para hablar, pensé que todo en mi vida me había conducido a ese momento. No porque si fracasaba fuera a sufrir consecuencias desastrosas; en el gran esquema de las cosas, no pasaría nada terrible si metía la pata. No era una situación como las que vivían algunas de las personas con las que trabajaba: no saltaría en pedazos por culpa de una granada ni quedaría envuelta en una bola de fuego. No me arriesgaba a perder un caso importante para un cliente ni un contrato multimillonario como deportista. Lo que tenía ante mí era la oportunidad de transmitir mi mensaje a personas que tenían el poder de tomar decisiones que afectaban radicalmente a la vida de otros, de otros que sí que experimentaban situaciones de vida o muerte a diario. Disponía de una pequeña ventana para marcar una diferencia. Podía aprovecharla o dejar que se me escapara.

Sentí que los pensamientos se calmaban y se centraban. Extendí las diapositivas impresas frente a mí, miré al público y empecé a hablar. Hablé del poder de la atención y de cómo puede fallar (y falla) con frecuencia. Y entonces hablé de cómo puede acertar: de cómo el entrenamiento en *mindfulness* perfecciona nuestra atención y amplía nuestra conciencia. Cómo nos permite elevarnos sobre la cacofonía de una situación caótica o confusa, tomar conciencia de lo que sucede y, en un abrir y cerrar los ojos, tomar la decisión correcta entre muchas decisiones erróneas. Y hablé de cómo la capacidad de estar presente y de experimentar una situación sin elaborar historias, sin juzgar y sin reaccionar nos permite absorber, aprender y discernir con mucha más claridad y efectividad de lo que sería posible de otro modo. Dije que este tipo de habilidad puede cambiar no solo el momento en que te encuentras, sino también la trayectoria de toda una vida.

Cuando acabé, me sentí satisfecha, porque sabía que había hablado con tanta precisión y tanta potencia como había sido capaz. Y los cambios de última hora que habían estado a punto de derrumbarme se habían transformado en una especie de regalo: gracias al tiempo adicional y a no poder usar las diapositivas, había podido conectar mejor con el público. Había podido elaborar mis ideas y mis resultados, al tiempo que me relajaba en el ritmo de comunicar mi mensaje a mi apreciada audiencia Y, en lugar de mirar a la pantalla mientras pulsaba el botón para ir pasando de una diapositiva a la siguiente, miré al público, establecí contacto visual, le hablé directamente.

Esto es lo que me había faltado hacía ya tantos años, cuando dejé de sentir los dientes y me di cuenta de lo desconectada que estaba de muchas otras cosas en mi vida. Entonces, había estado presionando con fuerza y moviéndome con rapidez, con la mente siempre dándole vueltas a algo; estaba abrumada y desconectada y no me concedía ni un segundo para descansar y observar. Estaba perdida en un laberinto, incapaz de encontrar la salida. Ahora tenía una herramienta a la que recurrir. Había aprendido a enfocar y a dirigir la atención. Podía concentrarla en algo concreto para dirigir la mente hacia lo que me importaba o expandirla para reconocer el entorno, ver los obstáculos con claridad y encontrar una manera nueva y mejor de avanzar. Era como usar un músculo cuya existencia desconocía hasta entonces.

Salí del Parlamento como en una nube. Había conseguido justo lo que me había propuesto hacer: había comunicado con tanta claridad y con tanto dinamismo como había sido capaz y, quizá, hubiera logrado marcar una diferencia. Imaginé que el conocimiento que acababa de compartir se asentaba en cada oyente como una semilla, una semilla que cada parlamentario, líder militar, jefe de policía y trabajador de emergencias podrían llevar consigo a su parcela de mundo para que echara raíces, creciera y se extendiera. Esperaba que ayudara a la gente a gestionar situaciones de estrés y de crisis y a tomar decisiones que, incluso bajo presión, fueran congruentes con sus principios y sus objetivos. Quizá, como mi marido Michael, habría alguien que se hiciera más consciente de su propia mente y encontrara su foco para poder ir en busca de sus sueños. O, como el bombero que me buscó a miles de kilómetros de su casa, habría alguien que aprendería a ampliar su atención para tener en mente el objetivo mayor y no obcecarse en distracciones menores hasta quedar totalmente abrumado por las inevitables dificultades que nos plantea la vida. O alguien como Walt Piatt, que me escribió acerca de sus ejercicios de *mindfulness* mientras estaba en Iraq y que me dijo que el entrenamiento mental diario lo ayuda a tener en mente el objetivo final (la paz) incluso cuando está rodeado de estrés, de presión, de crisis y de complejidad.

Mucha gente me dice: «Pero es que ahora tengo muchas cosas que hacer. ¿Cómo me voy a quedar ahí sentado, con los ojos cerrados?».

Me lo dice todo tipo de gente, desde empresarios hasta activistas sociales, pasando por padres y madres o policías. Y lo entiendo. Yo pensaba lo mismo. La gente quiere cambiar el mundo. Quiere hacer cosas. Se quiere realizar. Y parece que, para conseguirlo, nos tenemos que convertir en una máquina en movimiento constante.

Mi respuesta, en tanto que alguien que también anteponía siempre el movimiento a la quietud, es la siguiente: si quieres pasar a la acción y lograr un cambio duradero, necesitarás de toda tu capacidad para llegar allí. Se trata de reclamar y usar todos tus recursos.

En la actualidad, nuestro sistema atencional se enfrenta a retos sin precedentes. Vivimos en un mundo que parece construido para fracturar y secuestrar nuestra atención. Las innovadoras herramientas digitales y tecnológicas que nos permiten permanecer conectados entre nosotros, hacer el trabajo que nos encanta y aprender y avanzar en la vida, son las mismas que someten a la atención a una presión implacable y la alejan de donde queremos o necesitamos que esté.

Cuando practicamos la atención plena, aprendemos a mantener la atención en el momento actual de nuestra vida. Nos alejamos del modo de simulación y planificación y experimentamos la vida directamente. En la introducción, te he dicho que el momento presente es el único espacio en el que podemos usar la atención. No la podemos ahorrar para más adelante. Es un superpoder, pero la tenemos que usar ahora. Solo la podemos usar ahora.

Antes pensábamos en la atención como en una herramienta para la acción, como en un sistema para limitar la información de modo que pudiéramos aplicar la mente y hacer algo con ella. La neurociencia contemplativa y la nueva ciencia de la atención nos están mostrando que, si queremos vivir vidas plenas y de éxito, la atención no solo ha de estar centrada, para que podamos pasar a la acción, sino que también ha de ser receptiva, para que podamos tomar conciencia y observar. La podemos usar para abrirnos a lo que ocurre frente a nosotros. Podemos suspender el juicio y la elaboración de historias y ver lo que es. Podemos no solo formular y reformular problemas, sino también «desformularlos» y verlos con nuevos ojos. Y, al hacerlo, el pensamiento, las decisiones y las acciones serán más congruentes con lo que se necesita en el momento y con lo que queremos de esta valiosa vida que tenemos.

La base empírica de esta «nueva ciencia» de la atención crece a toda velocidad. Lo que has leído en el libro es la vanguardia de este campo y seguimos avanzando. Abrimos un camino nuevo y apasionante en lo que se refiere al increíble valor de la atención plena y de otras prácticas contemplativas. Es vital que emprendamos esta dirección y estoy muy agradecida de formar parte de este trabajo, porque he visto el impacto que ha ejercido en personas con una amplia variedad de profesiones y de orígenes.

Solo lamento una cosa del histórico día de mi ponencia en el Parlamento británico: no pude compartirlo con mi padre. En todos los hitos de mi vida (cuando me doctoré, el día de mi boda, cuando inauguré mi laboratorio, el nacimiento de mis hijos), siempre he echado de menos una pieza, una sombra con la forma de mi padre.

Antes, cuando he hablado del trauma y de los detonantes, he mencionado que muchos de nosotros los hemos experimentado. En mi caso, fue un accidente de automóvil que me afectó profundamente. Me cambió la vida, porque me arrebató a mi padre. Volvíamos de una excursión familiar al Parque Nacional Yosemite cuando un conductor ebrio chocó con nosotros, nos sacó de la carretera y nos despeñó a un campo que había metros abajo. Mi hermana y yo, que teníamos trece y cinco años y que viajábamos en el asiento trasero, fuimos las que salimos menos malparadas. Mi madre, en el asiento del copiloto, sufrió daños algo más graves. Y mi padre, al volante, murió.

Mis recuerdos del accidente son vívidos, pero turbulentos. Recuerdo cómo se movía el coche cuando me desperté en plena pesadilla. Luego el coche volcado, el sisear del motor, la lenta toma de conciencia de que no era una pesadilla. Recuerdo el silencio que nos rodeaba. Entonces, vi a un hombre en lo alto del precipicio, mirándonos, y me sorprendió que no viniera a ayudarnos. Más tarde supusimos que se trataba del otro conductor. Se dio a la fuga e imagino que se fue en algún momento después de que yo lo viera, porque nadie pidió ayuda. En la distancia, vi una casa pequeña. Sabía que teníamos que llegar allí para llamar a una ambulancia, así que cogí a mi hermana y la llevé hasta allí, a campo través.

No era más que una niña y no tenía ni la menor idea de cómo funcionaba el cerebro ni de cómo la atención plena podía transformarlo. El fatal accidente que mató a mi padre y dejó gravemente herida a mi madre fue una experiencia que modeló gran parte de mi vida, incluido mi trabajo como neurocientífica. Cuando emprendí este viaje y me embarqué en la investigación sobre la ciencia de la atención, no sabía exactamente qué descubriría. Y, sin embargo, parte de mí sabía lo que buscaba y que iba más allá de ser capaz de centrarse en una tarea, proyecto o trabajo. Va más allá de aumentar la productividad o el desempeño en el trabajo o de ser un padre, madre o pareja más presente. Trata de todo eso, sí, pero hay algo más, algo más grande. Tener una mente en plena forma significa vivir plenamente frente a todo lo que tenemos que afrontar en tanto que seres humanos. Frente al estrés y el dolor, la felicidad y la tragedia.

Al principio del libro, he dicho que la batalla por tu atención es una batalla por los recursos para vivir tu vida. Todo lo que he descubierto a lo largo de las décadas que he dedicado a investigar la ciencia de la atención y de la atención plena no ha hecho más que confirmar la veracidad de esa afirmación. Es una batalla, pero una batalla que puedes ganar una y otra vez.

GUÍA PRÁCTICA PARA LA NUEVA CIENCIA DE LA ATENCIÓN
Entrenamiento fundamental para el cerebro

Tal y como hemos comentado a lo largo de todo el libro, necesitamos la atención para casi todo lo que queremos hacer y para hacerlo bien. El sistema atencional del cerebro es el equivalente de la faja abdominal y lumbar del cuerpo. Y, al igual que esta:

- está activado durante la mayoría de nuestras actividades,
- lo fuerte que sea determina lo estables y ágiles que nos sentimos mientras maniobramos por el mundo y
- hay ejercicios efectivos que nos permiten reforzarlo.

Cuando hacemos planchas, puentes o sentadillas, activamos músculos diferentes, mejoramos la coordinación entre grupos musculares y reforzamos la fuerza de toda la faja abdominal y lumbar. Los ejercicios de *mindfulness* refuerzan y mejoran la coordinación entre redes neuronales que desempeñan toda una variedad de funciones atencionales: la capacidad de dirigir y mantener la atención; de tomar conciencia y controlar la experiencia consciente continuada, y de gestionar los objetivos y las conductas. Cuantas más repeticiones hagamos, más mejorará la coordinación entre las distintas redes neuronales y más fuerza desarrollaremos en todo el sistema. Y percibimos todo esto en nuestra vida como una mayor estabilidad y agilidad mentales, que en última instancia aumentan nuestra efectividad y plenitud y profundizan nuestra sensación de bienestar y de propósito.

Este libro te ha presentado tres tipos de ejercicios que refuerzan la atención. Los de la primera categoría apuntaban al foco de concentración, con el propósito de estrechar y de estabilizar la linterna atencional. Son ejercicios que fortalecen el control atencional. Tu objetivo era dirigir la atención primero a un objeto específico, la respiración («Encuentra tu linterna») y, luego, a sensaciones corporales concretas («Escáner corporal») y mantenerla allí durante un tiempo. Cuando la atención se desviaba del objetivo, la devolvías a él. Juntos, cada uno de estos pasos forman las «repeticiones atencionales» del ejercicio. Enfocar, mantener, tomar conciencia, redirigir. Repetir. Cuantas más repeticiones hagas, más reforzarás estos aspectos de tu atención.

Los ejercicios del segundo tipo tratan de «montar guardia» mientras controlas y detectas los procesos y el contenido de las experiencias momento a momento. Estos han sido los ejercicios de monitoreo abierto que has probado. Aquí, el trabajo era distinto: la atención no tenía un objetivo concreto, sino que has mantenido una alerta estable durante la que has detectado y controlado y durante la que te has mostrado receptivo y abierto. Has adoptado una actitud de observador. Has permitido que los pensamientos, las emociones y las sensaciones aparezcan y desaparezcan.

Hemos comprobado que esta forma de atención abierta y receptiva sale reforzada en las personas que aprenden a usar las técnicas de monitoreo abierto, que son de los ejercicios más difíciles. Practícalos con regularidad y serás más capaz de darte cuenta, con más rapidez, de que los pensamientos no son hechos. Te será más fácil descentrarte y soltar la historia. De la misma manera que el cuerpo es cada vez más fuerte a medida que lo ejercitas con regularidad, este entrenamiento mental reforzará tu metaconciencia: serás más consciente de la aparición y la desaparición de los contenidos y de los procesos de la conciencia, como pensar, sentir y percibir.

Hacer estos ejercicios con regularidad y a lo largo del tiempo cambiará el funcionamiento y las estructuras de tu cerebro. De hecho, incluso los primeros doce minutos de práctica cambiarán inmediatamente cómo funciona tu cerebro... aunque solo durante esos doce minutos. Después, volverá a su procesamiento «por defecto» habitual. Sin embargo, con el tiempo, a medida que instaures una práctica regular de cinco o más días a la semana, semana tras semana, esta nueva manera de prestar atención se irá convirtiendo en el nuevo modo por defecto. Todo esto mejora el funcionamiento del cerebro, pero ¿cómo nos ayudan en el mundo real los ejercicios para mejorar la concentración y la atención receptiva? ¿Cómo nos ayudan a conseguir una mente en plena forma?

William James, el filósofo y psicólogo que señaló hace ya mucho tiempo que entrenar la mente errante sería la mejor educación que se pudiera ofrecer, observó también: «Como la vida de un pájaro, [el flujo de conciencia] parece estar compuesto de una alternancia entre volar y posarse».[1] Una mente en plena forma equilibra y valora tanto el volar como el posarse, tanto el hacer como el ser, tanto el dirigir como el recibir.

Has aprendido ejercicios de un tercer tipo, que han insistido en la conexión y que se han basado en la atención focalizada y receptiva que has reforzado con los anteriores. Sin embargo, a diferencia de estos, que se orientaban a observar lo que sucede aquí y ahora, el ejercicio de conexión es prescriptivo: dirigimos la atención focalizada al concepto de los buenos deseos, tanto hacia nosotros mismos como hacia otros. Durante el ejercicio, la atención se usa para reevaluar y para tomar distancia. Los ejercicios de este tipo están concebidos para que nos ayuden a alejarnos de la manera limitada, pero conocida, de prestar atención y nos obliguen a experimentar con una atención de otro tipo: nos consideramos merecedores de recibir buenos deseos en relación con nuestra felicidad, seguridad, salud y serenidad. Por ejemplo, quizá acostumbres a pensar en ti mismo como en alguien «demasiado ocupado» para actividades de este tipo; es posible que incluso te sientas incómodo aceptando esos deseos. El ejercicio consiste en experimentar con darnos permiso para recibirlos. A medida que avanzamos en el ejercicio, hacemos lo mismo por otros. Este es otro aspecto clave de una mente en plena forma, la capacidad de estar conectados y de cuidar de nosotros mismos y de los demás.

A continuación, encontrarás una pauta semanal que recomiendo y que se basa en los datos más recientes del laboratorio y de todo el campo de investigación en lo que a entrenar la atención se refiere. Las instrucciones están respaldadas por la ciencia más actual acerca del cambio conductual:[2] comienza con cambios extremadamente pequeños, consíguelos, disfruta del placer del éxito (¡es fundamental!) y repite. Aumenta gradualmente el tamaño del objetivo y sigue consiguiéndolo, lo que te seguirá produciendo el placer que se obtiene del logro. Esta es la mejor manera de adquirir un hábito: empezar por muy poco y sentir el éxito de conseguirlo.

Aquí, éxito no significa que la mente no haya divagado ni una sola vez, que hayas permanecido perfectamente inmóvil o que hayas experimentado alegría, paz o relajación. Aquí, éxito significa que has invertido tiempo y que has hecho el ejercicio. El éxito es hacer. Para asegurarte de hacer el ejercicio, vincúlalo a algo que ya hagas a diario. Puede ser cepillarte los dientes, hacer gimnasia o prepararte un café. Los investigadores de la ciencia del cambio conductual y de la creación de hábitos recomiendan elegir una «actividad de anclaje» para cualquier cosa nueva que se quiera añadir a la jornada. Cuando haces el «anclaje», consolidas el nuevo hábito que quieres construir. Por ejemplo, imagina que tu anclaje sea el café: «Pongo en marcha la cafetera y me siento y hago el ejercicio mientras se preparara el café».

A lo largo del libro, cuando te he presentado los ejercicios, te he pedido que dedicaras tres minutos a cada uno. Ahora que te embarcas en la forja de un hábito diario, te recomiendo que limites el tiempo a la mitad de lo que te resulte cómodo. Entonces, una vez seas constante, puedes ir aumentando el tiempo poco a poco. En el programa formal, recomiendo doce minutos de práctica diaria. Recuerda que no es una carrera. Haz lo que puedas. No avanzarás más por ir más rápido.

El programa dura cuatro semanas y espero que, una vez llegues al final de la cuarta, hayas empezado a experimentar cambios en tu vida diaria y que esos resultados derivados de la práctica te inspiren a seguir practicando. De todos modos, la clave es la siguiente: si quieres que el entrenamiento en *mindfulness* te funcione, tienes que entrenar. Eso significa que te tienes que comprometer con la práctica. Practicar equivale a progresar.

PRIMERA SEMANA

Comenzaremos por el ejercicio fundamental que es la piedra angular del resto de los ejercicios: «Encuentra tu linterna». Este ejercicio de respiración consciente tan sencillo como potente constituye la habilidad fundamental.

EJERCICIO FUNDAMENTAL

Día 1	Encuentra tu linterna	12 minutos	Página 000
Día 2	Encuentra tu linterna	12 minutos	
Día 3	Encuentra tu linterna	12 minutos	
Día 4	Encuentra tu linterna	12 minutos	
Día 5	Encuentra tu linterna	12 minutos	Objetivo alcanzado
Día 6	Encuentra tu linterna	12 minutos	Objetivo superado
Día 7	Encuentra tu linterna	12 minutos	Objetivo pulverizado

EN QUÉ CENTRARSE ESTA SEMANA

Recordatorio: en este ejercicio, centramos la atención en la respiración, pero no la limitamos ni la controlamos. No se trata de hacer respiraciones profundas, que es una habilidad muy valiosa para la relajación, pero que no es el objetivo de este ejercicio. En lugar de controlar la respiración, limítate a observarla a medida que ocurre, en directo, tomando conciencia de lo que sucede. Es posible que te des cuenta de que la respiración se ralentiza un poco durante el ejercicio o de que hay momentos en que empiezas a respirar más profundamente. No pasa nada, porque, como hemos dicho, este ejercicio consiste en prestar atención a la respiración, no en controlarla. Que detectes las variaciones naturales en las pautas de respiración es muy buena señal. ¡Vas por buen camino!

Más allá del ejercicio formal, intégralo tanto como puedas en tu vida cotidiana. Añade una orientación consciente a alguna actividad que ya lleves a cabo. Por ejemplo, cepillado de los dientes consciente. Si mientras te cepillas los dientes empiezas a pensar en tu lista de tareas pendientes, devuelve la linterna al cepillado. Estabilízala en las sensaciones: el refrescante picor del dentífrico, la sensación de las cerdas, el movimiento de los músculos de la mano y del brazo. Añadir una capa de orientación consciente a algunas de tus rutinas diarias ya existentes no te costará ni un segundo.

QUÉ PODRÍAS SENTIR

Muchas personas informan de que su mente está «demasiado ocupada». Lo oigo constantemente: «No me sale, mi mente no para». Pero tienes que entender algo: no es que tu cerebro no pare. Es que tienes un cerebro humano que, tal y como hemos comentado, funciona como una «bomba de pensamientos». Y eso es exactamente lo que hace. La tarea no consiste en detenerlo, sino en existir con él y hacer el trabajo de desplazar la atención allá donde la quieras. Ese es el ejercicio.

DIFICULTADES HABITUALES

Muchas de las personas que empiezan a practicar *mindfulness* traen consigo muchos «mitos» que pueden ser destructivos y desmoralizantes. A continuación, encontrarás un par de recordatorios para desmontar expectativas perjudiciales que podrías haberte creado por lo que hayas oído acerca de la atención plena en el discurso popular.

- *No vas a «despejar la mente».* Primero, porque no es posible y, segundo, porque no es eso lo que te pide la atención plena.
- *Tu objetivo no es sentirte en paz o relajado.* Muchas de las imágenes de personas practicando *mindfulness* transmiten esta expectativa,

pero recuerda que no es eso lo que sucede. Se trata de un ejercicio mental activo.

- *No hay un estado especial que alcanzar.* No hay un estado «de iluminación» que debas aspirar a experimentar. No tienes por qué sentirte transportado. De hecho, el objetivo de todo esto es que estés más presente en el momento actual. No viajas a ningún sitio. Vas a sentir los huesos de la pelvis clavados en la silla. Notarás cada picor, cada deseo de moverte, cada instante en que te alejes del momento presente. Te darás cuenta de todas las pequeñas sensaciones y de todos los pensamientos alocados o perturbadores. El éxito es eso.

QUÉ ES EL ÉXITO EN LA PRIMERA SEMANA

¡Que lo hayas hecho! Si lo has hecho cinco días durante doce minutos cada día, te puedes poner la medalla de oro. Da igual lo escurridiza que haya sido tu mente o si has abierto los ojos cada minuto para comprobar cuánto faltaba. Te has sentado en la silla con la intención de practicar y has practicado. Eso es el éxito.

Es posible que durante la semana te des cuenta en numerosas ocasiones de que la mente se te va por las ramas. ¿Y sabes qué? Que eso es fantástico. Por mucho tiempo que hayas divagado, el momento en que te has dado cuenta de ello es un momento de éxito. Por tanto, si durante una sesión te has «pillado» divagando cien veces, eso es muchísimo éxito. Sé que es una perspectiva muy distinta a la habitual, pero es muy importante: lo que nos parece un fracaso es, en realidad, una victoria.

CÓMO SE MANIFESTARÁN EN TU VIDA COTIDIANA LAS HABILIDADES DE LA PRIMERA SEMANA

Si realmente encuentras tu linterna, es decir, si sabes dónde está tu atención momento a momento, te darás cuenta cada vez que la mente empiece a vagar, cuando no estés mentalmente presente durante una conversación o detectarás los momentos en que has viajado mentalmente en el espacio y en el tiempo. Verás que esto te sucede cada vez más y, entonces, podrás reorientar la linterna a donde quieras que esté, como en el ejercicio. También te sentirás cada vez más seguro redirigiéndola con suavidad, pero también con firmeza.

SEGUNDA SEMANA

La semana pasada encontraste tu linterna.
Ahora, la moverás.

EJERCICIO FUNDAMENTAL

Día 1	Encuentra tu linterna	12 minutos	Página 000
Día 2	Escáner corporal	12 minutos	Página 000
Día 3	Encuentra tu linterna	12 minutos	
Día 4	Escáner corporal	12 minutos	
Día 5	Encuentra tu linterna	12 minutos	Objetivo alcanzado
Día 6	Escáner corporal	12 minutos	Objetivo superado
Día 7	Encuentra tu linterna	12 minutos	Objetivo pulverizado

EN QUÉ CENTRARSE ESTA SEMANA

Las sensaciones corporales serán el objetivo de tu atención durante esta semana. El ejercicio ya no se limita a encontrar la linterna y mantenerla en un objetivo, sino que ahora tendrás que moverla: la atención se convierte en algo que desplazas suavemente por el cuerpo. Fíjate en que el programa de esta semana incluye el ejercicio básico «Encuentra tu linterna» en días alternos. El trabajo con distintas grupos nos ha enseñado que entretejer así los ejercicios es la manera más efectiva de desarrollar la fortaleza atencional.

«Encuentra tu linterna» es un ejercicio para toda la vida, no «se supera». El ejercicio se amplía cada vez más y detectarás cambios cada vez más sutiles en tu experiencia momento a momento: la aparición de una emoción, sensación o pensamiento; el impulso de dejarlo; la sensación de volver. La definición también aumentará a medida que practiques. Reforzará tu capacidad para hacer el resto de los ejercicios y beneficiarte de ellos; al mismo tiempo, el resto de los ejercicios conformarán este. Es posible que tengas más momentos eureka en los que, de repente, tengas la sensación de saber, entender o percibir algo que hasta entonces se te escapaba. Podría ser algo relativo a un hábito mental, a alguna dificultad en una relación o a una comprensión más fundamental de la naturaleza de las cosas (por ejemplo, la transitoriedad y la interdependencia).

QUÉ PODRÍAS SENTIR

Es posible que, las primeras veces que realices el escáner corporal, notes más dolor y malestar en el cuerpo. Al principio, puede parecer un inconveniente y, de hecho, durante nuestro trabajo con los soldados nos preguntamos si tenía sentido querer que fueran más conscientes del dolor y de la incomodidad cuando sabemos que tendrán que experimentarlos. Sin embargo, un mayor conocimiento del cuerpo se traduce en una mayor capacidad para actuar e intervenir cuando detectamos que algo no va bien. (Cuando el soldado atiende el dolor que siente en el pie, puede que se dé cuenta de que necesita más amortiguación en la bota y esto puede marcar la diferencia entre terminar una marcha de 80 kilómetros con éxito o con un pie lleno de llagas.) También te darás cuenta de que la historia que te cuentas acerca del dolor puede hacer que este se prolongue o se intensifique. Podrás diseccionar la experiencia monolítica del dolor y separarla en sensaciones diferentes y cambiantes: tensión, pinchazo, calor, etc. El dolor se parecerá más a una constelación y las historias acerca de las sensaciones físicas disminuirán, porque cuando te des cuenta de que la mente empieza a divagar, la devolverás a las sensaciones físicas.

DIFICULTADES HABITUALES

Hay personas a quienes les cuesta hacer el escáner corporal a solas. Si te resulta difícil guiarte a ti mismo o te distraes durante el ejercicio, busca la ayuda, por ejemplo de una grabación que puedas seguir.

Y cuidado con la sensación de «buscar un subidón». Es posible que la semana pasada tuvieras un par de sesiones muy buenas que te hicieran sentir muy bien. Pero no caigas en la trampa de la búsqueda del éxito. Los ejercicios de *mindfulness* como forma de entrenar la atención no te ofrecerán la imagen (o la sensación) de una mejora ascendente exponencial. Con frecuencia, el «éxito» no se parecerá a la idea de éxito que tienes. Es más que posible que una sesión que te ha parecido un desastre le haya proporcionado un ejercicio fantástico a tu cerebro.

CÓMO SE MANIFESTARÁN EN TU VIDA COTIDIANA LAS HABILIDADES DE LA SEGUNDA SEMANA

Siempre que sucede algo (en casa, en el trabajo, donde sea que estés), aparecen en tu cuerpo una serie de sensaciones. Estrés, ansiedad, alegría, miedo, tristeza, emoción..., todas ellas llevan asociadas sensaciones físicas. Las notarás cada vez más. Esto significa que, cuando conectas con ellas, puedes pasar a la acción. Por ejemplo, sé que ahora se me da mejor notar las sensaciones que se empiezan a acumular cuando me preocupo. Primero lo noto en el pecho, pero luego compruebo cómo está la mandíbula y, normalmente, descubro que la estaba apretando. Con esta conciencia, puedo relajar de forma consciente la mandíbula y prestar atención a lo que sea que me preocupe o, al menos, reconocer que me he perdido en una simulación y volver a conectar de la mejor manera posible con el momento presente. Se trata de microintervenciones que nos pueden ayudar a corregir el rumbo a medida que sintonizamos cada vez más con la mente y con el cuerpo.

Integra el escáner corporal en tu día a día. Recuerda: sumarlo a una tarea que de otro modo harías sin prestar atención no te costará ni un segundo. Haz el escáner corporal en la ducha, mientras te lavas de la cabeza a los pies o cuando entras en el cubículo y notas cómo el agua empieza a correr sobre ti. No te lo pierdas.

TERCERA SEMANA

Esta semana, prestarás atención a la atención.

EJERCICIO FUNDAMENTAL

Día 1	Encuentra tu linterna	12 minutos	Página 000
Día 2	El río de pensamientos	12 minutos	Página 000
Día 3	Encuentra tu linterna	12 minutos	
Día 4	El río de pensamientos	12 minutos	
Día 5	Encuentra tu linterna	12 minutos	Objetivo alcanzado
Día 6		12 minutos	Objetivo superado
Día 7		12 minutos	Objetivo pulverizado

EN QUÉ CENTRARSE ESTA SEMANA

Esta semana, «Encuentra tu linterna» seguirá siendo tu ejercicio fundamental. Sin embargo, cuando añadas «El río de pensamientos», el foco de atención será tu propia mente. Recuerda: en «El río de pensamientos», visualizas la mente como un río en movimiento. Sobre el agua flotarán todo tipo de cosas y tu tarea consiste en observarlas y dejarlas pasar. No te estires para intentar agarrar ninguno de esos pensamientos, preocupaciones o recuerdos. Limítate a observarlos y a dejar que se alejen, flotando. Aprovecha los miniejercicios de descentrado y «Observa tu pizarra» para ejercitar la capacidad de dar un paso atrás y observar tu mente. Si te descubres aferrado a algo, vuelve a la respiración y piensa en ella como en una gran roca en el centro del río sobre la que tu atención puede descansar y recuperar la estabilidad. Entonces, vuelve a observar el agua.

QUÉ PODRÍAS SENTIR DURANTE LA TERCERA SEMANA

No implicarse y no elaborar historias son habilidades atencionales activas que exigen contar con una «faja atencional» fuerte antes de poder ponerlas en práctica. Aunque desarrollarás esa fuerza progresivamente, la primera vez que intentes hacer este ejercicio formal durante doce minutos te puede resultar tan difícil como intentar hacer la plancha cuando aún no puedes hacer ni una flexión. Mejorarás. Si te das cuenta de que te has enganchado a los pensamientos, preocupaciones o recuerdos que flotan sobre el río, recuerda que esa toma de conciencia ya es una victoria en sí misma. En eso consiste la metaconciencia. Lo has conseguido. Recupera la linterna, redirígela hacia la respiración para anclarte y, entonces, reanuda la observación del río de pensamientos.

DIFICULTADES HABITUALES

Cada vez serás más consciente de lo mucho que divaga tu mente y es muy posible que te resulte incómodo o que te lleve a preguntarte si estás empeorando en lugar de mejorar. ¡No, no estás empeorando! Lo que sucede es que eres cada vez más consciente. Recuerda: la mente siempre ha divagado, pero ahora te das más cuenta de ello. De nuevo: es un éxito.

Quizá te percates cada vez más de lo que va surgiendo en tu mente (tanto durante los ejercicios formales como durante el día), y tal vez no siempre sean cosas agradables. Por ejemplo, puede que te des cuenta de que te enfadas mucho o de que no puedes parar de pensar en comida (o en sexo o en videojuegos). Darse cuenta de estas cosas no es agradable. Reformúlalo: se trata de información útil. Es como conocer a un amigo nuevo. Lo apoyas, pero eres firme, te haces amigo de ti mismo, con rarezas incluidas.

CÓMO SE MANIFESTARÁN EN TU VIDA COTIDIANA LAS HABILIDADES DE LA TERCERA SEMANA

Desarrollarás la capacidad de preguntarte reflexivamente: «¿Qué está sucediendo en este momento? ¿Qué hace mi mente? ¿Qué me ha molestado, en realidad? ¿Por qué me consume lo sucedido?».

Te darás cuenta de que empiezas a adoptar, por defecto, una actitud de observador respecto a tus propios procesos; te acostumbrarás a tomar conciencia de lo que sucede en tu interior, para ver si te estás montando una película y cómo podría esto estar afectando a tu interpretación de los hechos o a tus emociones. Esto es una parte muy importante de lo que significa tener una mente en plena forma y ya estás casi allí: puedes adoptar una actitud amplia, receptiva y observacional.

Puedes «controlar» tu mente así, aunque no estés haciendo un ejercicio formal. Por ejemplo, mientras conduces, caminas o vas en metro, no escuches música ni un *pódcast*, no respondas al teléfono. Siéntate y deja volar la mente. Observa adónde se dirige y qué surge.

CUARTA SEMANA

La linterna atencional se dirige hacia fuera, hacia los demás.

EJERCICIO FUNDAMENTAL

Día 1	Encuentra tu linterna	12 minutos	Página 000
Día 2	Ejercicio de conexión	12 minutos	Página 000
Día 3	Encuentra tu linterna	12 minutos	
Día 4	Ejercicio de conexión	12 minutos	
Día 5	Encuentra tu linterna	12 minutos	Objetivo alcanzado
Día 6	Ejercicio de conexión	12 minutos	Objetivo superado
Día 7	Encuentra tu linterna	12 minutos	Objetivo pulverizado

EN QUÉ CENTRARSE ESTA SEMANA

Esta semana entrenarás no solo la capacidad de dirigir la linterna hacia otras personas, sino también la de tener buenos deseos para contigo mismo (quizá, o incluso sobre todo, cuando la mente divague o acabe sumida en el bucle de la desdicha). Gran parte de este ejercicio consiste en recordar que el cerebro humano funciona así por defecto y, entonces, tratarte con bondad cuando vuelvas a empezar.

Fíjate en que «Encuentra tu linterna» sigue formando parte de la secuencia: esta práctica fundamental sustenta los otros tres ejercicios. Recurres a esta habilidad clave mientras te centras en las sensaciones corporales, observas lo que va surgiendo en tu mente y practicas transmitir buenos deseos a otros y a ti mismo. «Encuentra tu linterna» es un ejercicio de entrenamiento atencional para toda la vida: refuerza y consolida el resto de los ejercicios.

QUÉ PODRÍAS SENTIR DURANTE LA CUARTA SEMANA

Es posible que te des cuenta de que dedicar doce minutos diarios a transmitir buenos deseos te ayuda a ser más comprensivo que punitivo, más curioso que imperativo y más optimista que pesimista. Quizá te sea más fácil «ver las cosas desde el punto de vista del otro» durante una discusión. Es así como la reevaluación y la toma de perspectiva se manifiestan en nuestra experiencia vivida.

DIFICULTADES HABITUALES

Es posible que haya ocasiones en que las frases te parezcan vacías, como si estuvieras recitando un galimatías o las palabras hubieran perdido su significado. Si esto sucede, recuérdate que se trata de un ejercicio de concentración. El objetivo es usar cada frase como el foco absoluto de tu atención. Ve poco a poco. Entiende cada palabra. Asimila completamente su significado. Y si las frases suscitan demasiada elaboración y divagación mental, intenta usar el diálogo interior para pronunciar las palabras, una a una. La clave reside en entender y transmitir los buenos deseos, sin desconectar ni engancharte a la historia de cada uno.

Si dirigirte los buenos deseos a ti mismo te incomoda, recuerda que forma parte del entrenamiento: practicas esta nueva perspectiva de forma intencional. Observa la incomodidad, pero continúa.

También podría ser que no sientas nada. ¡Es normal! Y, aun así, estás entrenando, de manera que sigue haciéndolo. Los efectos del entrenamiento pueden surgir mucho después. Por ejemplo, dices estas cosas durante una semana o dos y tienes la sensación de que no pasa nada en absoluto. Entonces, de repente, estás a punto de alzar la voz o de hablar de malas maneras a tu pareja o a tu hijo y te retienes, porque recuerdas que tu intención es que sean felices y que, posiblemente, haya una manera mejor de decir lo que quieres decir. Respondes en lugar de reaccionar. Comunicas el mismo mensaje, pero sin el tono reactivo.

CÓMO SE MANIFESTARÁN EN TU VIDA COTIDIANA LAS HABILIDADES DE LA CUARTA SEMANA

Y, para terminar y como siempre, integra el ejercicio en tu vida cotidiana. No es necesario esperar a estar sentado con los ojos cerrados para transmitir buenos deseos a otros o a ti mismo. Inclúyelo en tu rutina diaria. Pruébalo mientras caminas: al ritmo de los pasos, repite mentalmente: «Me deseo felicidad, me deseo salud...». Deséatelo a ti o transmíteselo a cualquier cosa viva que veas. ¿Alguna vez has estado en una tienda o en otro lugar público y te has enfadado con alguien a quien no conoces? «¡Te deseo felicidad!» No tienes por qué perder tiempo y pensamientos con la ira. Es posible que te des cuenta de que te resulta más fácil «conectar» con otras personas cuando sintonizas con sus modelos mentales, que te resulta más fácil resolver los conflictos interpersonales o que personas a las que antes pasabas por alto cobran más importancia para ti.

QUINTA SEMANA Y PARA SIEMPRE

¡Sigue así!

EJERCICIO FUNDAMENTAL

Día 1		
Día 2		
Día 3		
Día 4		
Día 5		Objetivo alcanzado
Día 6		Objetivo superado
Día 7		Objetivo pulverizado

A partir de ahora, eres el encargado de diseñar tu propia rutina de ejercicios. Ya sabes que, si quieres reforzar tu sistema atencional, has de practicar un mínimo de doce minutos diarios, al menos cinco veces a la semana. Sin embargo, la combinación de ejercicios es totalmente personalizable y la mayoría de las personas tienen un ejercicio preferido.

Recuerda: todos los ejercicios se refuerzan mutuamente y todos incluyen elementos de otros. Todos forman parte del entrenamiento fundamental, así que elige los que más te gusten.

Puedes decidir hacer un ejercicio distinto cada día. O puedes hacer varios durante un total de doce minutos. A mí me gusta hacer el de «Encuentra tu linterna» o «El río de pensamientos» durante los primeros doce minutos, seguidos de un «Ejercicio de conexión» más corto.

A medida que vayas practicando estos ejercicios durante doce minutos en una butaca de tu comedor (o donde sea que trabajes la atención), te darás cuenta de que empiezan a estar ahí para ti: en el trabajo, en tus relaciones personales y en todos los aspectos de tu vida a medida que te enfrentas a desafíos y te intentas aferrar a tus objetivos y a tus sueños. Si los doce minutos te resultan muy difíciles, recuerda que no lo estás haciendo para convertirte en un observador de la respiración de habilidades olímpicas. Lo estás haciendo para reforzar tu «faja atencional» y para reforzar la estabilidad y la agilidad de tu atención.

Con el entrenamiento en *mindfulness*, puedes usar la atención para descartar maneras antiguas e inefectivas de gestionar el mundo. Cuando posees una mente en plena forma, tienes la capacidad de cambiar el guion.

EL PIVOTE DE LA MENTE EN PLENA FORMA

Existe la manera de pensar estándar y luego existe el pivote de la mente en plena forma. Con esto no quiero decir que la manera de pensar estándar no sea valiosa, sino que el pivote de la mente en plena forma amplía drásticamente tus opciones.

- Postura estándar: *para pensar mejor*, ejercita el pensamiento.
- **Pivote de la mente en plena forma: ejercita el ser consciente de que estás pensando.**
- Postura estándar: *para concentrarte mejor*, practica el dirigir la atención.
- **Pivote de la mente en plena forma: practica el detectar y controlar cuándo no estás concentrado.**
- Postura estándar: *para comunicar mejor*, ten claro lo que quieres decir.
- **Pivote de la mente en plena forma: aprende a escuchar mejor.**
- Postura estándar: *para entenderte*, identifica las cualidades que te definen.
- **Pivote de la mente en plena forma: desidentifica y desliga tu punto de vista del yo/me/mi, para que puedas verte a ti mismo y ver la situación con más claridad.**
- Postura estándar: *para sentir menos dolor*, distráete de él.

- **Pivote de la mente en plena forma: practica el prestarle atención sin elaborar historias. No te montes una película acerca de él, limítate a observarlo y a ver cómo cambia a lo largo del tiempo.**
- Postura estándar: *para conocer tu mente y tus altibajos emocionales*, analízalos.
- **Pivote de la mente en plena forma: cuando experimentes una emoción potente, céntrate en el cuerpo para recabar más información y entender mejor lo que sucede.**
- Postura estándar: *si algo es intolerable*, recházalo y reprímelo.
- **Pivote de la mente en plena forma: acéptalo y permítelo.**
- Postura estándar: *para demostrar tu poder*, sé agresivo.
- **Pivote de la mente en plena forma: sé amable y demuestra compasión.**
- Postura estándar: *para ayudar a otros a regularse*, contrólalos.
- **Pivote de la mente en plena forma: regúlate a ti mismo (antes). Cálmate para calmar.[1]**
- Postura estándar: *para distraerte menos*, elimina las distracciones.
- **Pivote de la mente en plena forma: acepta que las distracciones aparecerán. Obsérvalas y practica el volver a concentrarte.**

AGRADECIMIENTOS

Muchas veces, cuando acabo de leer un buen libro, siento que me inunda la añoranza por las palabras que me gustaría seguir saboreando. Y, entonces, paso a la página de los agradecimientos. Siempre me ayuda. Al ver todo el iceberg, mi respeto por la intencionalidad de lo que me ha capturado en la superficie (de la página) se hace aún más profundo. La experiencia de escribir este libro me da una perspectiva distinta. Las personas que me han permitido escribir las palabras de cada página son más que la punta del iceberg. Son el océano entero. Me han mantenido a flote con su guía, su aliento, su colaboración y su amistad durante todo el viaje que ha supuesto la escritura del libro. Y, ahora, estoy deseosa de dar las gracias a todas esas mentes en plena forma que me han guiado, inspirado, desafiado y animado durante el camino.

Quiero empezar por dar las gracias al increíble equipo de Idea Architects: Doug Abrams, Rachel Neumann, Lara Love, Ty Love, Boo Prince y Alyssa Knickerbocker. Llegué a ellos con un proyecto difuso y una «gran idea» que quería transmitir en un libro. Sin embargo, ellos vieron el edificio que se podía construir con los «bloques de construcción» que les había llevado y me animaron a construirlo. Su guía me proporcionó un andamiaje muy necesario y garantizó que la estructura del libro fuera sólida y estable. Y contar con Alyssa Knickerbocker como ayudante en el proceso de escritura fue como encontrar un tesoro. Me ayudó a definir las ideas para comunicar mejor conceptos complejos, fue mi botella de oxígeno y me permitió respirar toda una vida de ideas, de resultados de investigación y de historias emocionantes de personas apasionantes para ponerlas en palabras sobre la página en blanco.

A continuación, quiero dar las gracias a Gideon Weil, Judith Curr, Laina Adler, Aly Mostel, Dan Rovzar, Lucile Culver, Lisa Zuniga, Terri Leonard, Adrian Morgan y Sam Tatum de HarperOne. Gideon me escribió por primera vez hace ya once años y sembró la idea de que podría escribir un libro. Con tanta suavidad como persistencia, ha cuidado de mis ideas y de mi investigación a medida que brotaban durante todos estos años. Y, aunque he tardado casi una década, estoy muy agradecida de que encontrásemos el modo de colaborar formalmente en 2019. Su capacidad de trabajo, sumada a sus directos y expertos consejos editoriales, a su estilo transparente y a su paciencia, ha supuesto una enorme diferencia para mí.

Estoy profundamente agradecida a cuatro lectores de confianza que me ofrecieron comentarios y consejos muy útiles y relevantes respecto al primer borrador del libro. Gracias, Liz Buzone, Jonathan Banks, Mirabai Bush y Mike McConville.

Gracias a mi familia. Michael, mi marido, ha leído todas y cada una de las palabras de todos los borradores y ha sido mi editor residente, mi tabla de resonancia a altas horas de la noche, mi *coach* motivacional, mi compañero en la práctica de *mindfulness* y el cocinero-chófer-conserje de toda la familia durante los muchos fines de semana y las muchas altas horas que he pasado trabajando. Michael, este libro no habría sido posible sin ti. Leo y Sophie, me habéis alegrado durante todo el proceso con vuestro sentido del humor, vuestra paciencia y vuestra autonomía. Vuestra curiosidad insaciable, vuestro deseo de aprender y la intencionalidad de vuestras decisiones (desde lo que coméis hasta lo que os ponéis y lo que hacéis para concienciar acerca del cambio climático) hacen que quiera prestar atención mejor. Un miembro de la familia que sé que nunca leerá este libro, pero que me ha ayudado cada día es nuestro maravilloso perro Tashi. Eres el mejor perro del mundo.

Mi padre, Parag, falleció muchas décadas antes de que este libro fuera una idea y no digamos ya una realidad. Sin embargo, su claridad y su bondad han sido el faro que me han guiado durante toda mi vida y durante todo el viaje de escritura del libro. Tengo la gran suerte de contar con el amor y con el apoyo de mi inspiradora y valiente madre, Vandana. ¡Gracias por recordarme que me tengo que prestar atención a mí misma! Mi hermana, Toral Livingston-Jha; mi cuñado, Simon; mi sobrino, Rohan; mi primo, Birju Pandya, y mis suegros, Jeanne y Tony, han sido tablas de resonancia muy valiosas, además de fuentes de amor y de apoyo. Gracias a todos.

Además de a mi querida familia, deseo dar las gracias a Liz Buzone y a sus cariñosos empujones para que saliera de mi cueva de escritura y disfrutara de los paseos y de las charlas que tanto necesitaba. Los efectos de esas salidas resuenan en el libro. Me siento afortunada de contar con una amiga tan atenta como tú. También quiero expresar mi agradecimiento a un grupo de amigos a los que quiero desde hace ya casi treinta años, Los Borg, como nos llamamos coloquialmente. Resulta que teníamos razón: incluso desde una perspectiva atencional, ¡resistirse es inútil!

Tengo la gran suerte de que uno de mis mejores amigos sea también alguien con quien he tenido el honor de colaborar en docenas de estudios de investigación a gran escala. Scott Rogers, tu sentido del humor, tu creatividad, tu bondad, tu apertura y tu profundo conocimiento de la práctica de *mindfulness* han hecho que nuestro trabajo juntos no solo sea divertido, sino también satisfactorio y todo un éxito. Gracias.

Gracias también a Walt y a Cynthia Piatt por sus años de colaboración y por el apoyo que han prestado a nuestro esfuerzo de investigación. Cuando lo conocí, me sorprendió que Walt calificara de amigos a varios de los líderes que había conocido durante sus varios despliegues. Sin embargo, luego descubrí que se esfuerza en entender a los demás y en aprender de ellos y que, si te llama «amigo», lo dice de verdad. Gracias a los dos por querer entender la atención y la práctica de *mindfulness* y por permitirme entender qué exige el servicio militar a los líderes y a sus familias. Aprender de vosotros ha sido un privilegio y teneros como amigos es una gran suerte para mí.

Mi interés por la ciencia de la atención se despertó en el laboratorio de Patti Reuter-Lorenz, en la Universidad de Michigan. Gracias, Patti, por guiarme en esos primeros días y por seguir siendo una mentora en la que he confiado durante toda mi carrera. Más allá de lo que me enseñaste, ver cómo encarnabas la vida de una líder académica y de una madre fuerte y de éxito me ayudó a soñar que era posible. Doy las gracias a la vida porque me aceptaras en tu laboratorio hace ya tantos años. Y mi buena suerte continuó cuando Ron Mangun se convirtió en mi tutor de posgrado en la Universidad de California, en Davis. Ron, de no haber sido por la solidez de los cimientos de neurociencia de la atención que me proporcionaste, jamás habría contado con la seguridad en mí misma y con el valor necesarios para ampliar y lanzar mi programa de investigación a aguas desconocidas. Os estoy profundamente agradecida a los dos.

También le quiero dar las gracias a Richie Davidson. Hace poco, un periodista me preguntó si se me habría ocurrido investigar la atención plena de no haber sido porque Richie pronunció la palabra «meditación» al final de ese seminario en la Universidad de Pensilvania, hace ya casi veinte años. Mi respuesta: «¡Ni por casualidad!». Gracias por tu liderazgo en el campo incipiente de la neurociencia contemplativa y por ser un científico activista. También me gustaría trasladar mi agradecimiento al Mind & Life Institute, por su apoyo a este campo. Gracias a Adam Engle y a Susan Bauer-Wu por vuestro liderazgo en esta organización tan importante y a la que tan agradecida estoy.

Por su mentoría científica y por sus sabios consejos durante la última década mientras llevaba a cabo estudios en varios grupos de alta demanda, quiero dar las gracias también a Amy Adler, que me ha guiado con paciencia durante todos estos años y me ha ayudado a adoptar una postura rigurosa pero al mismo tiempo flexible respecto a la investigación en entornos complejos del mundo real. Me has ayudado a ver que nos deberíamos proponer no solo aumentar el conocimiento acerca de la atención y de la utilidad de la atención plena, sino también posicionar mejor nuestra investigación para ofrecer soluciones factibles y muy necesarias. Gracias por dedicar tiempo e interés a nuestros esfuerzos de investigación y por los consejos valiosísimos que nos has ofrecido. Todos los estudios que hemos llevado a cabo en entornos reales y que menciono en el libro se han beneficiado de tu aportación.

Durante todo el libro, he hablado de «nosotros» al describir los estudios de investigación en mi laboratorio. Ha sido una decisión deliberada, para que todos los lectores sean conscientes de que la ciencia es un deporte de equipo. Tengo la suerte de contar con compañeros que son algunas de las personas más inteligentes, colaboradoras, estratégicas, sabias y bondadosas que he conocido. No puedo mencionar aquí a todos los becarios de investigación, pero os valoro a todos. Ekaterina Denkova, te quiero dar las gracias especialmente por haber asesorado, guiado y apoyado todas las actividades de laboratorio durante los breves periodos de tiempo en que tuve que «desaparecer» a lo largo del proceso de escritura del libro. Y, más allá de eso, gracias por tus extraordinarias aportaciones científicas, tu integridad y tu interés por el proceso científico, además de por el éxito de la investigación. Gracias a Tony Zanesco, que se unió temporalmente al equipo durante el proyecto STRONG y que ha vuelto a nuestro laboratorio como investigador posdoctoral. Gracias por haber liderado muchas de las innovaciones estadísticas y metodológicas que hemos podido aplicar. También quiero dar las gracias a miembros del laboratorio pasados y presentes, como Alex Morrison, Kartik Sreenivasan, Joshua Rooks, Marissa Krimsky, Joanna Witkin, Marieke Van Vugt, Cody Boland, Malena Price, Jordan Barry, Costanza Alessio, Bao Tran Duang, Cindy Ripoll- Martinez, Lindsey Slavin, Emily Brudner, Keith Chichester, Nicolas Ramos, Justin Dainer-Best, Suzanne Parker, Nina Rostrup, Anastasia Kiyonaga, Jason Krompinger, Melissa Ranucci, Ling Wong, Merissa Goolsarran, Matt Gosselin y muchos otros ayudantes y becarios de investigación.

Cuando decidí probar la meditación, di «por casualidad» con el libro *Meditación para principiantes*, de Jack Kornfield. Fue mi primer maestro de meditación y le doy las gracias por ello. También estoy muy agradecida por contar con Sharon Salzberg y con Jon Kabat-Zinn como dos de mis mentores y maestros en la vida. Sharon, gracias por tu amor y por tu amistad. Gracias también por tu ayuda durante el proceso de escritura del libro, incluido el haber leído la pauta de ejercicios al final del libro, además de los ejercicios que aparecen a lo largo de este. Te agradezco el tiempo que le has dedicado y los consejos tan útiles que me has ofrecido. Jon Kabat-Zinn, gracias por crear la MBSR y por ser nuestro asesor en los estudios sobre MBAT en el ejército. Al principio, cuando te dije que quería entrenar en *mindfulness* a soldados y militares y que, probablemente, lo tendría que hacer en menos de ocho horas, te mostraste escéptico. Y ese escepticismo respetuoso proporcionó un terreno abonado para un diálogo activo y honesto durante todos estos años. Te doy las gracias por ello, además de por tu interés afectuoso continuado y por tu apoyo a nuestros esfuerzos.

Este libro describe muchos de los estudios de investigación que hemos llevado a cabo con profesionales de alta demanda y otros. Gracias a quienes nos han proporcionado financiación, a los participantes en todos los estudios y a los líderes de las distintas organizaciones que han colaborado con nosotros. Un agradecimiento especial a Gus Castellanos, John Gaddy, Stephen Gonzales, Margaret Cullen, Elana Rosenbaum, Jannell MacAulay, Michael Baime, Liz Stanley, Jane Carpenter Cohn y Tom Nassif. Además, estoy agradecida por el asesoramiento que las siguientes personas nos han ofrecido tanto en nuestro trabajo como en partes específicas del libro: Michael Brumage, Michael Hosie, Dennis Smith y Phillip Thomas.

A Goldie Hawn, Marshall Ames, Maria Tussi Kluge, Bill Macnulty, Maurice Sipos y Ed Cardon, muchísimas gracias no solo por vuestra colaboración, sino también por vuestro apoyo, vuestra sabiduría y vuestra amistad de valor incalculable los años previos a la escritura de este libro.

He tenido la suerte de poder incluir entrevistas en profundidad y anécdotas de Jeff Davis, Jason Spitaletta, Walt Piatt, Paul Singerman, Chris McAliley, Sara Flitner, Richard Gonzales y Eric Schoomaker. Gracias por permitirme compartir vuestros aprendizajes y vuestros viajes en estas páginas. Me inspiráis de múltiples maneras y sé que saber de todos y cada uno de vosotros inspirará a muchos más.

A lo largo de este viaje abrumador y confuso, pero en última instancia profundamente satisfactorio, aprendí que tenía que aplicar a la escritura del libro todo lo que quería transmitir con él. Escribir este libro ha sido mi intervalo de alta demanda personal. Por suerte, ya había practicado el quedarme muy quieta, detenerme, observar mi mente y concentrarme o ampliar el foco de atención según fuera necesario. Y disponía de otras herramientas de confianza que me permitieron seguir adelante, de día o de noche, y a demanda, siempre que necesitaba un poco más de energía. Esas herramientas adoptaron muchas formas, desde la práctica formal hasta la poesía, la prosa o la música. Estoy profundamente agradecida por el silencio, las tormentas de Miami, Rumi, Pema Chodron y Polo & Pan.

Por último, gracias a todos los que habéis decidido leer este libro. Deseo que su lectura os resulte beneficiosa.

NOTAS

Introducción. «¿Me puedes prestar atención, por favor?»

1. Múltiples estudios han informado del fenómeno de la mente errante estudiando a los participantes durante su vida cotidiana (Killingsworth y Gilbert, 2010; Kane *et al.*, 2007), además de durante el desempeño de tareas experimentales (Broadway *et al.*, 2015; Unsworth *et al.*, 2012). En estos estudios, el índice de divagación mental varía entre el treinta y el cincuenta por ciento, con una variabilidad muy elevada entre los participantes. Se ha visto que el índice de divagación mental varía en función de la edad (Maillet *et al.*, 2018), la hora del día (Smith *et al.*, 2018) y de si se pregunta a los participantes acerca de ello (Seli *et al.*, 2018).

Broadway, J. M. *et al.*, «Early Event-Related Brain Potentials and Hemispheric Asymmetries Reveal Mind-Wandering While Reading and Predict Comprehension», en *Biological Psychology*, 107, págs. 31-43, 2015. <http://dx.doi.org10.1016/j.biopsycho.2015.02.009>.

Kane, M. J. *et al.*, «For Whom the Mind Wanders, and When: An Experience-Sampling Study of Working Memory and Executive Control in Daily Life», en *Psychological Science*, 18, núm. 7, págs. 614-621, 2007. <https://doi.org/10.1111/j.1467–9280.2007.01948.x>.

Killingsworth, M. A. y Gilbert, D. T., «A Wandering Mind Is an Unhappy Mind», en *Science* 330, núm. 6006, pág. 932, 2010. <https://doi.org/10.1126/science.1192439>.

Maillet, D. *et al.*, «Age-Related Differences in Mind-Wandering in Daily Life», en *Psychology and Aging*, 33, núm. 4, págs. 643-653, 2018. <https://doi.org/10.1037/pag0000260>.

Seli, P. *et al.*, «How Pervasive Is Mind Wandering, Really?» en *Conscious Cognitive* 66, págs. 74-78, 2018. <https://doi.org/10.1016/j.concog.2018.10.002>.

Smith, G. K. *et al.*, «Mind-Wandering Rates Fluctuate Across the Day:

Evidence from an Experience-Sampling Study», en *Cognitive Research Principles and Implications*, 3, núm. 1, 2018. <https://doi.org/10.1186/s41235-018-0141-4>.

Unsworth, N. *et al.*, «Everyday Attention Failures: An Individual Differences Investigation», en *Journal of Experimental Psychology: Learning, Memory, and Cognition*, 38, págs. 1765-1772, 2012. <https://doi.org/10.1037/a0028075>.

2. Algunas de las hipótesis acerca de la tendencia a la distracción de la mente incluyen las presiones evolutivas para la supervivencia (costes de oportunidad: Kurzban *et al.*, 2013; recogida de información: Pirolli, 2007; ciclos atencionales: Schooler *et al.*, 2011) y los beneficios para el aprendizaje y la formación de recuerdos (deshabituación: Schooler *et al.*, 2011; memoria episódica: Mildner y Tamir, 2019).

Kurzban, R. *et al.*, «An Opportunity Cost Model of Subjective Effort and Task Performance», en *Behavioral and Brain Sciences*, 36, núm. 6, pág. 661 (2013). <https://doi.org/10.1017/S0140525X12003196>.

Mildner, J. N. y Tamir, D. I., «Spontaneous Thought as an Unconstrained Memory Process», en *Trends in Neuroscience*, 42, núm. 11, págs. 763-777, 2019. <https://doi.org/10.1016/j.tins.2019.09.001>.

Pirolli, P., *Information Foraging Theory: Adaptive Interaction with Information*, Nueva York, Oxford University Press, 2007.

Schooler, J. W. *et al.*, «Meta-Awareness, Perceptual Decoupling and the Wandering Mind», en *Trends in Cognitive Sciences*, 15, núm. 7, págs. 319-326, 2011. <https://doi.org/10.1016/j.tics.2011.05.006>.

3. Tal y como han explicado recientemente Myllylahti (2020) y Davenport y Beck (2001), la conciencia que se tiene de la economía de la atención aumenta a medida que las noticias y las redes sociales usan nuestra atención como un producto de consumo.

Myllylahti, M., «Paying Attention to Attention: A Conceptual Framework for Studying News Reader Revenue Models Related to Platforms», en *Digital Journalism*, 8, núm. 5, págs. 567-575, 2020. <https://doi.org/10.1080/21670811.2019.1691926>.

Davenport, T. H. y Beck, J. C., *The Attention Economy: Understanding the New Currency of Business*, Cambridge, MA, Harvard Business Review Press, 2001.

4. Al atender a la información relevante para la tarea, la reforzamos neuronal (Posner y Driver, 1992) y fenomenológicamente en nuestra conciencia perceptiva (Carrasco *et al.*, 2004).

Posner, M. I. y Driver, J., «The Neurobiology of Selective Attention», en *Current Opinion in Neurobiology*, 2, núm. 2, págs. 165-169 (1992). 6/0959-4388(92)90006-7.

Carrasco, M. *et al.*, «Attention Alters Appearance», en *Nature Neuroscience*, 7, núm. 3, págs. 308-313 (2004). <https://doi.org/10.1038/nn1194>.

5. Se cree que la atención evolucionó para dar prioridad a la información que aumenta las probabilidades de supervivencia de un organismo. Sin embargo, esto puede llevar a que la atención se desvíe de la tarea actual. Se sabe que tanto el estrés agudo como el estrés crónico deterioran el desempeño atencional e interfieren en el funcionamiento de la corteza prefrontal (Arnsten, 2015). La amenaza aumenta la divagación mental (Mrazek *et al.*, 2011) y captura la atención (Koster *et al.*, 2004). El afecto negativo y el pensamiento negativo repetitivo reducen el desempeño en tareas atencionales y de la memoria de trabajo (Smallwood *et al.*, 2009). El coste del estrés, la amenaza y el estado de ánimo negativo en los trastornos psicológicos se ha atribuido al secuestro de los recursos atencionales para procesar ese contenido, lo que restringe la disponibilidad de estos recursos para otras formas de procesamiento de la información (Eysenck *et al.*, 2007).

Arnsten, A., «Stress Weakens Prefrontal Networks: Molecular Insults to Higher Cognition», en *Nature Neuroscience* 18, núm. 10, págs. 1376-1385 (2015). <https://doi.org/10.1038/nn.4087>.

Eysenck, M. W. *et al.*, «Anxiety and Cognitive Performance: Attentional Control Theory», en *Emotion*, 7, núm. 2, págs. 336-353 (2007). <https://doi.org/10.1037/1528–3542.7.2.336>.

Koster, E. W. *et al.*, «Does Imminent Threat Capture and Hold Attention?», en *Emotion*, 4, núm. 3, págs. 312-317 (2004). <https://doi.org/10.1037/1528–3542.4.3.312>.

Mrazek, M. D. *et al.*, «Threatened to Distraction: Mind-Wandering as a Consequence of Stereotype Threat», en *Journal of Experimental Social Psychology*, 47, núm. 6, págs. 1243-1248 (2011). <https://doi.org/10.1016/j.jesp.2011.05.011>.

Smallwood, J. *et al.*, «Shifting Moods, Wandering Minds: Negative Moods Lead the Mind to Wander», en *Emotion*, 9, núm. 2, págs. 271-276 (2009). <https://doi.org/10.1037/a0014855>.

6. Sun Tzu, *The Art of War*, Bridgewater, MA, World Publications, 2007, pág. 13 (trad. cast., *El arte de la guerra*, Barcelona, Obelisco, 2009).

7. Kreiner, J., «How to Reduce Digital Distractions: Advice from Medieval Monks», en *Aeon*, 21 de abril de 2019. <https://aeon.co/ideas/how-to-reduce-digital-distractions-advice-from-medieval-monks>.
8. James, W., *The Principles of Psychology*, vols. 1-2, Nueva York, Holt, pág. 424 (1890) (trad. cast., *Principios de psicología*, Fondo de Cultura Económica de España, México, 1989).
9. Todd, P. M. y Hills, T., «Foraging in Mind. Current Directions in Psychological Science», 29, núm. 3, págs. 309-315 (2020). <https://doi.org/10.1177/0963721420915861>.
10. No podían hacerlo aunque hubiera mucho en juego o estuvieran muy motivados. No podían hacerlo aunque les pagaran por ello. Los lapsus de atención y los fallos de desempeño ocurren incluso cuando hay mucho en juego (Mrazek *et al.*, 2002), la motivación es elevada (Seli *et al.*, 2019) o se ofrecen recompensas si no hay lapsus (Esterman *et al.*, 2014).

    Esterman, M. *et al.*, «Reward Reveals Dissociable Aspects of Sustained Attention», en *Journal of Experimental Psychology General*, 143, núm. 6, págs. 2287-2295 (2014). <https://doi.org/10.1037/xge0000019>.

    Mrazek, M. D. *et al.*, «The Role of Mind-Wandering in Measurements of General Aptitude», en *Journal of Experimental Psychology General*, 141, núm. 4, págs. 788-798 (2012). <https://doi.org/10.1037/a0027968>.

    Seli, P. *et al.*, «Increasing Participant Motivation Reduces Rates of Intentional and Unintentional Mind Wandering», en *Psychological Research*, 83, núm. 5, págs. 1057-1069 (2019). <https://doi.org/10.1007/s00426-017-0914-2>.
11. Se sabe que la evitación y la represión intensifican los síntomas de trastornos psicológicos como la depresión (Aldao *et al.*, 2010). Aunque el estado de ánimo positivo puede ser beneficioso (Le Nguyen y Fredrickson, 2018), en situaciones de estrés agudo e intenso (Hirshberg *et al.*, 2018) o en intervalos prolongados de estrés elevado (Jha *et al.*, 2020) intentar aumentar la emoción positiva puede agravar las alteraciones del estado de ánimo y empeorar el desempeño.

    Aldao, A. *et al.*, «Emotion-Regulation Strategies Across Psychopathology: A Meta-Analytic Review», en *Clinical Psychology Review*, 30, núm. 2, págs. 217-237 (2010). <https://doi.org/10.1016/j.cpr.2009.11.004>.

    Hirshberg, M. J. *et al.*, «Divergent Effects of Brief Contemplative Practices in Response to an Acute Stressor: A Randomized Controlled Trial of Brief Breath Awareness, Loving-Kindness, Gratitude or an Attention Control Practice». en *PLoS One*, 13, núm. 12, e0207765 (2018). <https://doi.org/10.1371/journal.pone.0207765>.

Jha, A. P. *et al.*, «Comparing Mindfulness and Positivity Trainings in High-Demand Cohorts», en *Cognitive Therapy and Research*, 44, núm. 2, págs. 311-326 (2020). <https://doi.org/10.1007/s10608-020-10076–6>.

Le Nguyen, K. D. y Fredrickson, B. L., *Positive Psychology: Established and Emerging Issues*, Nueva York, Routledge/Taylor & Francis Group, 2018, págs. 29-45.

12. En la actualidad, hay varios estudios de investigación que examinan la práctica de *mindfulness*. Véase, por ejemplo, Birtwell, K. *et al.*, «An Exploration of Formal and Informal Mindfulness Practice and Associations with Wellbeing», en *Mindfulness*, 10, núm. 1, págs. 89-99 (2019). <https://doi.org/10.1007/s12671-018-0951-y>.

13. Jha, A. P. *et al.*, «Examining the Protective Effects of Mindfulness Training on Working Memory Capacity and Affective Experience», en *Emotion*, 10, núm. 1, págs. 54-64 (2010). <https://doi.org/10.1037/a0018438>.

Rooks, J. D. *et al.*, «"We Are Talking About Practice": The Influence of Mindfulness vs. Relaxation Training on Athletes' Attention and Well-Being over High-Demand Intervals», en *Journal of Cognitive Enhancement*, 1, núm. 2, págs. 141-153 (2017). <https://doi.org/10.1007/s41465-017-0016–5>.

1. La atención es un superpoder...

1. Slimani, M. *et al.*, «Effects of Mental Imagery on Muscular Strength in Healthy and Patient Participants: A Systematic Review», en *Journal of Sports Science & Medicine*, 15, núm. 3, págs. 434-450 (2016). <https://pubmed.ncbi.nlm.nih.gov/27803622>.

2. Se han llevado a cabo muchos estudios similares al del célebre estudio del «gorila bailarín» acerca de la ceguera por falta de atención.
Simons, D. J. y Chabris, C. F., «Gorillas in Our Midst: Sustained Inattentional Blindness for Dynamic Events», en *Perception*, 28, núm. 9, págs. 1059-1074 (1999). <https://doi.org/10.1068/p281059>.

3. Hagen, S., «The Mind's Eye», en *Rochester Review*, 74, núm. 4, págs. 32-37 (2012).

4. Cada vez hay más pruebas no solo del deterioro de la conectividad estructural, hallado en estudios *post mortem*, sino también del deterioro de la

actividad funcional y de la conexión en estado de reposo, detectado con resonancias magnéticas funcionales en enfermedades como el párkinson (van Eimeren *et al.*, 2009), el alzhéimer (Greicius *et al.*, 2004) o la corea de Huntington (Werner *et al.*, 2014).

Greicius, M. D. *et al.*, «Default-Mode Network Activity Distinguishes Alzheimer's Disease from Healthy Aging: Evidence from Functional MRI», en *Proceedings of the National Academy of Sciences of the United States of America*, 101, núm. 13, págs. 4637-4642 (2004). <https://doi.org/10.1073/pnas.0308627101>.

Van Eimeren, T. *et al.*, «Dysfunction of the Default Mode Network in Parkinson Disease: A Functional Magnetic Resonance Imaging Study», en *JAMA Neurology*, 66, núm. 7, págs. 877-883 (2009). <https://doi.org/10.1001/archneurol.2009.97>.

Werner, C. J. *et al.*, «Altered Resting-State Connectivity in Huntington's Disease», en *Human Brain Mapping*, 35, núm. 6, págs. 2582-2593 (2014). <https://doi.org/10.1002/hbm .22351>.

5. Me refiero al fenómeno ampliamente probado de las interacciones competitivas entre estímulos visuales para la representación neuronal, sobre todo cuando estos estímulos reclutan a una misma población de neuronas (Desimone y Duncan, 1995). Este fenómeno se observa en registros de EEG, como el componente N170 en humanos (Jacques y Rossion, 2004), además de en estudios de unidad única en primates no humanos (Rolls y Tovee, 1995).

Desimone, R. y Duncan, J., «Neural Mechanisms of Selective Visual Attention», en *Annual Review of Neuroscience*, 18, págs. 193-222 (1995). <https://doi.org/10.1146/annurev.ne.18.030195.001205>.

Jacques, C. y Rossion, B., «Concurrent Processing Reveals Competition Between Visual Representations of Faces», en *Neuroreport* 15, núm. 15, págs. 2417-2421 (2004). <https://doi.org/10.1097/00001756–200410250–00023>.

Rolls, E. T. y Tovee, M. J., «The Responses of Single Neurons in the Temporal Visual Cortical Areas of the Macaque When More Than One Stimulus Is Present in the Receptive Field», en *Experimental Brain Research*, 103, págs. 409-420 (1995). <https://doi.org/10.1007/BF00241500>.

6. Petersen, S. E. y M. I. Posner, «The Attention System of the Human Brain: 20 Years After», en *Annual Review of Neuroscience*, 35, págs. 73-89 (2012). <https://doi.org/10.1146/annurev-neuro-062111–150525>.

7. Unsworth, N. *et al.*, «Are Individual Differences in Attention Control Related to Working Memory Capacity? A Latent Variable Mega-Analysis», en *Journal of Experimental Psychology General*, 38, núm. 6, págs. 1765-1772 (2020). <https://doi.org/10.1037/xge0001000>.

8. LeDoux, J. E., and Brown, R. A., Higher-Order Theory of Emotional Consciousness. Proceedings of the National Academy of Sciences of the United States of America, 114, núm. 10, E2016-E2025 (2017). <https://doi.org/10.1073/pnas.1619316114>.

    Baddeley, A., «The Episodic Buffer: A New Component of Working Memory?», *Trends in Cognitive Sciences*, 4, núm. 11, 417-423 (2000). <https://doi.org/https://doi.org/10.1016/S1364–6613(00)01538–2>.

9. «Facts About Your Heart», *MetLife AIG* (último acceso 10 de septiembre de 2020). <https://tcs-ksa.com/en/metlife/facts-about-your-heart.php>.

10. En Paczynski *et al.* (2015), examinamos las consecuencias que ejercían sobre la atención las distracciones negativas en comparación con las neutras y concluimos que la presentación de imágenes negativas irrelevantes reducía el efecto atencional N170. Es importante señalar que hay un «sesgo de negatividad» confirmado por el que la información negativa ejerce un efecto más fuerte (en relación con información positiva igualmente extrema y activadora) en un rango amplio de funciones, como la atención, la percepción y la memoria, la motivación y la toma de decisiones (véase Norris, 2019, para una revisión reciente). Además de los estímulos negativos externos que capturan la atención, como se propone en Paczynski *et al.* (2015), cada vez hay más pruebas de que el contenido negativo generado internamente (es decir, recuerdos y pensamientos de valencia negativa, divagaciones mentales negativas) captura la atención en mayor medida que el positivo o el neutro. Y también hay cada vez más pruebas que indican que la divagación mental de valencia negativa interfiere en el desempeño en tareas de atención y de memoria de trabajo (Banks *et al.*, 2016).

    Paczynski, M. *et al.*, «Brief Exposure to Aversive Stimuli Impairs Visual Selective Attention», en *Journal of Cognitive Neuroscience*, 27, núm. 6, págs. 1172-1179 (2015). <https://doi.org/10.1162/jocn_a_00768>.

    Norris, C. J., «The Negativity Bias, Revisited: Evidence from Neuroscience Measures and an Individual Differences Approach», en *Social Neuroscience*, 16 (2019). <https://doi.org/10.1080/17470919.2019.1696225>.

    Banks, J. B. *et al.*, «Examining the Role of Emotional Valence of Mind

Wandering: All Mind Wandering Is Not Equal», en *Consciousness and Cognition*, 43, págs. 167-176 (2016). <https://doi.org/10.1016/j.concog.2016.06.003>.

2. ... pero tiene su kriptonita

1. Theeuwes, J., «Goal-Driven, Stimulus-Driven, and History-Driven Selection», en *Current Opinion in Psychology*, 29, págs. 97-101 (2019). <https://doi.org/10.1016/j.copsyc.2018.12.024>.

2. Además de la pauta de U invertida que caracteriza a la correlación entre el desempeño y el estrés descrita primero por Yerkes y Dodson (1908; véase también Teigen, 1994) y luego por muchos otros estudios más, hay pruebas recientes, como las revisadas por Qin *et al.* (2009) de que los niveles específicos de ciertos neurotransmisores asociados al estrés, como la noradrenalina (NA), que media la actividad en regiones cerebrales como el locus cerúleo (LC), muestran también una pauta de U invertida en relación con el desempeño. El desempeño óptimo se asocia a niveles de NA que suscitan un nivel intermedio de actividad en el LC. Por el contrario, cuando el nivel de NA provoca la hipo o la hiperactividad del LC, el desempeño se deteriora. La cuestión aquí no es que el estrés sea bueno o malo, sino que las consecuencias tienen que ver con la cantidad de estrés. El distrés, como contraposición al eustrés, se simplifica con mucha frecuencia como estrés. Para lograr un desempeño exitoso en las tareas que presentan esta pauta de U invertida en relación con el estrés, hay que implicar deliberadamente la atención y la memoria de trabajo.

   Qin, S. *et al.*, «Acute Psychological Stress Reduces Working Memory-Related Activity in the Dorsolateral Prefrontal Cortex», en *Biological Psychiatry*, 66, núm. 1, págs. 25-32 (2009). <https://doi.org/10.1016/j.biopsych.2009.03.006>.

   Teigen, K. H., «Yerkes-Dodson: A Law for All Seasons», en *Theory Psychology*, 4, pág. 525 (1994). <https://doi.org/10.1177/0959354394044004>.

   Yerkes, R. M. y Dodson, J. D., «The Relation of Strength of Stimulus to Rapidity of Habitat-Formation», en *Journal of Comparative Neurology and Psychology*, 18, págs. 459-482 (1908). <https://doi.org/10.1002/cne.920180503>.

3. Esto describe el desempeño en una tarea de atención sostenida (Smallwood *et al.*, 2009). Fíjate en que la relación entre atención, memoria de trabajo y estado de ánimo se ha examinado con distintas tareas y métodos

con el objetivo de evaluar el estado de ánimo y la distracción afectiva. Los distractores negativos que se presentaron durante el experimento (p. e. Witkin *et al.*, 2020; Garrison y Schmeichel, 2018), además del estado de ánimo negativo disposicional o derivado de un trastorno, se asocian al deterioro del desempeño en tareas de atención y de memoria de trabajo (Eysenck *et al.*, 2007; Gotlib y Joormann, 2010). Véanse también Schmeichel y Tang (2015) y Mitchell y Phillips (2007).

Eysenck, M. W. *et al.*, «Anxiety and Cognitive Performance: Attentional Control Theory», en *Emotion*, 7, núm. 2, págs. 336-353 (2007). <https://doi.org/10.1037/1528–3542.7.2.336>.

Garrison, K. E. y Schmeichel, B. J., «Effects of Emotional Content on Working Memory Capacity», en *Cognition and Emotion*, 33, núm. 2, págs. 370-377 (2018). <https://doi.org/10.1080/02699931.2018.1438989>.

Gotlib, I. H. y Joormann, J., «Cognition and Depression: Current Status and Future Directions», en *Annual Review of Clinical Psychology*, 6, págs. 285-312 (2010). <https://doi.org/10.1146/annurev.clinpsy.121208.131305>.

Mitchell, R. L. y Phillips, L. H., «The Psychological, Neurochemical and Functional Neuroanatomical Mediators of the Effects of Positive and Negative Mood on Executive Functions», en *Neuropsychologia*, 45, núm. 4, págs. 617-629 (2007). <https://doi.org/10.1016/j.neuropsychologia.2006.06.030>.

Schmeichel, B. J. y Tang, D., «Individual Differences in Executive Functioning and Their Relationship to Emotional Processes and Responses», en *Current Directions in Psychological Science*, 24, núm. 2, págs. 93-98 (2015). <https://doi.org/10.1177/0963721414555178>.

Smallwood, J. *et al.*, «Shifting Moods, Wandering Minds: Negative Moods Lead the Mind to Wander», en *Emotion*, 9, núm. 2, págs. 271-276 (2009). <https://doi.org/10.1037/a0014855>.

Witkin, J. *et al.*, «Dynamic Adjustments in Working Memory in the Face of Affective Interference», en *Memory & Cognition*, 48, págs. 16-31 (2020). <https://doi.org/10.3758/s13421-019-00958-w>.

4. Cada vez hay más pruebas que indican que la información asociada a una amenaza puede capturar y retener la atención (Koster *et al.*, 2004) e interferir en la memoria de trabajo (Schmader y Johns, 2003), lo que puede perjudicar el desempeño de la tarea que se esté llevando a cabo (Shih *et al.*, 1999).

Koster, E. H. W. *et al.*, «Does Imminent Threat Capture and Hold Attention?», en *Emotion*, 4, núm. 3, págs. 312-317 (2004). <https://doi.org/10.1037/1528–3542.4.3.312>.

Schmader, T. y Johns, M., «Converging Evidence that Stereotype Threat Reduces Working Memory Capacity», en *Journal of Personality and Social Psychology*, 85, núm. 3, págs. 440-452 (2003). <https://doi.org/10.1037/0022–3514.85.3.440>.

Shih, M. *et al.*, «Stereotype Susceptibility: Identity Salience and Shifts in Quantitative Performance», en *Psychological Science*, 10, núm. 1, págs. 80-83 (1999). <https://doi.org/10.1111/1467–9280.00111>.

5. Neubauer, S., «The Evolution of Modern Human Brain Shape», en *Science Advances*, 4, núm. 1 (2018). <https://doi.org/10.1126/sciadv.aao5961>.

6. Gibson, C. E. *et al.*, «A Replication Attempt of Stereotype Susceptibility: Identity Salience and Shifts in Quantitative Performance», en *Social Psychology*, 45, núm. 3, págs. 194-198 (2014). <http://dx.doi.org/10.1027/1864-9335/a000184>.

7. Más allá del estrés, la amenaza y el estado de ánimo negativo, hay muchos otros factores que interfieren en el desempeño en tareas de atención y de memoria de trabajo. Blasiman, R. N. y Was, C. A., «Why Is Working Memory Performance Unstable? A Review of 21 Factors», en *Europe's Journal of Psychology*, 14, núm. 1, págs. 188-231 (2018). <https://doi.org/10.5964/ejop.v14i1.1472>.

8. Alquist, J. L. *et al.*, «What You Don't Know Can Hurt You: Uncertainty Impairs Executive Function», en *Frontiers in Psychology*, 11, 576001 (2020). <https://doi.org/10.3389/fpsyg.2020.576001>.

9. Si quieres saber más acerca de la saliencia de la mortalidad y el deterioro del desempeño, lee Gailliot, M. T. *et al.*, «Self-Regulatory Processes Defend Against the Threat of Death: Effects of Self-Control Depletion and Trait Self-Control on Thoughts and Fears of Dying», en *Journal of Personality and Social Psychology*, 91, núm. 1, págs. 49-62 (2006). <https://doi.org/10.1037/0022–3514.91.1.49>.

10. Stroop, J. R., «Studies of Interference in Serial Verbal Reactions», en *Journal of Experimental Psychology*, 18, núm. 6, págs. 643-662 (1935). <https://doi.org/10.1037/h0054651>.

11. La pauta de mejora del desempeño después de una tarea de alto conflicto en comparación con la pauta de mejora del desempeño después de una tarea de bajo conflicto se conoce como efecto de adaptación al conflicto. Se ha propuesto que se debe a la regulación dinámica al alza de los recur-

sos de control cognitivo activados por el conflicto elevado, además de otras altas demandas cognitivas, como la carga de memoria de trabajo o la interferencia distractora.

Jha, A. P. y Kiyonaga, A., «Working-Memory-Triggered Dynamic Adjustments in Cognitive Control», en *Journal of Experimental Psychology, Learning, Memory, and Cognition*, 36, núm. 4, págs. 1036-1042 (2010). <https://doi.org/10.1037/a0019337>.

Ullsperger, M. *et al.*, «The Conflict Adaptation Effect: It's Not Just Priming», en *Cognitive, Affective, & Behavioral Neuroscience*, 5, págs. 467-472 (2005). <https://doi.org/10.3758/CABN.5.4.467>.

Witkin, J. E. *et al.*, «Dynamic Adjustments in Working Memory in the Face of Affective Interference», en *Memory & Cognition*, 48, págs. 16-31 (2020). <https://doi.org/10.3758/s13421-019-00958-w>.

12. Estos estados mentales coinciden con la descripción budista de «los cinco obstáculos». Wallace, B. A., *The Attention Revolution: Unlocking the Power of the Focused Mind*, Boston, Wisdom Publications, 2006.

13. «Intente imponerse la tarea de no pensar en un oso polar y verá al maldito animal a cada minuto» (*Apuntes de invierno sobre impresiones de verano*, Fiódor Dostoievski, 1863). Esta cita motivó un estudio clásico que constató el aumento paradójico de los pensamientos que se quieren reprimir (Wegner *et al.*, 1987; véanse también Winerman, 2011; y Raisin *et al.*, 2000). Cada vez hay más pruebas de que la represión de los pensamientos y la represión expresiva, que alude al control deliberado de las respuestas emocionales automáticas, deterioran tanto la memoria de trabajo (Franchow y Suchy, 2015) como la salud psicológica (Gross y John, 2003).

Franchow, E. y Suchy, Y., «Naturally-Occurring Expressive Suppression in Daily Life Depletes Executive Functioning», en *Emotion*, 15, núm. 1, págs. 78-89 (2015). <https://doi.org/10.1037/emo0000013>.

Gross, J. J. y John, O. P., «Individual Differences in Two Emotion Regulation Processes: Implications for Affect, Relationships, and Well-Being», en *Journal of Personality and Social Psychology*, 85, núm. 2, págs. 348-362 (2003). <https://doi.org/10.1037/0022–3514.85.2.348>.

Rassin, E. *et al.*, «Paradoxical and Less Paradoxical Effects of Thought Suppression: A Critical Review», en *Clinical Psychology Review*, 20, núm. 8, págs. 973-995 (2000). <https://doi.org/10.1016/S0272–7358(99)00019–7>.

Wegner, D. M. *et al.*, «Paradoxical Effects of Thought Suppression», en

Journal of Personality and Social Psychology, 53, núm. 1, págs. 5-13 (1987). <https://doi.org/10.1037//0022–3514.53.1.5>.

Winerman, L., «Suppressing the "White Bears"», en *American Psychological Association*, 42, núm. 9, págs. 44 (2011). <https://www.apa.org/monitor/2011/10/unwanted-thoughts>.

3. Flexiones mentales

1. Maguire, E. A. *et al.*, «London Taxi Drivers and Bus Drivers: A Structural MRI and Neuropsychological Analysis», en *Hippocampus*, 16, núm. 12, págs. 1091-1101 (2006). <https://doi.org/10.1002/hipo.20233>.
2. Básicamente, las funciones cerebrales son procesos electroquímicos, en concreto los que ocurren cuando las neuronas empiezan a activarse. Las resonancias magnéticas funcionales no indexan la actividad eléctrica en el cerebro, sino el aumento del flujo sanguíneo que acompaña a esa actividad. Por tanto, las resonancias magnéticas funcionales son una medida indirecta de la actividad neuronal.

   De Haan, M. y Thomas, K. M., «Applications of ERP and fMRI Techniques to Developmental Science», en *Developmental Science*, 5, núm. 3, págs. 335-343 (2002). <https://doi.org/10.1111/1467–7687.00373>.
3. «A Consensus on the Brain Training Industry from the Scientific Community» Max Planck Institute for Human Development y Stanford Center on Longevity. Nota de prensa (20 de octubre de 2014). <https://longevity.stanfordedu/a-consensus-on-the-brain-training-industry-from-the-scientific-community-2/>.

   Kable, J. W. *et al.*, «No Effect of Commercial Cognitive Training on Brain Activity, Choice Behavior, or Cognitive Performance», en *Journal of Neuroscience*, 37, núm. 31, págs. 7390-7402 (2017). <https://doi.org/10.1523/JNEUROSCI.2832–16.2017>.

   Parong, J., y Mayer, R. E., «Cognitive Consequences of Playing Brain-Training Games in Immersive Virtual Reality», en *Applied Cognitive Psychology*, 34, núm. 1, págs. 29-38 (2020). <https://doi.org/10.1002/acp.3582>.

   Slagter, H. A. *et al.*, «Mental Training as a Tool in the Neuroscientific Study of Brain and Cognitive Plasticity», en *Frontiers in Human Neuroscience*, 5, núm. 17 (2011). <https://doi.org/10.3389/fnhum.2011.00017>.
4. Witkin, J. *et al.*, «Mindfulness Training Influences Sustained Attention:

Attentional Benefits as a Function of Training Intensity», cartel presentado en el International Symposium for Contemplative Research, Phoenix, Arizona (2018).

5. Biggs, A. T. *et al.*, «Cognitive Training Can Reduce Civilian Casualties in a Simulated Shooting Environment», en *Psychological Science*, 26, núm. 8, págs. 1064-1076 (2015). <https://doi.org/10.1177/0956797615579274>.

6. Jha, A. P. *et al.*, «Mindfulness Training Modifies Subsystems of Attention», en *Cognitive, Affective & Behavioral Neuroscience*, 7, núm. 2, págs. 109-119 (2007). <https://doi.org/10.3758/CABN.7.2.109>.

7. Rooks, J. D. *et al.*, «"We Are Talking About Practice": The Influence of Mindfulness vs. Relaxation Training on Athletes' Attention and Well-Being over High-Demand Intervals», en *Journal of Cognitive Enhancement* 1, núm. 2, págs. 141-153 (2017). <https://doi.org/10.1007/s41465-017-0016-5>.

8. Hallamos una pauta de declive del desempeño a lo largo de intervalos de estrés elevados en un amplio rango de grupos, desde alumnos de grado durante el semestre académico (Morrison *et al.*, 2014) y marines durante las ocho semanas de entrenamiento previas al despliegue (Jha *et al.*, 2010) hasta jóvenes encarcelados (Leonard *et al.*, 2013) y jugadores de fútbol americano durante el entrenamiento de pretemporada (Rooks *et al.*, 2017).

   Morrison, A. B. *et al.*, «Taming a Wandering Attention: Short-Form Mindfulness Training in Student Cohorts», en *Frontiers in Human Neuroscience*, 7, pág. 897 (2014). <https://doi.org/10.3389/fnhum.2013.00897>.

   Jha, A. P. *et al.*, «Examining the Protective Effects of Mindfulness Training on Working Memory Capacity and Affective Experience», en *Emotion*, 10, núm. 1, págs. 54-64 (2010). <https://doi.org/10.1037/a0018438>.

   Leonard, N. R. *et al.*, «Mindfulness Training Improves Attentional Task Performance in Incarcerated Youth: A Group Randomized Controlled Intervention Trial», en *Frontiers in Psychology*, 4, núm. 792, págs. 2-10 (2013). <https://doi.org/10.3389/fpsyg.2013.00792>.

   Rooks, J. D. *et al.*, «"We Are Talking About Practice": The Influence of Mindfulness vs. Relaxation Training on Athletes' Attention and Well-Being over High-Demand Intervals», en *Journal of Cognitive Enhancement*, 1, núm. 2, págs. 141-153 (2017). <https://doi.org/10.1007/s41465-017-0016-5>.

9. Lyndsay, E. K. y Creswell, J. D., «Mindfulness, Acceptance, and Emotion Regulation: Perspectives from Monitor and Acceptance Theory (MAT)», en *Current Opinion in Psychology*, 28, págs. 120-125 (2019). <https://doi.org/10.1007/s41465-017-0016-5>.

4. Concéntrate

1. Lampe, C. y Ellison, N., «Social Media and the Workplace », Pew Research Center, 22 de junio de 2016. <https://www.pewresearch.org/internet/20 16/06/22/social-media-and-the-workplace/>.

2. Cameron, L. *et al.*, «Mind Wandering Impairs Textbook Reading Comprehension and Retention», cartel presentado en el Cognitive Neuroscience Society Annual Meeting, Boston, Massachusetts (abril de 2014).

3. Véase, por ejemplo, Zanesco, A. P. *et al.*, «Meditation Training Influences Mind Wandering and Mindless Reading», en *Psychology of Consciousness: Theory, Research, and Practice*, 3, núm. 1, págs. 12-33 (2016). <https://doi.org/10.1037/cns0000082>.

4. Smallwood, J. *et al.*, «The Lights Are On but No One's Home: Meta-Awareness and the Decoupling of Attention When the Mind Wanders», en *Psychonomic Bulletin & Review*, 14, núm. 3, págs. 527-533 (2007). <https://doi.org/10.3758/BF03194102>.

5. Esterman, M. *et al.*, «In the Zone or Zoning Out? Tracking Behavioral and Neural Fluctuations During Sustained Attention», en *Cerebral Cortex*, 23, núm. 11, págs. 2712-2723 (2013). <https://doi.org/10.1093/cercor/bhs 261>.

   Mrazek, M. D. *et al.*, «The Role of Mind-Wandering in Measurements of General Aptitude», en *Journal of Experimental Psychology General*, 141, núm. 4, págs. 788-798 (2012). <https://doi.org/10.1037/a0027968>.

   Wilson, T. D. *et al.*, «Just Think: The Challenges of the Disengaged Mind», en *Science*, 345, núm. 6192, págs. 75-77 (2014). <https://doi.org/ 10.1126/science.1250830>.

6. Webster, D. M. y Kruglanski, A. W., «Individual Differences in Need for Cognitive Closure», en *Journal of Personality and Social Psychology*, 67, núm. 6, págs. 1049-1062 (1994). <https://doi.org/10.1037//0022–3514.67.6.1049>.

7. Lavie, N. *et al.*, «Load Theory of Selective Attention and Cognitive Control», en *Journal of Experimental Psychology*, 133, núm. 3, págs. 339-354 (2004). <https://doi.org/10.1037/0096–3445.133.3.339>.

8. El menoscabo de la atención, que también se conoce como efecto del tiempo de exposición sobre la tarea, es una pauta conductual de deterioro del desempeño cuando se lleva a cabo una misma tarea durante un periodo de tiempo prolongado. No hay consenso acerca de las causas de este fenómeno y las hipótesis van desde el agotamiento de recursos hasta los

ciclos atencionales o la consideración de los costes de oportunidad. Véanse Rubinstein (2020) y Davies y Parasuraman (1982).

Davies, D. R. y Parasuraman, R., *The Psychology of Vigilance*, Londres, Academic Press, 1982.

Rubinstein, J. S., «Divergent Response-Time Patterns in Vigilance Decrement Tasks», en *Journal of Experimental Psychology: Human Perception and Performance,* 46, núm. 10, págs. 1058-1076 (2020). <https://doi.org/10.1037/xhp0000813>.

9. Denkova, E. *et al.*, «Attenuated Face Processing During Mind Wandering», en *Journal of Cognitive Neuroscience*, 30, núm. 11, págs. 1691-1703 (2018). <https://doi.org/10.1162/jocn_a_01312>.

10. Schooler, J. W. *et al.*, «Meta-Awareness, Perceptual Decoupling and the Wandering Mind», en *Trends in Cognitive Sciences*, 15, núm. 7, págs. 319-326 (2011). <https://doi.org/10.1016/j.tics.2011.05.006>.

11. Aunque la divagación mental ocurre en múltiples contextos reales, es posible que los índices de divagación mental y de desempeño obtenidos en el mundo real y los obtenidos en el laboratorio no coincidan ni siquiera en la misma persona (Kane *et al.*, 2017) y que factores como el esfuerzo de concentración autoimpuesto, las demandas de la tarea y otras diferencias individuales den lugar a desajustes entre la divagación mental y la memoria de trabajo en contextos de laboratorio en comparación con el mundo real. Kane, M. J. *et al.*, «For Whom the Mind Wanders, and When, Varies Across Laboratory and Daily-Life Settings», en *Psychological Science*, 28, núm. 9, págs. 1271-1289 (2017). <https://doi.org/10.11> <https://doi.org/10.1177/0956797617706086>.

12. Crosswell, A. D. *et al.*, «Mind Wandering and Stress: When You Don't Like the Present Moment», en *Emotion*, 20, núm. 3, págs. 403-412 (2020). <https://doi.org/10.1037/emo0000548>.

13. Killingsworth, M. A. y Gilbert, D. T., «A Wandering Mind Is an Unhappy Mind», en *Science*, 330, núm. 6006, pág. 932 (2010). <https://doi.org/10.1126/science.1192439>.

14. Posner, M. I. *et al.*, «Inhibition of Return: Neural Basis and Function», en *Cognitive Neuropsychology*, 2, núm. 3, págs. 211-228 (1985). <https://doi.org/10.1080/02643298508252866>.

15. Algunos estudios han sugerido que las fluctuaciones temporales lentas en el desempeño y la actividad cerebral podrían reflejar ciclos atencionales en los que la atención se dirige a varios objetivos, uno detrás del otro.

Smallwood, J. *et al.*, «Segmenting the Stream of Consciousness: The Psychological Correlates of Temporal Structures in the Time Series Data of a Continuous Performance Task», en *Brain and Cognition*, 66, núm. 1, págs. 50-56 (2008). <https://doi.org/10.1016/j.bandc.2007.05.004>.

16. Rosen, Z. B. *et al.*, «Mindfulness Training Improves Working Memory Performance in Adults with ADHD», cartel presentado en la Annual Meeting of the Society for Neuroscience, Washington D.C. (2008).

17. Rubinstein, J. S. *et al.*, «Executive Control of Cognitive Processes in Task Switching», en *Journal of Experimental Psychology: Human Perception and Performance*, 27, núm. 4, págs. 763-797 (2001). <https://doi.org/10.1037/0096–1523.27.4.763>.

18. Levy, D. M. *et al.*, «The Effects of Mindfulness Meditation Training on Multitasking in a High-Stress Information Environment», en *Proceedings of Graphics Interface*, págs. 45-52 (2012). <https://dl.acm.org/doi/10.5555/230 5276.2305285>.

19. Etkin, J. y Mogilner, C., «Does Variety Among Activities Increase Happiness?», en *Journal of Consumer Research*, 43, núm. 2, págs. 210-229 (2016). <https://doi.org/10.1093/jcr/ucw021>.

5. Dale al *play*

1. La memoria de trabajo es un sistema cognitivo que nos permite mantener la información en un estado muy accesible a corto plazo para que podamos manipularla y ponerla al servicio de nuestros objetivos. Se han propuesto varios modelos de memoria de trabajo. Por ejemplo, mientras que el modelo de Baddeley (Baddeley, 2010) destaca los elementos que estructuran la memoria de trabajo, el de Engle (Engle y Kane, 2004) insiste en las diferencias individuales y en la función del control ejecutivo (semejante al sistema ejecutivo central de la atención) a la hora de explicar las diferencias individuales en la capacidad de la memoria de trabajo.

   Baddeley, A., «Working Memory», en *Current Biology*, 20, núm. 4, págs. R136-R140 (2010). <https://doi.org/10.1016/j.cub.2009.12.014>.

   Engle, R. W. y Kane, M. J., «Executive Attention, Working Memory Capacity, and a Two-Factor Theory of Cognitive Control», en B. Ross (comp.), *The Psychology of Learning and Motivation*, 44, págs. 145-199 (2004).

2. Raye, C. L. *et al.*, «Refreshing: A Minimal Executive Function», en *Cortex,* 43, núm. 1, págs. 134-145 (2007). <https://doi.org/10.1016/s0010-9452(08)70451-9>.

3. Braver, T. S. *et al.*, «A Parametric Study of Prefrontal Cortex Involvement in Human Working Memory», en *NeuroImage*, 5, núm. 1, págs. 49-62 (1997). <https://doi.org/10.1006/nimg.1996.0247>.

4. Se han llevado a cabo muchos estudios en los que se han hecho resonancias magnéticas funcionales durante tareas diseñadas para comparar la activación durante la valoración de adjetivos descriptivos aplicados a uno mismo y a «otros» significativos y durante la valoración de adjetivos respecto a personas famosas o desconocidas. La activación es más elevada en los nodos clave de la red neuronal por defecto, como la corteza prefrontal medial, la corteza cingulada posterior y la precuña, durante las valoraciones relativas a uno mismo y a «otros» significativos que durante las valoraciones relativas a personas famosas o desconocidas.

   Heatherton, T. F. *et al.*, «Medial Prefrontal Activity Differentiates Self from Close Others», en *Social Cognitive & Affective Neuroscience*, 1, núm. 1, págs. 18-25 (2006). <https://doi.org/10.1093/scan/nsl001>.

   Van der Meer, L. *et al.*, «Self-Reflection and the Brain: A Theoretical Review and Meta-Analysis of Neuroimaging Studies with Implications for Schizophrenia», en *Neuroscience & Biobehavioral Reviews*, 34, núm. 6, págs. 935-946 (2010). <https://doi.org/10.1016/j.neubiorev.2009.12.004>.

   Zhu, Y. *et al.*, «Neural Basis of Cultural Influence on Self-Representation», en *NeuroImage*, 34, núm. 3, págs. 1310-1316 (2007). <https://doi.org/10.1016/j.neuroimage.2006.08.047>.

5. Raichle, M. E., «The Brain's Default Mode Network», en *Annual Review of Neuroscience*, 38, págs. 433-347 (2015). <https://doi.org/10.1146/annurev-neuro-071013-014030>.

6. Weissman, D. H. *et al.*, «The Neural Bases of Momentary Lapses in Attention», en *Nature Neuroscience*, 9, núm. 7, págs. 971-978 (2006). <https://doi.org/10.1038/nn1727>.

7. Andrews-Hanna, J. R. *et al.*, «Dynamic Regulation of Internal Experience: Mechanisms of Therapeutic Change», en Lane, R. D. y Nadel, L. (comps.), *Neuroscience of Enduring Change: Implications for Psychotherapy*, Nueva York, Oxford University Press, 2020, págs. 89-131. <https://doi.org/10.1093/oso/9780190881511.003.0005>.

8. Barrett, L. F. *et al.*, «Individual Differences in Working Memory Capacity

and Dual-Process Theories of the Mind», en *Psychological Bulletin*, 130, núm. 4, págs. 553-573 (2004). <https://doi.org/10.1037/0033–2909.130.4.553>.

9. Mikels, J. A. y Reuter-Lorenz, P. A., «Affective Working Memory: An Integrative Psychological Construct», en *Perspectives on Psychological Science*, 14, núm. 4, págs. 543-559 (2019). <https://doi.org/https://doi.org/10.1177/1745691619837597>.

   LeDoux, J. E. y Brown, R., «A Higher-Order Theory of Emotional Consciousness», en *Proceedings of the National Academy of Sciences of the United States of America*, 114, núm. 10, págs. E2016-E2025 (2017). <https://doi.org/10.1073/pnas.1619316114>.

10. Schmeichel, B. J. *et al.*, «Working Memory Capacity and the Self-Regulation of Emotional Expression and Experience», en *Journal of Personality and Social Psychology*, 95, núm. 6, págs. 1526-1540 (2008). <https://doi.org/10.1037/a0013345>.

11. Klingberg, T., «Development of a Superior Frontal-Intraparietal Network for Visuo-Spatial Working Memory», en *Neuropsychologia*, 44, núm. 11, págs. 2171-2177 (2006). <https://doi.org/10.1016/j.neuropsychologia.2005.11.019>.

12. Noguchi, Y. y Kakigi, R., «Temporal Codes of Visual Working Memory in the Human Cerebral Cortex: Brain Rhythms Associated with High Memory Capacity», en *NeuroImage*, 222, núm. 15, pág. 117294 (2020). <https://doi.org/10.1016/j.neuroimage.2020.117294>.

13. Miller, G. A., «The Magical Number Seven, Plus or Minus Two: Some Limits on Our Capacity for Processing Information», en *Psychological Review*, 101, núm. 2, págs. 343-352 (1956). <https://doi.org/10.1037/0033–295x.101.2.343>.

14. Lüer, G. *et al.*, «Memory Span in German and Chinese: Evidence for the Phonological Loop», en *European Psychologist*, 3, núm. 2, págs. 102-112 (2006). <https://doi.org/10.1027/1016–9040.3.2.102>.

15. Morrison, A. B. y Richmond, L. L., «Offloading Items from Memory: Individual Differences in Cognitive Offloading in a Short-Term Memory Task», en *Cognitive Research: Principles and Implications*, 5, núm. 1 (2020). <https://doi.org/10.1186/s41235-019-0201–4>.

16. Kawagoe, T. *et al.*, «The Neural Correlates of "Mind Blanking": When the Mind Goes Away», en *Human Brain Mapping*, 40, núm. 17, págs. 4934-4940 (2019). <https://doi.org/10.1002/hbm.24748>.

17. Zhang, W. y Luck, S. J., «Sudden Death and Gradual Decay in Visual Work-

ing Memory», en *Psychological Science*, 20, núm. 4, págs. 423-428 (2009). <https://doi.org/10.1111/j.1467–9280.2009.02322.x>.

18. Datta, D. y Arnsten, A. F. T., «Loss of Prefrontal Cortical Higher Cognition with Uncontrollable Stress: Molecular Mechanisms, Changes with Age, and Relevance to Treatment», en *Brain Sciences*, 9, núm. 5 (2019). <https://doi.org/10.3390/brainsci9050113>.

19. Roeser, R. W. *et al.*, «Mindfulness Training and Reductions in Teacher Stress and Burnout: Results from Two Randomized, Waitlist-Control Field Trials», en *Journal of Educational Psychology*, 105, núm. 3, págs. 787-804 (2013). <https://doi.org/10.1037/a0032093>.

20. Mrazek, M. D. *et al.*, «The Role of Mind-Wandering in Measurements of General Aptitude», en *Journal of Experimental Psychology General*, 141, núm. 4, págs. 788-798 (2012). <https://doi.org/10.1037/a0027968>.

21. Beaty, R. E. *et al.*, «Thinking About the Past and Future in Daily Life: An Experience Sampling Study of Individual Differences in Mental Time Travel», en *Psychological Research*, 83, núm. 4, págs. 805-916 (2019). <https://doi.org/10.1007/s00426-018-1075–7>.

22. Sreenivasan, K. K. *et al.*, «Temporal Characteristics of Top-Down Modulations During Working Memory Maintenance: An Event-Related Potential Study of the N170 Component», en *Journal of Cognitive Neuroscience*, 19, núm. 11, págs. 1836-1844 (2017). <https://doi.org/10.1162/jocn.2007.19.11.1836>.

23. La capacidad de la memoria de trabajo visual depende de la eficiencia con que se filtren los distractores visuales.

   Luria, R. *et al.*, «The Contralateral Delay Activity as a Neural Measure of Visual Working Memory», en *Neuroscience & Biobehavioral Reviews*, 62, págs. 100-108 (2016). <https://doi.org//10.1016/j.neubiorev.2016.01.003>.

   Vogel, E. K. *et al.*, «The Time Course of Consolidation in Visual Working Memory», en *Journal of Experimental Psychology: Human Perception and Performance*, 32, núm. 6, págs. 1436-1451 (2006). <https://doi.org/10.1037/0096–1523.32.6.1436>.

6. Pulsa *grabar*

1. Estudios recientes sugieren que la capacidad de la memoria de trabajo está entre moderada y fuertemente relacionada con las medidas de la

memoria a largo plazo (Mogle *et al.*, 2008; Unsworth *et al.*, 2009). La memoria de trabajo podría ser como una pizarra temporal para la memoria a largo plazo y un espacio donde manipular la información (es decir, reordenar, organizar e integrar; véase Blumenfeld y Ranganath, 2006) para almacenarla de un modo más eficiente. Sin embargo, el debate sobre los sistemas neuronales disociables que podrían tener un papel único, o no, en la memoria de trabajo y en la memoria a largo plazo sigue activo (Ranganath y Blumenfled, 2005).

Mogle, J. A. *et al.*, «What's So Special About Working Memory? An Examination of the Relationships Among Working Memory, Secondary Memory, and Fluid Intelligence», en *Psychological Science*, 19, págs. 1071-1077 (2008). <https://doi.org/10.1111/j.1467–9280.2008.02202.x>.

Blumenfeld, R. S. y Ranganath, C., «Dorsolateral Prefrontal Cortex Promotes Long-Term Memory Formation Through Its Role in Working Memory Organization», en *Journal of Neuroscience*, 26, núm. 3, págs. 916-925 (2006). <https://doi.org/10.1523/jneurosci.2353–05.2006>.

Ranganath, C. y Blumenfeld, R. S., «Doubts About Double Dissociations Between Short-and Long-Term Memory», en *Trends in Cognitive Sciences*, 9, núm. 8, págs. 374-380 (2005). <https://doi.org/10.1016/j.tics.2005.06.009>.

Unsworth, N. *et al.*, «There's More to the Working Memory-fluid Intelligence Relationship Than Just Secondary Memory», en *Psychonomic Bulletin & Review*, 16, págs. 931-937 (2009). <https://doi.org/10.3758/pbr.16.5.931>.

2. Spaniol, J. *et al.*, «Aging and Emotional Memory: Cognitive Mechanisms Underlying the Positivity Effect», en *Psychology and Aging*, 23, núm. 4, págs. 859-872 (2008). <https://doi.org/10.1037/a0014218>.

3. Schroots, J. J. F. *et al.*, «Autobiographical Memory from a Life Span Perspective», en *International Journal of Aging and Human Development*, 58, núm. 1, págs. 69-85 (2004). <https://doi.org/10.2190/7A1A-8HCE-0FD9–7CTX>.

4. El olvido se acostumbra a estudiar con paradigmas de olvido dirigido. Williams, M. *et al.*, «The Benefit of Forgetting», en *Psychonomic Bulletin & Review*, 20, págs. 348-355 (2013). <https://doi.org/10.3758/s13423-012-0354–3>.

5. Tamir, D. I. *et al.*, «Media Usage Diminishes Memory for Experiences», *Journal of Experimental Social Psychology*, 76, págs. 161-168 (2018). <https://doi.org/10.1016/j.jesp.2018.01.006>.

6. Allen A. *et al.*, «Is the Pencil Mightier Than the Keyboard? A Meta-Analysis

Comparing the Method of Notetaking Outcomes», en *Southern Communication Journal*, 85, núm. 3, págs. 143-154 (2020). <https://doi.org/10.1080/104 1794X.2020.1764613>.

7. Squire, L. R., «The Legacy of Patient H. M. for Neuroscience», en *Neuron*, 61, núm. 1, págs. 6-9 (2009). <https://doi.org/10.1016/j.neuron.2008.12.023>.

8. Andrews-Hanna, J. R. *et al.*, «Dynamic Regulation of Internal Experience: Mechanisms of Therapeutic Change», en Lane, R. D. y Nadel, L., (comps.), *Neuroscience of Enduring Change: Implications for Psychotherapy*, 2020, págs. 89-131. Nueva York, Oxford University Press. <https://doi.org/10.1093/oso/9780190881511.003.000>.

9. Mildner, J. N. y Tamir, D. I., «Spontaneous Thought as an Unconstrained Memory Process», en *Trends in Neuroscience* 42, núm. 11, págs. 763-777 (2019). <https://doi.org/10.1016/j.tins.2019.09.001>.

10. Wheeler, M. A. *et al.*, «Toward a Theory of Episodic Memory: The Frontal Lobes and Autonoetic Consciousness», en *Psychological Bulletin*, 121, núm. 3, págs. 331-354 (1997). <https://doi.org/10.1037/0033–2909.121.3.331>.

11. Henkel, L. A., «Point-and- Shoot Memories: The Influence of Taking Photos on Memory for a Museum Tour», en *Psychological Science*, 25, núm. 2, págs. 396-402 (2014). <https://doi.org/10.1177/0956797613504438>.

12. Christoff, K. *et al.*, «Mind-Wandering as Spontaneous Thought: A Dynamic Framework», en *Nature Reviews Neuroscience*, 17, núm. 11, págs. 718-731 (2016). <https://doi.org/10.1038/nrn.2016.113>.

    Fox, K. C. R. y Christoff, K. (comps.), *The Oxford Handbook of Spontaneous Thought: Mind-wandering, Creativity, and Dreaming*, Nueva York, Oxford University Press, 2018. <http://dx.doi.org/10.1093/oxfordhb/9780190464745.001.0001>.

13. Aún hay controversia acerca de si los recuerdos traumáticos son distintos o no del resto de los recuerdos y de los mecanismos que podrían mediar esta diferencia.

    Geraerts, E. *et al.*, «Traumatic Memories of War Veterans: Not So Special After All», en *Consciousness and Cognition*, 16, núm. 1, págs. 170-177 (2007). <https://doi.org/10.1016/j.concog.2006.02.005>.

    Martinho, R. *et al.*, «Epinephrine May Contribute to the Persistence of Traumatic Memories in a Post-Traumatic Stress Disorder Animal Model», en *Frontiers in Molecular Neuroscience*, 13, núm. 588802 (2020). <https://doi.org/10.3389/fnmol.2020.588802>.

14. Boyd, J. E. *et al.*, «Mindfulness-Based Treatments for Posttraumatic Stress
. Disorder: A Review of the Treatment Literature and Neurobiological Evidence», en *Journal of Psychiatry & Neuroscience*, 43, núm. 1, págs. 7-25 (2018).
<https://doi.org/10.1503/jpn.170021>.

7. No te montes películas

1. Kappes, A. *et al.* «Confirmation Bias in the Utilization of Others' Opinion
Strength», en *Nature Neuroscience*, 23, núm. 1, págs. 130-137 (2020). <https://
doi.org/10.1038/s41593-019-0549–2>.
2. Schacter, D. L. y Addis, D. R., «On the Nature of Medial Temporal Lobe
Contributions to the Constructive Simulation of Future Events», en *Philo-
sophical Transactions of the Royal Society*, 364, núm. 1521, págs. 1245-1253
(2009). <https://doi.org/10.1098/rstb.2008.0308>.
3. Johnson-Laird, P. N., «Mental Models and Human Reasoning», en *Proceedings of the National Academy of Sciences of the United States of America*, 107, núm.
43, págs. 18243-50 (2010). <https://doi.org/10.1073/pnas.1012933107>.
    Jones, Natalie A. *et al.*, «Mental Models: An Interdisciplinary Synthesis
of Theory and Methods», en *Ecology and Society*, 16, núm. 1 (2011). <http://
www.jstor.org/stable/26268859>.
4. Verweij, M. *et al.*, «Emotion, Rationality, and Decision-Making: How to
Link Affective and Social Neuroscience with Social Theory», en *Frontiers in
Neuroscience*, 9, pág. 332 (2015). <https://doi.org/10.3389/fnins.2015.00332>.
5. Blondé, J. y Girandola, F., «Revealing the Elusive Effects of Vividness: A
Meta-Analysis of Empirical Evidences Assessing the Effect of Vividness on
Persuasion», en *Social Influence*, 11, núm. 2, págs. 111-129 (2016). <https://
doi.org/10.1080/15534510.2016.1157096>.
6. Maharishi International University. Discurso completo: «Jim Carrey's
Commencement Address at the 2014 MUM Graduation» [vídeo]. YouTu-
be, 30 de mayo de 2014. <https://www.youtube.com/watch?v=V80-gPkpH6
M.acce>.
7. Andrews-Hanna, J. R. *et al.*, «Dynamic Regulation of Internal Experience:
Mechanisms of Therapeutic Change», en Lane, R. D. y Nadel, L. (comps.),
Neuroscience of Enduring Change: Implications for Psychotherapy, Nueva York,
Oxford University Press, 2020, págs. 89-131. <https://doi.org/10.1093/
oso/9780190881511.003.0005>.

8. Ellamil, M. *et al.*, «Dynamics of Neural Recruitment Surrounding the Spontaneous Arising of Thoughts in Experienced Mindfulness Practitioners», en *NeuroImage*, 136, págs. 186-196 (2016). <https://doi.org/10.1016/j.neuroimage.2016.04.034>.

9. Bernstein, A. *et al.*, «Metacognitive Processes Model of Decentering: Emerging Methods and Insights», en *Current Opinion in Psychology*, 28, págs. 245-251 (2019). <https://doi.org/10.1016/j.copsyc.2019.01.019>.

10. Barry, J. *et al.*, «The Power of Distancing During a Pandemic: Greater Decentering Protects Against the Deleterious Effects of COVID-19-Related Intrusive Thoughts on Psychological Health in Older Adults», cartel presentado en la Mind & Life 2020 Contemplative Research Conference, en línea (noviembre de 2020).

11. Kross, E. y Ayduk, O.,« Self-Distancing: Theory, Research, and Current Directions», en J. M. Olson (comp.), *Advances in Experimental Social Psychology*, 55, págs. 81-136 (2017). <https://doi.org/10.1016/bs.aesp.2016.10.002>.

12. Kross, E. *et al.*, «Coping with Emotions Past: The Neural Bases of Regulating Affect Associated with Negative Autobiographical Memories», en *Biological Psychiatry*, 65, núm. 5, págs. 361-366 (2009). <https://doi.org/10.1016/j.biopsych.2008.10.019>.

13. Bieling, P. J. *et al.*, «Treatment-Specific Changes in Decentering Following Mindfulness-Based Cognitive Therapy Versus Antidepressant Medication or Placebo for Prevention of Depressive Relapse», en *Journal of Consulting and Clinical Psychology*, 80, núm. 3, págs. 365-372 (2012). <https://doi.org/10.1037/a0027483>.

Hayes-Skelton, S. A. *et al.*, «Decentering as a Potential Common Mechanism Across Two Therapies for Generalized Anxiety Disorder», en *Journal of Consulting and Clinical Psychology*, 83, núm. 2, págs. 83-404 (2015). <https://doi.org/10.1037/a0038305>.

King, A. P. y Fresco, D. M., «A Neurobehavioral Account for Decentering as the Salve for the Distressed Mind», en *Current Opinion in Psychology*, 28, págs. 285-293 (2019). <https://doi.org/10.1016/j.copsyc.2019.02.009>.

Perestelo-Perez, L. *et al.*, «Mindfulness-Based Interventions for the Treatment of Depressive Rumination: Systematic Review and Meta-Analysis», en *International Journal of Clinical and Health Psychology*, 17, núm. 3, págs. 282-295 (2017). <https://doi.org/10.1016/j.ijchp.2017.07.004>.

Seah, S. *et al.*, «Spontaneous Self-Distancing Mediates the Association Between Working Memory Capacity and Emotion Regulation Success», en *Clinical Psychological Science*, 9, núm. 1, págs. 79-96 (2020). <https://doi.org/10.1177/2167702620953636>.

14. Jha, A. P. *et al.*, «Bolstering Cognitive Resilience via Train-the-Trainer Delivery of Mindfulness Training in Applied High-Demand Settings», en *Mindfulness*, 11, págs. 683-697 (2020). <https://doi.org/10.1007/s12671-019-01284-7>.

    Zanesco, A. P. *et al.*, «Mindfulness Training as Cognitive Training in High-Demand Cohorts: An Initial Study in Elite Military Service members», en proceso en *Brain Research*, 244, págs. 323-354 (2019). <https://doi.org/10.1016/bs.pbr.2018.10.001>.

15. Lueke, A. y Gibson, B., «Brief Mindfulness Meditation Reduces Discrimination», en *Psychology of Consciousness: Theory, Research, and Practice* 3, núm. 1, págs. 34-44 (2016). <https://doi.org/10.1037/cns0000081>.

8. A lo grande

1. Endsley, M. R., «The Divergence of Objective and Subjective Situation Awareness: A Meta-Analysis», en *Journal of Cognitive Engineering and Decision Making*, 14, núm. 1, págs. 34-53 (2020). <https://doi.org/10/ggqfzd>.

2. Estudios recientes sugieren una correlación entre el abandono del objetivo, la capacidad de la memoria de trabajo y la divagación mental. McVay, J. C. y Kane, M. J., «Conducting the Train of Thought: Working Memory Capacity, Goal Neglect, and Mind Wandering in an Executive-Control Task», en *Journal of Experimental Psychology: Learning, Memory, and Cognition*, 35, núm. 1, págs. 196-204 (2009). 218

3. Schooler, J. W. *et al.*, «Meta-Awareness, Perceptual Decoupling and the Wandering Mind», en *Trends in Cognitive Sciences*, 15, núm. 7, págs. 319-326 (2011). <https://doi.org/10.1016/j.tics.2011.05.006>.

4. Krimsky, M. *et al.*, «The Influence of Time on Task on Mind Wandering and Visual Working Memory», en *Cognition*, 169, págs. 84-90 (2017). <https://doi.org/10.1016/j.cognition.2017.08.006>.

5. Algunos estudios han sugerido que las fluctuaciones temporales lentas en el desempeño y la actividad cerebral podrían reflejar ciclos atencionales en que la atención se dirige a varios objetivos, uno detrás del otro. Smallwood, J. *et al.*, «Segmenting the Stream of Consciousness: The Psychological Correlates of Temporal Structures in the Time Series Data of a

Continuous Performance Task», en *Brain and Cognition*, 66, núm. 1, págs. 50-56 (2008). <https://doi.org/10.1016/j.bandc.2007.05.004>.

6. Krimsky, M. *et al.*, «The Influence of Time on Task on Mind Wandering and Visual Working Memory», en *Cognition*, 69, págs. 84-90 (2017). <https://doi.org/10.1016/j.cognition.2017.08.006>.

7. Durante actividades complejas que exigen concentración y esfuerzo, las personas con más capacidad de memoria de trabajo (CMT) mantuvieron mejor el pensamiento en la tarea y divagaron menos que las personas con menos CMT. Kane, M. J. *et al.*, «For Whom the Mind Wanders, and When: An Experience-Sampling Study of Working Memory and Executive Control in Daily Life», en *Psychological Science*, 18, núm. 7, págs. 614-621 (2007). <https://doi.org/10.1111/j.1467–9280.2007.01948.x>.

8. Franklin, M. S. *et al.*, «Tracking Distraction: The Relationship Between Mind-Wandering, Meta-Awareness, and ADHD Symptomatology», en *Journal of Attention Disorders*, 21, núm. 6, págs. 475-486 (2017). <https://doi.org/10.1177/1087054714543494>.

9. Polychroni, N. *et al.*, «Response Time Fluctuations in the Sustained Attention to Response Task Predict Performance Accuracy and Meta-Awareness of Attentional States», en *Psychology of Consciousness: Theory, Research, and Practice* (2020). <https://doi.org/10.1037/cns0000248>.

   Smallwood, J. *et al.*, «Segmenting the Stream of Consciousness: The Psychological Correlates of Temporal Structures in the Time Series Data of a Continuous Performance Task», en *Brain and Cognition*, 66, núm. 1, págs. 50-56 (2008). <https://doi.org/10.1016/j.bandc.2007.05.004>.

10. Sayette, M. A. *et al.*, «Lost in the Sauce: The Effects of Alcohol on Mind Wandering», en *Psychological Science*, 20, núm. 6, págs. 747-752 (2009). <https://doi.org/10.1111/j.1467–9280.2009.02351.x>.

11. Brewer, J. A. *et al.*, «Meditation Experience Is Associated with Differences in Default Mode Network Activity and Connectivity», en *Proceedings of the National Academy of Sciences of the United States of America*, 108, núm. 50, págs. 20254-20259 (2011). <https://doi.org/10.1073/pnas.1112029108>.

    Kral, T. R. A. *et al.*, «Mindfulness-Based Stress Reduction-Related Changes in Posterior Cingulate Resting Brain Connectivity», en *Social Cognitive and Affective Neuroscience*, 14, núm. 7, págs. 777-787 (2019). <https://doi.org/10.1093/scan/nsz050>.

    Lutz, A. *et al.*, «Investigating the Phenomenological Matrix of Mindfulness-Related Practices from a Neurocognitive Perspective», en *Ameri-*

can *Psychologist*, 70, núm. 7, págs. 632-658 (2015). <https://doi.org/10.1037/a0039585>.

12. Sun Tzu, *The Art of War*, Bridgewater, MA, World Publications, 2007, pág. 95 (trad. cast., *El arte de la guerra*, Barcelona, Obelisco, 2009).

13. Bhikkhu, T. (trad.). «Sallatha Sutta: The Arrow», en *Access to Insight* (edición BCBS), 30 noviembre 2013, <https://www.accesstoinsight.org/tipitaka/sn/sn36/sn36.006.than.html>.

14. McCaig, R. G. *et al.*, «Improved Modulation of Rostrolateral Prefrontal Cortex Using Real-Time fMRI Training and Meta-Cognitive Awareness», en *NeuroImage*, 55, núm. 3, págs. 1298-1305 (2011). <https://doi.org/10.1016/j.neuroimage.2010.12.016>.

9. Conecta

1. Perissinotto, C. M. *et al.*, «Loneliness in Older Persons: A Predictor of Functional Decline and Death», en *Archives of Internal Medicine*, 172, núm. 14, págs. 1078-1984 (2012). <https://doi.org/10.1001/archinternmed.2012.1993>.

2. Alfred, K. L. *et al.*, «Mental Models Use Common Neural Spatial Structure for Spatial and Abstract Content», en *Communications Biology*, 3, núm. 17 (2020). <https://doi.org/10.1038/s42003-019-0740–8>.

   Jonker, C. M. *et al.*, «Shared Mental Models: A Conceptual Analysis», en *Lecture Notes in Computer Science*, 6541, págs. 132-151 (2011). <https://doi.org/10.1007/978-3-642-21268-0_8>.

3. Deckard, K. *et al.*, «Maternal Working Memory and Reactive Negativity in Parenting», en *Psychological Sciences*, 21, núm. 1, págs. 75-79 (2010). <https://doi.org/10.1177/0956797609354073>.

4. Brewin, C. R. y Beaton, A., «Thought Suppression, Intelligence, and Working Memory Capacity», en *Behaviour Research and Therapy*, 40, núm. 8, págs. 923-930 (2002). <https://doi.org/10.1016/S0005-7967(01)00127-9>.

   Franchow, E. I. y Suchy, Y., «Naturally-Occurring Expressive Suppression in Daily Life Depletes Executive Functioning», en *Emotion*, 15, núm. 1, págs. 78-89 (2015). <https://doi.org/10.1037/emo0000013>.

5. Los siguientes artículos contienen revisiones completas de las conclusiones hallada en numerosos estudios.

   Brandmeyer, T. y Delorme, A., «Meditation and the Wandering Mind:

A Theoretical Framework of Underlying Neurocognitive Mechanisms», en *Perspectives on Psychological Science*, 16, núm. 1, págs. 39-66 (2021). <https://doi.org/10.1177/1745691620917340>.

Dahl, C. J. *et al.*, «The Plasticity of Well-Being: A Training-Based Framework for the Cultivation of Human Flourishing», en *Proceedings of the National Academy of Sciences of the United States of America*, 117, núm. 51, págs. 32197-32206 (2020). <https://doi.org/10.1073/pnas.2014859117>.

6. Kang, Y. *et al.*, «The Nondiscriminating Heart: Lovingkindness Meditation Training Decreases Implicit Intergroup Bias», en *Journal of Experimental Psychology: General*, 143, núm. 3, págs. 1306-1313 (2021). <https://doi.org/10.1007/s11031-015-9514-x>.

10. Suda la camiseta

1. Cooper, K. H., «The History of Aerobics (50 Years and Still Counting)», en *Research Quarterly for Exercise and Sport*, 89, núm. 2, págs. 129-134 (2018). <https://doi.org/10.1080/02701367.2018.1452469>.
2. Prakash, R. S. *et al.*, «Mindfulness and Attention: Current State-of-Affairs and Future Considerations», en *Journal of Cognitive Enhancement*, 4, págs. 340-367 (2020). <https://doi.org/10.1007/s41465-019-00144–5>.
3. Hasenkamp, W. *et al.*, «Mind Wandering and Attention During Focused Meditation: A Fine-Grained Temporal Analysis of Fluctuating Cognitive States», en *NeuroImage*, 59, núm. 1, págs. 750-760 (2012). <https://doi.org/10.1016/j.neuroimage.2011.07.008>.
4. Fox, K. C. R. *et al.*, «A Functional Neuroanatomy of Meditation: A Review and Meta-Analysis of 78 Functional Neuroimaging Investigations», en *Neuroscience & Biobehavioral Reviews*, 65, págs. 208-228 (2016). <https://doi.org/10.1016/j.neubiorev.2016.03.021>.

Brandmeyer, T. y Delorme, A., «Meditation and the Wandering Mind: A Theoretical Framework of Underlying Neurocognitive Mechanisms», en *Perspectives on Psychological Science*, 16, núm. 1, págs. 39-66 (2021). <https://doi.org/10.1177/1745691620917340>.
5. Hay varios estudios de otros equipos de investigación (p. e., Lutz *et al.*, 2008, en revisión; Zanesco *et al.*, 2003; Zanesco *et al.*, 2016) que informan de beneficios atencionales como una función de la participación en retiros a largo plazo. Los beneficios específicos sobre el desempeño en el

SART (Witkin *et al.*, 2018) incluyen la mejora en el desempeño de la atención sostenida; la reducción de la divagación mental autoinformada; el aumento de la metaconciencia y mejoras en la alerta (Jha *et al.*, 2007) y mejoras en la codificación de la memoria de trabajo (Van Vugt y Jha, 2011). Todos estos estudios se llevaron a cabo en el Shambhala Mountain Center. El estudio de Witkin *et al.* (2018) se llevó a cabo con la colaboración de la Universidad Naropa y mi colega Jane Carpenter John. Además de los estudios que examinan los efectos de los retiros de *mindfulness*, se han llevado a cabo muchos estudios que han evaluado otros beneficios (McClintock *et al.*, 2019).

Lutz, A. *et al.*, «Attention Regulation and Monitoring in Meditation», en *Trends in Cognitive Sciences*, 12, núm. 4, págs. 163-169 (2008). <https://doi.org/10.1016/j.tics.2008.01.005>.

Zanesco, A. *et al.*, «Executive Control and Felt Concentrative Engagement Following Intensive Meditation Training», en *Frontiers in Human Neuroscience*, 7, 566 (2013). <https://doi.org/10.3389/fnhum.2013.00566>.

Zanesco, A. P. *et al.*, «Meditation Training Influences Mind Wandering and Mindless Reading», en *Psychology of Consciousness: Theory, Research, and Practice*, 3, núm. 1, págs. 12-33 (2016). <https://doi.org/10.1037/cns0000082>.

Witkin, J. *et al.*, «Mindfulness Training Influences Sustained Attention: Attentional Benefits as a Function of Training Intensity», cartel presentado en el International Symposium for Contemplative Research, Phoenix, Arizona (2018).

Jha, A. P. *et al.*, «Mindfulness Training Modifies Subsystems of Attention», en *Cognitive, Affective & Behavioral Neuroscience*, 7, núm. 2, págs. 109-119 (2007). <https://doi.org/10 .3758/CABN.7.2.109>.

Van Vugt, M. y Jha, A. P., «Investigating the Impact of Mindfulness Meditation Training on Working Memory: A Mathematical Modeling Approach», en *Cognitive, Affective & Behavioral Neuroscience*, 11, págs. 344-353 (2011). <https://doi.org/10.3758/s13415-011-0048–8>.

McClintock, A. S. *et al.*, «The Effects of Mindfulness Retreats on the Psychological Health of Non-Clinical Adults: A Meta-Analysis», en *Mindfulness*, 10, págs. 1443-1454 (2019). <https://doi.org/10.1007/s12671-019-01123–9>.

6. Jha, A. P. *et al.*, «Minds "At Attention": Mindfulness Training Curbs Attentional Lapses in Military Cohorts», en *PLoS One*, 10, núm. 2, págs. 1-19 (2015). https://doi.org /10.1371/journal.pone.0116889.

Jha, A. P. *et al.*, «Examining the Protective Effects of Mindfulness Training on Working Memory Capacity and Affective Experience», en *Emotion*, 10, núm. 1, págs. 54-64 (2010). <https://doi.org/10.1037/a0018438>.

7. *Militares:*

Jha, A. P. *et al.*, «Bolstering Cognitive Resilience via Train-the-Trainer Delivery of Mindfulness Training in Applied High-Demand Settings», en *Mindfulness*, 11, págs. 683-697 (2020). <https://doi.org/10.1007/s12671-019-1284–7>.

Zanesco, A. P. *et al.*, «Mindfulness Training as Cognitive Training in High-Demand Cohorts: An Initial Study in Elite Military Servicemembers», en proceso en *Brain Research*, 244, págs. 323-354 (2019). <https://doi.org/10.1016/bs.pbr.2018.10.001>.

Cónyuges de militares:

Brudner, E. G. *et al.*, «The Influence of Training Program Duration on Cognitive Psychological Benefits of Mindfulness and Compassion Training in Military Spouses», cartel presentado en el International Symposium for Contemplative Studies. San Diego, California (noviembre de 2016).

Bomberos:

Denkova, E. *et al.*, «Is Resilience Trainable? An Initial Study Comparing Mindfulness and Relaxation Training in Firefighters», en *Psychiatry Research*, 285, pág. 112794 (2020). <https://doi.org/10.1016/j.psychres.2020.112794>.

Líderes de la comunidad y en el lugar de trabajo:

Alessio, C. *et al.*, «Leading Mindfully: Examining the Effects of Short-Form Mindfulness Training on Leaders' Attention, Well-Being, and Workplace Satisfaction», cartel presentado en la Mind & Life 2020 Contemplative Research Conference, en línea (noviembre 2020).

Contables:

Denkova, E. *et al.*, «Strengthening Attention with Mindfulness Training in Workplace Settings», en Siegel, D. J. y Solomon, M. (comps.), *Mind, Consciousness, and Well-Being*, Nueva York, W. W. Norton & Company, 2020, págs. 1-22.

8. Becker, E. S. *et al.*, «Always Approach the Bright Side of Life: A General Positivity Training Reduces Stress Reactions in Vulnerable Individuals», en *Cognitive Therapy and Research*, 40, págs. 57-71 (2016). <https://doi.org/10.1007/s10608-015-9716–2>.

Jha, A. P. *et al.*, «Comparing Mindfulness and Positivity Trainings in

High-Demand Cohorts», en *Cognitive Therapy and Research*, 44, núm. 2, págs. 311-326 (2020). <https://doi.org/10.1007/s10608-020-10076-6>. Señalamos que se sabe que el entrenamiento en positividad es beneficioso cuando se ofrece en otros contextos, caracterizados por niveles de distrés y dificultad normativos, sobre todo en las personas que sufren disforia.

9. Jha, A. P., «Short-Form Mindfulness Training Protects Against Working Memory Degradation Over High-Demand Intervals», en *Journal of Cognitive Enhancement*, 1, págs. 154-171 (2017). <https://doi.org/10.1007/s41465-017-0035-2>.

10. Lo primero que tuvimos que hacer para determinar si había una «dosis mínima efectiva» de entrenamiento en *mindfulness* fue averiguar si la dosis tenía importancia o no. Para ello, estudiamos si había una relación dosis-respuesta, es decir, si la magnitud de la respuesta variaba en función de la dosis de exposición. En nuestros estudios, la «dosis» era la cantidad de tiempo real que participantes sanos dedicaban a ejercicios de *mindfulness* más allá del tiempo que pasaban en un curso de formación con un formador cualificado. La «respuesta» era el desempeño en nuestras métricas de evaluación de la atención y de la memoria de trabajo después del intervalo de entrenamiento formal (en comparación con los valores iniciales). Hemos observado una relación dosis-respuesta en el desempeño de tareas cognitivas en muchos de nuestros estudios sobre grupos de alto estrés. Muchos otros equipos de investigación también han informado de una relación dosis-respuesta en dominios no cognitivos (Lloyd *et al.*, 2018; Parsons *et al.*, 2017). Los beneficios del entrenamiento en *mindfulness* son mayores en las personas que practican más (en comparación con las que practican menos).

Un factor clave en los estudios sobre las «dosis» de entrenamiento en *mindfulness* es que asignar a los participantes una cantidad específica de tiempo para practicar a diario no significa necesariamente que vayan a hacerlo. De hecho, en nuestros estudios con grupos de alto estrés hemos hallado una variabilidad considerable en la adherencia a la práctica asignada. Darnos cuenta de esto nos hizo ver que era muy poco probable que pudiéramos determinar qué es una «dosis mínima efectiva» prescribiendo experimentalmente una dosis (asignando distintos periodos temporales de práctica a subgrupos de participantes en las condiciones de entrenamiento en *mindfulness* o de entrenamiento de comparación), porque lo más probable era que halláramos una gran variabilidad en los minutos de práctica real autoinformada en todos los subgrupos de práctica. Por tanto, optamos por una estrategia de datos emergentes, en la que nos basamos en los autoinformes de los participantes acerca de cuánto tiempo habían practicado. En concreto, calculamos la media para separar a los participantes en dos grupos, uno con muchos minutos de práctica y el otro con pocos minutos de práctica, en función de los autoinformes. Luego, hicimos análisis estadísticos para determinar cuál de estos dos grupos difería significativamente el uno del otro y también de los grupos de control de entrenamiento activo o de ausencia de entrenamiento, que también formaban parte de los estudios.

En los primeros estudios (Jha *et al.*, 2010; Jha *et al.*, 2015), asignamos treinta minutos de práctica diaria durante las ocho semanas del intervalo de entrenamiento. Muy pocos participantes informaron de haber cumplido con la pauta. No se hallaron diferencias significativas cuando comparamos a todo el grupo de entrenamiento (que incluía a los que habían practicado mucho y a los que habían practicado poco) con el grupo de control sin entrenamiento. Sin embargo, cuando dividimos el grupo de entrenamiento en los subgrupos de mucha y de poca práctica, hallamos que el desempeño del grupo con mucha práctica era significativamente superior al del grupo con poca práctica y al de los grupos de control que no habían recibido entrenamiento alguno. El grupo con mucha práctica en este estudio practicó durante un promedio de doce minutos diarios. Usamos este número como guía en el siguiente paso. En nuestro siguiente estudio a gran escala (Rooks *et al.*, 2017), preestablecimos una práctica de doce minutos diarios durante las cuatro semanas del intervalo de entrenamiento (la grabación del ejercicio guiado duraba doce minutos y pedimos a los participantes que llegaran al final de la grabación). De todos modos, volvió a haber variabilidad y algunos participantes practicaron solo algunos días a la semana, mientras que otros practicaron más. Y, de nuevo, no hallamos diferencias significativas entre el grupo de *mindfulness* en conjunto y el grupo de comparación, que recibió entrenamiento en relajación. Separamos los grupos de entrenamiento en subgrupos de mucha y poca práctica. Y hallamos que, entre los que habían recibido entrenamiento en *mindfulness*, el desempeño era significativamente mejor en el subgrupo con mucha práctica que en el subgrupo con poca práctica. El subgrupo con mucha práctica en *mindfulness* también obtuvo un desempeño significativamente mejor que el grupo con mucha práctica en relajación. El subgrupo con mucha práctica en *mindfulness* hizo los doce minutos de práctica en un promedio de cinco día a la semana. En dos estudios de seguimiento (Zanesco *et al.*, 2019; Jha *et al.*, 2020), redujimos las instrucciones acerca de las prácticas a cinco días a la semana en lugar de pedir que practicaran a diario durante todo el intervalo de tratamiento, como habíamos hecho en los estudios anteriores. Además, aumentamos ligeramente la dosis diaria con grabaciones de quince minutos de duración (en lugar de doce), porque ahora habíamos recurrido a formadores a los que habíamos formado rápidamente en lugar de a formadores expertos. La adherencia a la práctica asignada por parte de los participantes fue buena en ambos estudios y, al final del intervalo de entrenamiento, el desempeño del grupo de entrenamiento en *mindfulness* en general fue mejor que el del grupo de control sin entrenamiento. Estos estudios sugirieron que practicar entre cuatro y cinco días a la semana mejoraba el desempeño cognitivo.

Por tanto, colectivamente, estos estudios sugieren que la dosis mínima efectiva a la hora de lograr beneficios para la atención y la memoria de trabajo en periodos de alta demanda en participantes sanos es de doce a quince minutos diarios, cinco días a la semana. Reconocemos la necesidad de llevar a cabo muchos más estudios para seguir explorando esta «receta» y que los resultados podrían ser distintos para otras métricas o en poblaciones de otro tipo. Aun así, parece que estos estudios nos han llevado a una receta a la que muchos participantes están dispuestos a adherirse. Además, abre la puerta a nuevas líneas de investigación acerca de factores (como la personalidad, experiencias vitales anteriores, demandas vitales actuales, etc.) que podrían determinar durante cuánto tiempo están dispuestas a practicar las personas. Por ejemplo, en los primeros estudios con marines, descubrimos que los que contaban con el rasgo de personalidad de «apertura» y los que ya habían pasado por un despliegue estaban más dispuestos a practicar que otros. Para terminar, es fundamental que tengamos presente que toda prescripción basada en la investigación se basa en análisis estadísticos que dependen de datos agregados, como promedios, tendencias y correlaciones. Por tanto, es completamente posible que cualquier persona pueda experimentar, individualmente, los efectos beneficiosos de la atención plena aunque no se ajuste a esta u otra prescripción derivada de la investigación.

Jha, A. P. *et al.*, «Bolstering Cognitive Resilience via Train-the-Trainer

Delivery of Mindfulness Training in Applied High-Demand Settings», en *Mindfulness*, 11, págs. 683-697 (2020). <https://doi.org/10.1007/s12671-019-01284–7>.

Jha, A. P. *et al.*, «Examining the Protective Effects of Mindfulness Training on Working Memory Capacity and Affective Experience», en *Emotion*, 10, núm. 1, págs. 54-64 (2010). <https://doi.org/10.1037/a0018438>.

Jha, A. P. *et al.*, «Minds "At Attention": Mindfulness Training Curbs Attentional Lapses in Military Cohorts», en *PLoS One*, 10, núm. 2, págs. 1-19 (2015). <https://doi.org/10.1371/journal.pone.0116889>.

Lloyd, A. *et al.*, «The Utility of Home-Practice in Mindfulness-Based Group Interventions: A Systematic Review», en *Mindfulness*, 9, págs. 673-692 (2018). <https://doi.org/10.1007/s12671-017-0813-z>.

Parsons, C. E. *et al.*, «Home Practice in Mindfulness-Based Cognitive Therapy and Mindfulness-Based Stress Reduction: A Systematic Review and Meta-Analysis of Participants' Mindfulness Practice and Its Association with Outcomes», en *Behaviour Research and Therapy*, 95, págs. 29-41 (2017). <https://doi.org/10.1016/j.brat.2017.05.004>.

Rooks, J. D. *et al.*, «"We Are Talking About Practice": The Influence of Mindfulness vs. Relaxation Training on Athletes' Attention and Well-Being over High-Demand Intervals», en *Journal of Cognitive Enhancement*, 1, núm. 2, págs. 141-153 (2017). <https://doi.org/10.1007/s41465-017-0016–5>.

Zanesco, A. P. *et al.*, «Mindfulness Training as Cognitive Training in High-Demand Cohorts: An Initial Study in Elite Military Servicemembers», en proceso en *Brain Research*, 244, págs. 323-354 (2019). <https://doi.org/10.1016/bs.pbr.2018.10.001>.

11. Hay muchos recursos sobre la reducción del estrés basada en la práctica de *mindfulness* (Kabat-Zinn, 1990) y sobre la terapia cognitiva basada en la misma para la reducción del estrés y de sus síntomas (Segal *et al.*, 2002), además de metaanálisis acerca de los beneficios que estos programas tienen sobre la salud y el estrés (Goyal *et al.*, 2014).

Kabat-Zinn, J., *Full Catastrophe Living: How to Cope with Stress, Pain and Illness Using Mindfulness Meditation*, Nueva York, Bantam Dell, 1990 (trad. cast. *Vivir con plenitud las crisis: cómo utilizar la sabiduría del cuerpo y de la mente para enfrentarnos al estrés, al dolor y a la enfermedad*, [ed. revisada y actualizada], Barcelona, Kairós, 2016).

Segal, Z. V. *et al.*, *Mindfulness-Based Cognitive Therapy for Depression: A New Approach to Preventing Relapse*, Nueva York, Guilford, 2002 (trad. cast.

Terapia cognitiva basada en el mindfulness para la depresión, Barcelona, Kairós, 2017).

Goyal, M. *et al.*, «Meditation Programs for Psychological Stress and Well-Being: A Systematic Review and Meta-Analysis», en *JAMA Internal Medicine*, 174, núm. 3, págs. 357-368 (2014). <https://doi.org/10.1007/s41465-017-0016–5>.

12. Nila, K. *et al.*, «Mindfulness-Based Stress Reduction (MBSR) Enhances Distress Tolerance and Resilience Through Changes in Mindfulness», en *Mental Health & Prevention*, 4, núm. 1, págs. 36-41 (2016). <https://doi.org/10.1016/j.mhp.2016.01.001>.

Guía práctica para la nueva ciencia de la atención

1. James, W., *The Principles of Psychology*, vols. 1-2, Nueva York, Holt (1890), pág. 243 (trad. cast., *Principios de psicología*, Fondo de Cultura Económica de España, México, 1989).
2. Fogg, B. J., *Tiny Habits: The Small Changes That Change Everything*, Nueva York, Houghton Mifflin Harcourt, 2020 (trad. cast. Hábitos mínimos, Barcelona, Urano, 2021).<http://tinyhabits.com>.

Quinta semana y para siempre

1. Comunicación personal de Walt Piatt, (4 de octubre de 2018), en la que me trasladó una reflexión de Cynthia Piatt acerca de la necesidad y del valor de autorregularse emocionalmente antes de solicitar o exigir que otros lo hagan.